Musculoskeletal Occupational Therapy

제 2 판

근골격계 작업치료학

양영애 외 공저

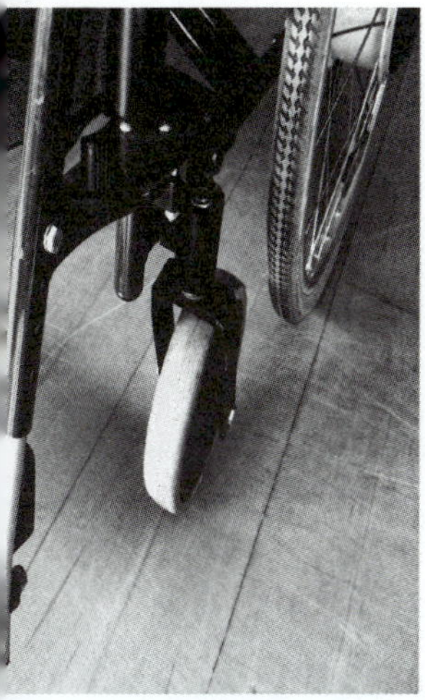

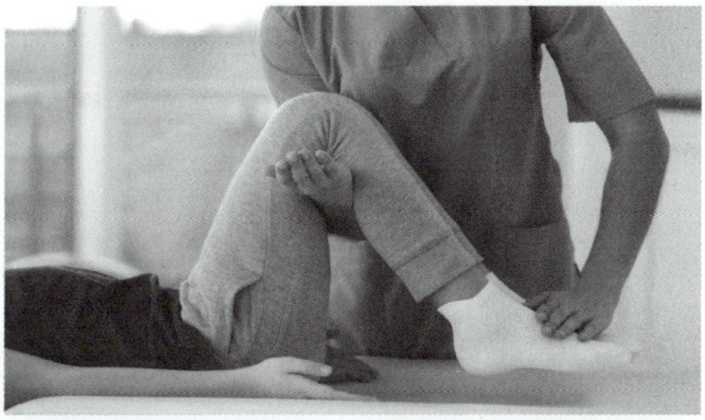

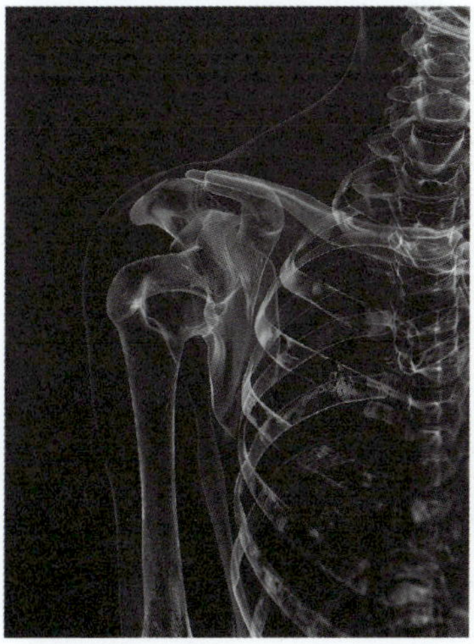

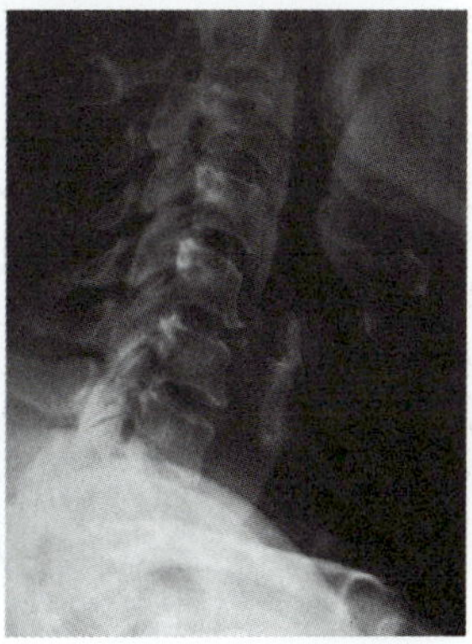

계축문화사

집필진 〈가나다순〉

▶ **편집위원**

양영애 인제대학교 작업치료학과
김미점 충남도립대학교 작업치료과
김덕주 청주대학교 작업치료학과
박보라 호남대학교 작업치료학과
박수정 대구보건대학교 작업치료학과
박윤희 춘해보건대학교 작업치료학과
박주영 경남정보대학교 작업치료학과
용미현 경운대학교 작업치료학과
유찬욱 경복대학교 작업치료학과
이혜진 춘해보건대학교 작업치료학과
장태용 인제대학교 작업치료학과
조미림 동명대학교 작업치료학과
조승현 동명대학교 작업치료학과
차수민 경남대학교 작업치료학과
최현세 유한대학교 작업치료과

▶ **공동저자**

오혜원 우석대학교 작업치료학과
박수희 호남대학교 작업치료학과
신중일 경남대학교 작업치료학과
이두호 춘해보건대학교 작업치료학과
이나윤 경북전문대학교 작업치료과
성윤정 경운대학교 작업치료학과
김시은 호남대학교 작업치료학과
부정아 유한대학교 작업치료과
김두리 인제대학교 작업치료학과
이윤정 인제대학교 작업치료학과
조유리 원진녹색병원
이은민 유한대학교 작업치료과

머리말 PREFACE

작업치료는 클라이언트가 의미 있는 일상활동을 수행할 수 있도록 돕는 재활의 핵심 영역으로, 정형외과적 질환을 포함한 다양한 근골격계 질환에 효과적으로 접근할 수 있는 중재 전략을 제시한다. 특히 근거중심의 작업치료는 세계보건기구(WHO)의 ICF 모델을 기반으로 장애와 재활에 대한 통합적 접근을 가능하게 하며, 임상현장에서 작업치료사의 평가와 중재는 중요해지고 있다.

근골격계 작업치료는 정형외과적 질환, 손상, 수술 후 재활 등 매우 폭넓은 영역을 포괄하고 있으며, 치료적 접근은 작업치료사의 전문적인 지식, 기술을 포함한 체계적인 이해가 필요하다. 특히 초고령사회에서 근골격계 작업치료의 중요성은 확대되고 있다. 본 교재는 이러한 사회적 필요성과 임상적 요구를 반영하여 다양한 질환군에 대한 이론적 배경과 작업치료 중재 접근을 정리하고, 근거중심의 실천이 가능하도록 각 질환별 사례를 중심으로 구성하였다.

이번 개정판에서는 정형외과적 질환과 관절염, 엉덩관절성형술, 손 손상, 요통, 화상, 절단 등 주요 근골격계 질환, 심폐질환, 신경근육질환을 포함하여 복합부위통증증후군(CRPS) 질환으로 범위를 확장하여 다양한 임상에 대한 이해를 돕고자 노력하였다. 질환의 정의, 원인, 증상, 평가 및 치료 접근법을 체계적으로 정리하고, 도표와 그림을 활용하여 쉽게 이해할 수 있도록 구성하였으며 실제 사례를 중심으로 평가와 중재의 흐름을 설명하고 실제적 사례를 통하여 임상에서 적용 가능하도록 설계하였다. 다양한 최신 중재 기법과 평가 도구를 소개하고 빠르게 변화하는 임상현장에서도 적용 가능한 지식과 기술을 제공하여 작업치료를 배우는 학생들과 임상가 모두에게 유용한 자료로 활용되기를 바란다.

이 책이 완성되기까지 소중한 자료를 조사하고 정리해 준 김덕주, 박보라, 박수정, 박윤희, 박주영, 용미현, 조미림, 조승현, 차수민, 최현세 교수님들께 깊이 감사드리며, 바쁜 일정 중에도 조언을 아끼지 않으신 여러 교수님들께도 진심으로 감사의 마음을 전한다.

본 교재가 근골격계 작업치료 분야의 임상가와 학생들에게 든든한 길잡이가 되어 작업치료의 임상 적용과 교육 발전에 기여할 수 있도록 지속적으로 보완하고 발전시켜 나갈 것을 약속드리며, 본 교재의 발간을 도와주신 계축문화사 주영일 사장님과 편집부 직원들에게 감사드린다.

2025년 7월 5일

저자 대표 인제대학교 양영애

차례 CONTENTS

Musculoskeletal Occupational Therapy

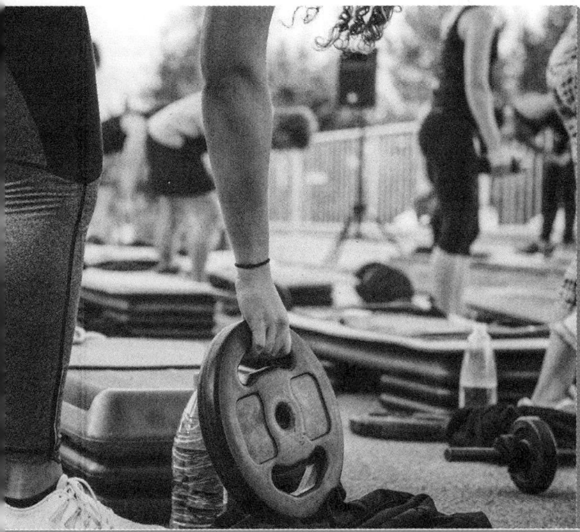

01 작업치료 과정

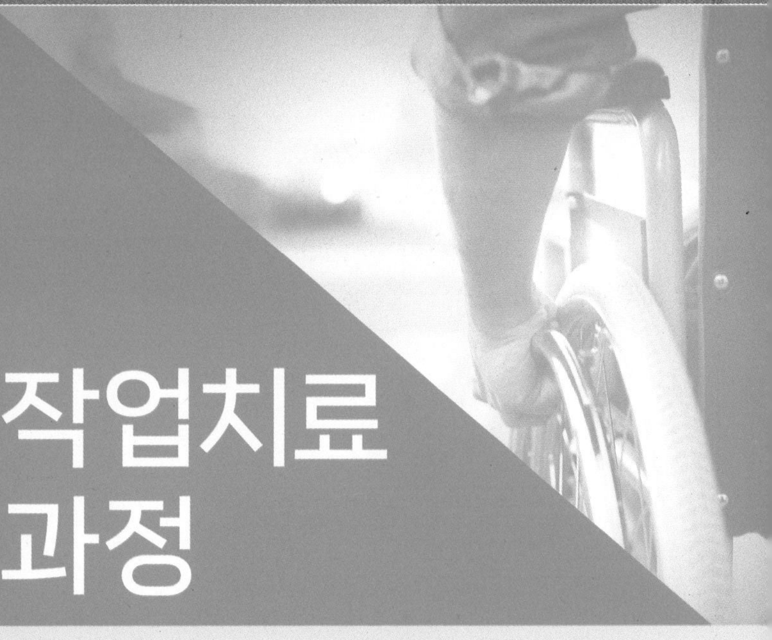

제1장 작업치료 과정

학습목표

1. 작업치료와 작업의 정의를 이해한다.
2. 작업치료의 분야와 영역을 이해한다.
3. 작업치료 영역과 과정을 이해하고 이와 연계된 작업치료 평가 및 중재과정을 설명할 수 있다.

핵심용어

작업치료, 국제기능분류, ICF, 작업치료 영역, OTPF

제1절 작업치료 정의

1. 작업치료 정의

작업치료는 기능회복을 위해 목적 있는 활동이나 중재를 사용하는 것으로, 장애로 인해 작업적 참여에 어려움이 발생한 개인 또는 집단에게 일상생활활동과 작업을 치료적으로 사용하는 것을 말하며, 역할 · 습관 · 학업 · 직업 · 사회공동체 등에 참여하는 것을 목적으로 한다.

이 정의가 나오기 전에는 작업치료는 사람이 직접적으로 선택된 작업에 참여함으로써 수행능력을 회복, 강화시키며 적응과 생산성에 기본이 되는 기술과 기능의 학습을 촉진시키고, 병적 증상들을 감소시키거나 교정하며 건강을 증진 및 유지하도록 하는 과학이며 예술이라고 하였다.

미국작업치료협회(AOTA)에서는 2002년에 작업치료 전문용어집을 개정한 작업치료실행체계(Occupational Therapy Practice Framework) 첫 번째 판이 발표되었고, 2008년 두 번째 판, 2014년 세 번째 판에 이어 2020년 네 번째 판이 발표되었다.

작업치료는 클라이언트들에게 작업참여를 용이하도록 돕고 작업, 일상생활활동, 중재과정 적용에 중점을 둔 작업치료의 특수성을 더욱 분명히 하기 위해 개발되었다. 작업치료 영역의 중요한 점은 작업의 참여를 통하여 삶의 참여와 건강을 유지하는 것이다. 작업치료의 역할은 클라이언트를 돕고 참여와 건강을 유지하기 위해 가치, 지식, 기술을 적용하는 것이다. 또한 작업치료 영역과 관점을 확인하고 상호간의 동적인 관계를 설명한다. 이 모든 관점들은 동등한 가치를 지니고 있으며 각각의 요소들은 서로 상호작용하며 클라이언트가 건강, 삶, 작업에 참여하는데 영향을 미친다.

작업치료학은 사람들이 역할을 수행하는데 필요한 행동의 관리 및 사람들이 질적인 삶을 영위하는데 필요한 일상생활활동, 생산적인 활동, 그리고 레저활동을 포함하는 인간 작업(human occupation)에 관한 학문이다. 인간 작업에 관한 연구는 활동, 작업의 섬세한 분석과 활동, 작업을 수행하는 과정에서 요구되어지는 인지, 감각운동, 생체역학, 그리고 심리 사회적 능력, 환경의 변화 등에 관한 지식들을 습득한다. 작업과 인간에 관하여 획득한 지식들을 환경 내에서 관리하고, 상호작용함으로써 사람들의 적응행동을 돕는 예술이며 과학인 응용과학의 한 분야이다.

2. 국제 기능·장애·건강 분류(International Classification of Function, disability and health: ICF)

세계보건기구(WHO)에서는 2001년 국제 기능 · 장애 · 건강 분류를 통해 건강과 건강관련 구성요소를 정의하고 체계적으로 분류하여 표준화된 개념의 틀을 제시하였다. 국제 기능 · 장애 · 건강 분류에서는 1980년의 국제장애분류(ICIDH)와는 달리 장애의 독립적인 정의와 기준이 제시되지 않는다. 대신 신체기능 및 구조(body function and structure), 활동(activities), 참여(participation)라는 세 가지 측면에 의해 장애의 전체적인 그림을 그리는 포괄적 개념으로 변화되었다.

국제 기능 · 장애 · 건강 분류에서는 건강관련 구성요소를 크게 신체기능 및 구조, 활동 및 참여, 환경요소와 개인요소로 구분하였고, 각 요소는 서로 상호작용하는 것으로 제시하였다. 개인의 건강상태는 기능과 장애 및 배경요인의 복잡한 상호작용에 의한 것이며, 한 요소의 변화는 다른 한 요소를 변화시킬 수 있는 잠재력을 가지고 있다.

신체기능 및 구조는 생리학적 변화와 해부학적 변화를 포함하며, 변화가 부정적일 때 손상(impairment)이라고 한다. 활동 및 참여는 개인적 관점과 사회적 관점에서의 기능과 관련된 영역이다. 활동은 개인의 일상행위 혹은 과제수행을 의미하고, 수행과 행위에 어려움이 있을 때 활동제한(limitation)이라고 한다. 참여는 실제상황에 관여하는 것으로 이에 어려움이 있는 상태를 참여제약(restriction)이라고 한다.

배경요인은 개인의 건강상태에 영향을 미치는 환경적, 개인적 구성요소이다. 환경요인은 개인생활의 배경을 구성하고 기능에 영향을 미치는 외적 혹은 외부세계의 모든 측면을 포함한다. 개인의 기능 향상과 장애의 감소는 촉진(facilitation)이라고 하며, 기능이 제한되고, 장애가 유발될 때는 저해(barrier)로 표현한다. 개인요인은 연령, 성별, 사회적 지위, 생활경험 등 개인과 관련이 있는 것으로, 사회적, 문화적 차이가 크기 때문에 분류하고 있지 않다.

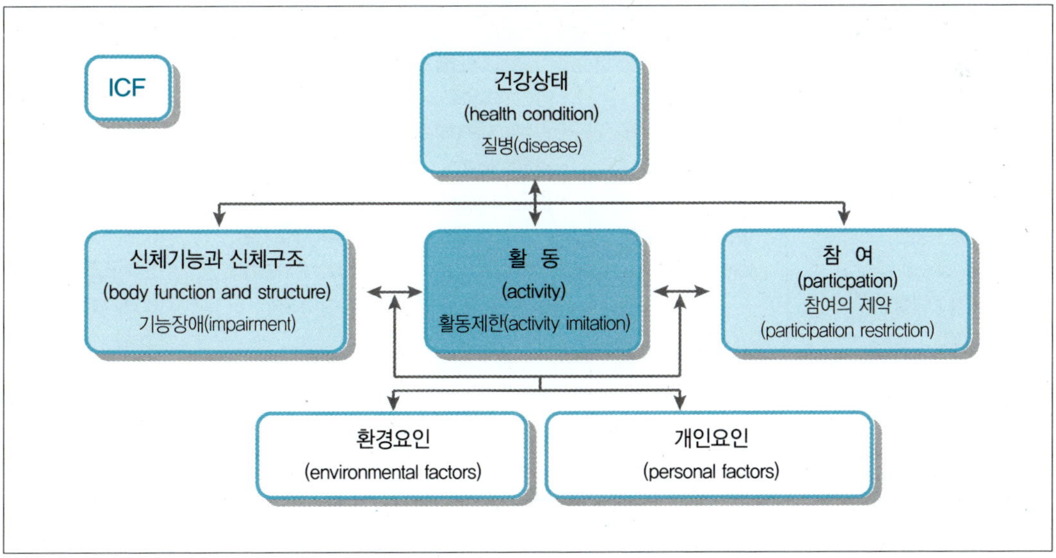

그림 1-1 국제 기능 · 장애 · 건강 분류 체계(ICF)

3. 작업치료 영역과 과정

1) 작업치료 영역

OTPF(Occupational Therapy Practice Framework) 4th Edition의 구성은 미국작업치료협회의 공식발표를 통해 도메인과 프로세스(domain & process)로 구성되었다. 이는 작업치료의 전반적 수행을 보여주는 상호구조를 제시하였는데 작업치료사, 전공학생들, 타 보건 전문가들, 교육자, 연구자 및 소비자 등을 위해 개발되었다.

도메인(domain)은 작업치료의 직업적 전문성 및 지식의 범위를 설명하는 개요 역할을 하며, 작업치료분야와 활동범위를 보여준다. 도메인에는 작업(Occupations), 배경(Contexts), 수행패턴(Performance Patterns), 수행기술(Performance Skills), 클라이언트 요소(Client Factors)가 포함된다.

표 1-1 Occupational Therapy Practice Framework : domain & process 4th Edition, 2020

작업 (Occupations)	배경 (Contexts)	수행패턴 (Performance Patterns)	수행기술 (Performance Skills)	클라이언트 요소 (Client Factors)
• 일상생활(ADL) • 수단적 일상생활(IADLs) • 건강관리 (health mangement) • 휴식 및 수면 (rest & sleep) • 교육(education) • 일(work) • 놀이(play) • 여가(leisure) • 사회참여 (social participation)	• 환경적 요소 (environmental factors) • 개인적 요소 (personal factors)	• 습관(habits) • 일상(routines) • 역할(roles) • 관습(rituals)	• 운동기술 (motor skills) • 처리기술 (process skills) • 사회상호기술 (social interaction skills)	• 가치, 믿음, 영성 (values, beliefs, sprituality) • 신체기능 (body functions) • 신체구조 (body structures)

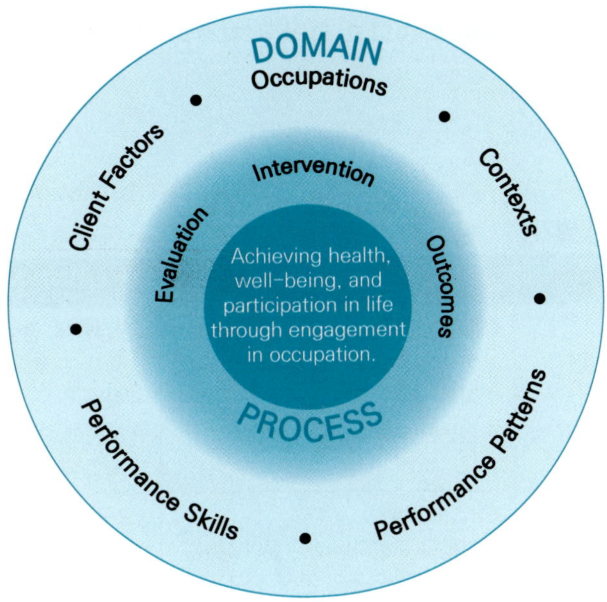

그림 1-2 OTPF-4-Occupational Therapy Practice Framework: Domain

제2절 작업치료의 과정

1. 작업치료 과정(occupational therapy process)

작업치료 과정은 OTPF의 프로세스에서 중심이 되는 클라이언트의 작업능력과 요구사항에 대한 평가(evaluation), 이를 이끌어 내기 위한 서비스 제공 중재(intervention), 그리고 활동의 성과를 확인하는 것(outcome)이다. 이러한 과정은 작업을 평가하여 클라이언트의 작업프로파일과 작업력을 확인하는 것에서부터 시작된다.

중재(intervention)는 작업에 근거한 활동이며 그 과정의 최종 결과는 작업수행을 통해 클라이언트의 건강과 안녕 더 나아가, 사회적 참여를 이끌어내는 것이다. 작업치료사는 과정의 각 단계에서 임상적 추론(clinical reasoning), 치료사 자신을 작업치료적으로 사용

(occupational therapeutic use of self), 활동분석(activity analysis), 활동요건(activity demands)과 관련된 기술을 통해 학습되고 축척된 지식과 기술을 활용할 수 있다.

1) 평가(evaluation)

표 1-2 작업치료과정의 평가

개인(person)	그룹(group)	대중(population)
〈의뢰/상담〉 • 클라이언트의 과거력 확인 • 전문팀에 의뢰 • 표준화된 검사 시행	〈의뢰/상담〉 • 탐색, 기초데이터를 통해 요구사항 정의 • 전문팀 의뢰	〈환경탐색, 경향분석, 사전계획〉 • 중재 프로그램 설계를 위한 데이터 확보 • 대중에 중점을 둔 건강트랜드 분석 • 작업수행의 긍정적, 부정적 영향 정의
〈작업프로파일〉 • 클라이언트와 보호자 상담	〈작업프로파일〉 • 그룹을 구성하는 개인들의 상담 • 그룹 내 개인들의 관심, 요구, 우선순위 확인	〈요구평가, 지역사회 프로파일〉 • 대중에 해당하는 사람들의 흥미/요구/협력기회를 결정하기 위해 사용 • 여론조사, 인터뷰, 그룹 토의 등을 통한 우선순위 결정
〈작업수행분석〉 • 작업수행평가 • 작업 및 활동분석 • 수행배경 평가 • 수행기술과 패턴을 증가시키기 위한 요소 평가	〈작업수행분석〉 • 작업과 활동분석 진행 • 그룹의 배경 평가 • 그룹 개개인의 평가	〈요구평가, 부가적 자료검토〉 • 정량데이터 평가(공중보건, 질환의 유병률, 인구통계자료, 경제관련 자료 등)
〈평가 과정 통합〉 • 정보확인 및 통합	〈평가 과정 통합〉 • 수집된 결과를 비교하기 위한 정보의 확인 및 통합 〈평가 과정 종합〉 • 그룹 내 구성원들의 수행 및 영향, 전체로서의 작업수행에 대한 확인 및 통합	〈데이터 분석 및 해석〉 • 프로그램에 필요성을 지원하고 누락된 자료를 확인하기 위한 정보를 검토하고 통합
〈중재 계획〉 • 클라이언트 목표 정하기 • 클라언트의 중재 결과정의하기 • 결과측정법 선택	〈중재 계획〉 • 수집된 그룹 목표 선택	〈프로그램 계획〉 • 단기, 장기 프로그램 목표 선정

2) 중재(intervention)

표 1-3 작업치료과정의 중재

개인(person)	그룹(group)	대중(population)
〈중재 계획 수립〉 • 중재 목표를 설정(포함되어야 할 사항: 객관적이고 측정할 수 있는 목표, 이론과 근거에 기초한 작업치료중재 접근, 서비스를 제공하기 위한 구조) • 욕구와 변화를 고려 • 결과 측정방법을 선택 • 의뢰서를 작성하여 의뢰	〈중재 계획 또는 프로그램 개발〉 • 그룹목표 확인 • 결과에 대한 측정도구 선택 • 이론의 틀을 포함한 서비스 제공방법 선택	〈프로그램 계획〉 • 단기, 장기 프로그램 목표정의 • 프로그램 평가에 사용되는 결과 측정법 선택 • 서비스 제공을 위한 전략 선택
〈중재 실행〉 • 사용되는 작업치료 중재유형을 결정(작업과 활동을 치료적으로 사용, 준비과제, 교육과 훈련) • 평가와 재평가를 통해 결과를 관찰	〈중재 및 프로그램 실행〉 • 그룹의 작업수행에 영향을 미치는 특정 작업, 배경 및 수행 기술을 위한 작업치료 프로그램 및 중재의 실행	〈프로그램 실행〉 • 정의된 작업 요구를 돕는 활동이나 프로그램 수행하기
〈중재 검토〉 • 목표 결과의 성취도에 따라 계획을 재평가 • 요구에 따라 계획을 수정 • 중재를 이어갈 것인지 중단할 것인지 다른 곳에 의뢰할 것인지 결정	〈중재 검토 및 프로그램 평가〉 • 개인들과 그룹의 중재에 대한 반응확인 및 재평가 • 목표 및 결과에 대한 진행상황의 검토 • 계획의 수정 • 프로그램 효율성의 평가 • 목표의 달성도 평가	〈프로그램 평가〉 • 프로그램 실행관련 정보수집 • 프로그램 영향과 효율성 평가 • 제시된 목표의 성취 평가

3) 결과(outcomes)

표 1-4 작업치료과정의 결과

개인(person)	그룹(group)	
〈결과〉 • 표준화된 평가도구를 통해 성과에 대한 평가 • 작업 참여도의 변화 확인	〈결과〉 • 표준화된 평가도구를 통해 성과에 대한 평가 • 각 구성원 개인 및 그룹전체의 작업 수행변화 확인	〈결과〉 • 장기간 프로그램 목표를 향해가는 과정을 평가하기 위해 측정 • 대중을 대상으로 한 작업수행의 변화를 정의함

〈전환〉 • 클라이언트의 역할이나 경험을 다른 단계로 전환할 수 있도록 지지함 • 새로운 환경이나 프로그램으로의 전환	〈전환〉 • 새로운 단계의 보호로 전환됨 • 새로운 환경이나 프로그램으로의 전환	〈지속적 계획〉 • 프로그램 유지를 위한 활동계획 개발 • 재원에 대한 정의 • 지역사회 역량 만들기 • 지속적인 프로그램 운영을 위한 관계강화
〈종결〉 • 장기목표 또는 단기목표 도달 이후 클라이언트의 관리가 종결됨 • 서비스 프로그램 종결 후 수행을 지원하기 위한 퇴원 계획이행	〈종결〉 • 그룹의 장기목표 또는 단기목표 도달 이후 관리가 종결됨 • 서비스 프로그램 종결 후 수행을 지원하기 위한 퇴원 계획이행	〈확대안〉 • 참가자, 이해관계자 및 지역사회 구성원 등과 결과 공유 • 지속가능성 계획과 이행

제3절 작업치료 이론의 틀

1. 행동 수정(Behavior modification)

1) 기본가정

인간 행동에 관한 과학적인 견해는 부적합한 행동을 교정하기 위해 필요한 치료를 선택하는데 기초를 두고 있다. 이것은 실험 심리학, 고전적 조건, 조작적 조건, 사회학습 이론에 근거를 두고 있다. 학습은 정적 강화이든 부적 강화이든 상관없이 어떤 종류의 강화가 제공될 때 이루어지며, 장애는 학습에 실패한 결과로 정의한다. 치료의 초점은 과거력에 영향을 거의 미치지 않는 현재의 행동에 둔다. 치료는 자기 분석적인 방법보다는 본인의 자연환경에서 가르치고 배우는데 중점을 둔 행동 중심적인 방법을 사용한다.

2) 평가

부적절한 행동은 환자나 치료사가 자기 보고서, 체크 리스트, 면담과 행동 관찰을 통해서 평가한다. 작업치료 평가는 포괄적인 작업치료 평가(Comprehensive Occupational

Therapy Evaluation: COTE), 콜맨 일상생활 평가(Kohlman Evaluation of Living Skills: KELS), 발달기능검사(Bay Area Functional Performance Evaluation: BaFPE)와 점수화된 자기 관리 평가를 포함한다.

3) 치료

이 이론의 틀은 부적합한 행동을 개선하거나 새로운 기능을 습득하는 사람에게 적절하다. 이것은 만성 통증, 불안 장애, 우울 장애, 성기능 장애, 뇌졸중과 같은 신체적 정신지체, 자폐와 같은 질환에 적합하다. 치료기법으로는 고전적, 조작적 조건하에서 제한, 토큰 경제법, 모델링, 행동 리허설, 역할 바꾸기, 체계적 탈감각화, 모방기술과 단정, 목표 설정, 그룹 문제 해결능력, 스트레스 조절 방법이 있다.

2. 인간 작업 모델(Model of human occupation: MOHO)

1) 기본가정

메리 레일리(Mary Reilly)와 전통적인 체계이론 중심으로 하는 이 절충적 이론의 틀에는 실존주의, 인본주의, 자아 심리학, 인지 이론, 사회학, 생물학 이론이 있다. 인간은 내적 입력, 처리량(의지, 습관, 수행 하부구조), 외적 업력, 피드백을 포함하는 개방된 체계를 관점으로 본다. 인간의 내적 입력으로 들어가는 정보는 외부로 행하는 행동의 결과로 진행된다. 환경으로부터의 피드백은 이런 과정을 유지하는데 결정적으로 영향을 미친다. 다음의 하부구조와 구성들을 통하여 처리량은 결정된다: 의지(개인의 인과관계, 관심, 가치), 습관(습관과 역할들), 수행능력(지각 운동 기술, 의사소통, 처리 기술들)

버크(Burke)와 킬호프너(Kielhofner)는 작업이 내적인 만족과 문화적, 사회적으로 수락되어야 하는 다양한 행동이라고 서술하였다. 이 행동들은 지속적인 관심을 받고 다른 사람으로부터 관찰되어야 한다. 따라서 작업치료는 환경과 개인의 자아 발전을 위한 도구에 대한 피드백을 연구한다. 이론의 틀은 신변처리 능력이나 직업 놀이 활동의 균형을 필요로 하는 다양한 연령대에 따른 신체적, 심리 사회적 기능에 적합하며, 병리현상보다는 건강증진에 초점을 두고 있다.

2) 평가

평가, 면담, 관찰, 과거력은 인간 체계 내에서 순서를 결정하고 균형을 이루는 평가의 기본이다. 사람과 환경간의 기능과 유대감은 매우 중요하다. 작업치료 평가의 예로는 작업 사례 분석 인터뷰 및 평가 척도(occupational case analysis interview and rating scale: OCAIRS), 작업역할 히스토리(occupational role history), 흥미 체크리스트(interest checklist), 작업수행 히스토리(occupational performance history)가 있다.

3) 치료

치료목표는 클라이언트의 연령에 적합한 작업을 회복하고 기능적 역할을 개선하는 것이다. 작업수행의 변화를 위한 환경개선은 인간작업모델(MOHO)의 주요한 원리이다.

다양한 치료양식이 자기관리, 일, 놀이의 균형을 이루기 위해 활용된다. 치료적 활동 및 작업에 참여함으로써 좀 더 적응력 있고 건강한 존재로 변화되도록 하는 것이다. 개인이나 그룹 치료는 목표 선택, 여가 상담, 가치 설명, 모방 기술, 일상생활 기술들이 포함되어야 한다.

3. 역할 획득(Role acquisition)

1) 기본가정

앤 모세(Anne Mosey)는 이 이론의 틀을 특히 역할 변화가 없거나 특별히 요구되는 사회 역할이 없는 사람들을 목표로 구성하였다. 일반적인 개념은 사회학, 행동주의 학습이론, 심리학으로부터 나왔다. 이것은 다양한 클라이언트 집단과 연령대 그룹에 적합한 단기간 접근법이다. 사회 역할은 개인이 요구되는 환경에 적응하기 위하여 필요하다. 이것을 위해 운동 기능이나 인지 기능이 잘 유지되어야 한다. 사회 역할은 일의 수행기술과 상호관계 기술을 포함한다. 사회적 역할은 가족, 일상생활활동, 놀이 및 여가, 작업의 4가지 범주가 포함된다. 시간적 적응은 이런 역할들이 자신이나 환경에 부합하게 하는데 필요한 요소이다. 언급되는 다양한 영역들은 계층적 관습의 관점에서 비롯된다. 이 피라미드 구조의 하위 영역은 수행기술, 상호관계 기술이 포함되고 중간 영역은 가족 간의 상호관계, 일상생활 능력, 학교 직업 여가 활동 등으로 구성되고 최상의 영역은 시간적 적응으로 구성된다.

앤 모세는 다음의 세 가지 설명의 가정을 요약하였다. 행동은 특별한 환경 속에서 사회 상호작용에 영향을 받는다. 적응된 행동은 기술의 유능함과 숙달성을 획득하기 위해 비례 환경 속에서, 직접적이고 활동적인 관계를 통해 획득된다. 사람의 기능은 독립성, 양적 상대성과 특별하지 않은 단계에 의해서 구성된다.

2) 평가

피라미드에 언급된 7개의 범주에 의해서 인터뷰하고 관찰한다. 현재 기능 수준은 과거의 수행 능력을 바탕으로 평가된다. 검사들은 개인이 비정상적인 행동을 유지하는데 기여하는 환경적인 요소가 포함되어 예를 들어서 모세(Mosey) 활동의 범주 일상생활 검사, 직업 검사, 그리고 여가 오락 검사들이다.

3) 치료

일반적인 목표는 사람이 자신의 현재의 환경과 조화를 이루어 행동들을 획득할 수 있는 것이다. 작업치료사는 행동 분석을 통하여 발전에 필요한 구성 요소들과 기술들을 규명한다. 치료의 단계는 일반적으로 작업 기술, 상호관계 기술, 일상생활 영역에서 사회 역할, 시간적으로 이루어진다. 이 연속성은 때때로 클라이언트에 의해서 결정된다. 활동들은 개인의 환경이 반영되고 클라이언트에게 자극을 줄 수 있도록 기대되는 활동들로 구성된다. 사회화와 경험은 활동을 통해 촉진된다. 이런 과정들에 대한 비판적인 요소들은 강화물과 피드백을 사용한다는 것이다. 활동들은 그들의 상징적 의미를 위하여 관련 요소가 적게 언급된 기술들의 관점으로 본다.

4. 신경발달(Neurodevelopmental treatment: NDT)

1) 기본가정

칼(Karl)과 베르타 보바스(Berta bobath) 박사는 중추신경계가 행동보다는 반응하는 기관이라고 생각했다. 이 첫 번째 가정은 정상적인 기술 획득을 가능하게 하는 기초적인 방법에 도움을 주었다. 정상적인 운동발달지표는 중추신경계의 문제를 가진 개인에게는 적합하지 않다. 두 번째 가정은 정상적인 움직임은 감각의 피드백 과정에 의해서 정상적인 움직임의 느낌을 경험하면서 배우게 된다. 전통적으로 보바스는 움직임에 대한 자세 교정보다는 작업치료사에 의한 운동조절 능력으로 대체되어야 한다고 믿었다. 근긴장도는 세 번째 가정에 기초가 된다. 이것은 보편적으로 정상적인 운동은 비정상적인 근긴장도에 의해서 나타날 수 없다는 것을 보여준다. 마지막으로 뇌의 가소성(neuroplasticity)이 강조되었다. 현재 이 개념은 널리 지지를 받고 있지만 1940년대에 이르러 논쟁의 여지가 되어왔다.

2) 평가

최근까지도 움직임의 질에 대해 규정화된 평가방법에는 제한이 있으며 반사와 자동 반응, 근긴장도, 시너지 패턴과 체중을 이동하는 패턴을 관찰하는 것이 임상가들이 할 수 있는 유일한 방법이다.

3) 치료

특별한 치료 방법으로는 근긴장도에 따라 손상된 부분으로 체중을 지지하는 것을 포함한다. 몸통의 돌림을 촉진시키는 것은 근긴장도를 정상화하고 상지와 하지를 분리시키는 역할을 한다. 골반의 앞쪽 번짐과 어깨뼈를 앞으로 모으는 자세 역시 정상적인 자세로 만드는데 기여한다. 작업치료사의 지도에 의해서 비정상적인 움직임을 감소시키고 적합한 움직임을 이끌어 낸다.

5. 생체역학(Biomechanical)

1) 기본가정

1차 세계대전 동안 관절가동범위라는 새로운 개념의 평가를 발전시키기 위하여 인간의 움직임을 관찰하였다. 움직임을 관찰한 결과 첫 번째 가정은 관절가동범위와 근력, 지구력이 다른 기능보다 이 이론을 확립하기 위해서 필요하였다. 증명되지는 않았지만 널리 이용되고 있는 두 번째 가정은 관절가동범위, 근력, 지구력의 이득이 기능적 기술에서의 이득을 가져온다는 것이다. 세 번째 가정은 휴식과 스트레스 간의 조화를 이루는 것이다.

마지막 가정은 클라이언트가 전반적으로 독립하기 위해서는 뇌의 조화를 이루는 움직임이 필요하다는 것이다. 이러한 가정을 위해서는 해부학과 물리학, 운동 역학, 치료의 구조적 기본이 되는 물리적인 요소를 이해해야 한다. 따라서 근골격계의 능력(중력을 이기거나 내적 외적 힘을 이기는 능력, 마찰력, 속도의 가속성, 뉴턴의 만유인력의 법칙)에 관한 관심이 이 과학적인 모델에 치료적으로 접근하기 위해서 갖추어져야 한다.

2) 평가

생체역학의 결함을 평가하기 위한 고전적인 방법은 관절가동범위 평가, 수지 근력 검사, 지구력 측정이 있다. 만족도를 확보하기 위해 외적인 신뢰도가 필요하지만 내적인 신뢰도는 필요하지 않다. 이런 고전적인 검사들은 근력 검사에서 정상 점수를 받은 사람에게는 추가적인 임상적 유용성이 제한적이다.

3) 치료

손상 입은 부위에 대한 생체 역학적 분석은 평가 선택에 필요하다. 차후에 발생될 손실을 예방하기 위하여 교육과 목적 있는 프로그램이 필수적이다. 회복하기 위한 운동 계획은 평가 결과에 의해서 클라이언트의 협조나 지구력을 고려해야 한다. 보상작용은 단기적이나 영구적으로 주변 상황에 달려 있다. 환경에 적응하거나 보조도구의 사용이 수행 능력을 획득하기 위하여 이 치료 모델에서 필요하다면 고려되어야 한다. 근골격계 기능을 획득하기 위한 보조기는 클라이언트의 특성에 맞게 디자인되고 만들어져야 한다.

6. 재활(Rehabilitative)

1) 기본가정

재활의 이론의 틀은 클라이언트의 일상생활 수행 능력에 맞추어져 있다. 이 접근법은 치료상 더 이상 치료기술이 좋아지지 않을 때는 보상적인 방법으로 가르쳐야 하며 목표는 최대한 독립하도록 하는 것이다.

이 이론적 틀은 다음의 다섯 가지 기본 가정에 기반한다.

(1) 보상적인 방법을 통하여 독립성을 획득할 수 있다.

(2) 동기는 환자의 가치나 역할, 습관에 의해 영향을 받는다.

(3) 집안 구조나 가족의 보조 체계, 재정적 지원 역할이 독립성을 위한 동기에 큰 영향을 미친다.

(4) 독립성을 획득하기 위해서는 최소한의 인지 기능과 감정 조절 기술이 남아 있어야 한다.

(5) 임상적인 근거는 재활치료의 필수적인 부분이다. 퇴원 계획 시 우선 고려되어야 할 것은 기능 수준과 수행할 수 없는 것, 재활적 접근법이 이루어져야 하는 것, 보조적 도구의 필요성이다.

2) 평가

클라이언트의 기본적인 일상생활 능력과 집 관리, 안전성, 환경적인 요소와 같은 고차원적인 일상생활이 평가되어야 한다. 추가적으로 필요한 평가는 작업에서 역할에 관한 과거력, 관심 척도, 관절가동범위, 근력, 미세 기능, 감각, 인지 평가이다.

3) 치료

치료의 목적은 수행 역할과 신체적 기능에서 최대한의 독립성을 성취하는 것이다. 예를 들어 엉덩관절 치환술을 한 경우는 반드시 고관절을 90° 이상 굽힘해서는 안된다. 의자에서 일어나기 위해서는 상지의 힘이 필요하고 걸을 때는 보조도구가 필요하다. 따라서 작업치료사는 클라이언트의 기능적 상태가 의자에서 일어나고 혼자 이동하고 기능적으로 움직이는 것이라면 우선 상지의 근력과 인지 능력을 평가하여야 한다. 보상적인 지시에 따라 옷을 입기 위한 보조도구, 양말을 신기 위한 보조도구, 긴 손잡이의 신발 신는 도구는 하지 옷입기를 기능적으로 하기 위해서 필요하다. 클라이언트가 걸을 때 보조도구를 사용하거나 고관절을 보호하기 위해서 집안의 안정성에 대한 평가는 이루어져야 한다. 널려져 있는 깔개는 치워져야 하고 목욕용 의자가 필요하고 욕실에서 잡을 수 있는 손잡이가 고려되어야 하고 일어설 때 집안의 가구가 안정한지 살펴야 한다. 지역사회로 복귀하기 위해서는 이 접근법이 절대적으로 필요하다.

7. 작업과학(Occupational science)

1) 기본가정

작업과학은 작업치료를 안내하기 위한 모델을 고려하여 최근에 만들어진 이론의 틀이다. 메이어(Mayer)와 스래그(Slagle), 에이어스(Ayres)에 의해서 발전된 작업치료에 기초를 두고 있으며, 작업과학은 인간이 그들의 일생 동안 역할을 가지고 참여한다는 것을 연구하는 것이다. 작업과학은 열린 체계이론과 인본주의와 마찬가지로 생물학과 사회과학의 다양한 지식을 사용한다. 라일리(Reily)는 작업과학의 기본이 되는 기초를 확립하고, 에르사(Yerxa)는 작업과학의 과정을 설명하였다.

2) 평가

관찰, 면담, 자기 보고서, 작업 분석의 방법이 인간의 관심과 목표, 포부, 계획에 접근하는데 사용된다. 작업치료는 작업이 인간으로 하여금 일을 성취하고 효력을 느낄 수 있게 한다.

3) 치료

치료의 초점은 클라이언트가 수행할 수 있는 영역에 해당하는지 여부에 달려 있다. 작업치료는 유용한 의학적 모델을 제공하고 이 치료의 목표는 환자로 하여금 의미 있는 작업 속에서 자신과 다른 사람에게 기여할 수 있도록 한다. 작업치료는 고유한 언어나 문화, 경험, 정신적인 일을 고려한다.

8. 클라이언트 중심 모델(Client-centered models)

1) 기본가정

클라이언트에 중점을 둔 두가지 실행 모델이 있다. 캐나다 작업수행 측정과 1997년 크리스티아슨(Christiasen)과 바움(Baum)에 의해 만들어진 클라이언트 중심의 작업치료(캐나다의 클라이언트 중심치료)이다. 열린 체계의 이론의 틀을 둔 캐나다 작업수행 측정은 캐나

다에서 시작되었으며 미국에서 실용적인 모델로 새로 만들어졌다. 이 모델은 환경과 사회, 문화, 제도 등 물리적인 요소를 포함한다. 인간을 신체적, 인지적 장애를 가진 존재로 보는 것이 아니라 전체적으로 바라보아야 한다.

인간, 환경 작업수행 모델 역시 개방된 체계에 바탕을 두고 있다.

(1) 인간은 그들의 일상 활동을 통해서 무엇을 하는가?

(2) 그것들을 하도록 동기를 유발시키는 것은 무엇인가?

(3) 그들의 성격적 특징이 환경을 조정하는 능력에 어떻게 영향을 미치는가?

수행은 인간과 환경 간의 복잡한 상호작용의 결과이다. 발달의 단계는 동기, 기술들, 역할에 영향을 준다. 수행은 작업이 적응을 촉진시키기 위한 복잡한 현상이라고 하였다. 자기동질감, 역할들, 작업들, 활동들이 성공적으로 수행되어 복지-안녕-행복에 이를 수 있다면 이것은 작업수행을 이끌어 낼 수 있다고 하였다.

2) 평가

크리스티아슨과 바움은 다양한 검사도구로 기능적 일상생활 평가도구(FIM), 운동처리기술평가(AMPS), 캐나다 작업수행 평가(COPM)와 아동들을 대상으로 한 특수한 검사들의 분류를 제시하였다.

3) 치료

클라이언트는 이 두 가지 모델에 중점을 둔 치료를 받는다. 클라이언트에 의해서 정의된 작업은 자신이 바라는 미래의 환경적 조건과 내적인 요인들을 토대로 검토된다. 클라이언트는 치료과정 동안 적극적인 협력자이다. 클라이언트는 작업치료사와 함께 문제를 해결하도록 격려받는다. 건강은 매일의 작업을 통한 만족으로부터 강한 영향을 받는다. 치료는 각 클라이언트에게는 동일하게 적용되지만 이 모델에 따라서 한가지 치료 접근방법이 제공되지 않는다. 작업치료는 클라이언트의 요구에 적합한 수 많은 접근방법들에 기초를 두어야 한다.

제4절 작업치료 용어

1. 작업 영역

1) 일상생활활동(Activity of daily living: ADL)

(1) **목욕, 샤워하기(Bathing, showering)** : 소모품 준비하기, 자신의 몸에 비누칠하고 헹구고 말리기, 목욕자세를 가꾸고 유지하기

(2) **화장실 및 화장실 위생(Toileting and toilet hygiene)** : 화장실에서 사용하는 용품을 사용하고, 용변을 위해 옷을 입고 벗으며, 화장실 사용을 위한 자세 조절과 관련된 활동으로, 뒤처리, 월경 관리, 방광 및 장 관리를 위한 도구 사용(대, 소변백, 카테터, 생리대 등) 활동 등

(3) **옷 입고 벗기(Dressing)** : 매일의 날씨, 시간, 예의에 맞는 적절한 옷과 액세서리를 선택하기, 옷장에서 옷을 선택해서 가져오기, 옷과 신발이 잘 맞도록 조이고 여미기, 개인용품, 보조기, 의지를 착용하고 벗기

(4) **삼키기/먹기(Swallowing/eating)** : 음식을 먹기 위한 구강 활동으로 삼키기는 음식을 입에서 위로 이동시키는 것

(5) **식사(Feeding)** : 컵, 접시로부터 음식물 또는 음료수를 입으로 가져가기가 포함, 때때로 스스로 먹기(self-Feeding)가 포함

(6) **기능적 이동(Functional mobility)** : 다른 장소(휠체어, 침상, 자동차, 화장실, 욕조/샤워, 의자, 바닥 등)로의 이동과 휠체어 이동, 침상에서의 이동과 같은 자세의 움직임, 기능적 보행과 물건 옮기기

(7) **개인 위생과 몸단장(Personal hygiene and grooming)** : 제모(면도칼, 족집게, 제모제 사용), 화장, 구강청결 등과 관련된 능력

(8) **성적 활동(Sexual activity)** : 성적 만족감을 얻을 수 있는 활동

2) 수단적 일상생활활동(Instrumental activities of daily living: IADL)

일상생활활동보다 복잡하고 환경과의 상호관계를 필요로 하는 활동

(1) **애완동물 관리하기(Care of pets)** : 애완동물을 기르기 위해 정리정돈하고 관리하고 양육하는 능력

(2) **아이 키우기(Child rearing)** : 아동에게 필요한 발달을 지지하고 관리하고 양육하는 능력

(3) **의사소통관리(Communication management)** : 쓰기도구, 전화기, 컴퓨터, 의사소통보드, 확대경, 영상전화와 같은 정보를 주고받을 수 있는 도구 및 시스템 이용

(4) **운전 및 지역사회 이동(Community mobile)** : 공공(버스, 택시) 또는 개인이동수단(운전)을 사용해서 지역사회 내에서 이동하는 능력

(5) **재정관리(Financial management)** : 재정자원의 사용. 반복적인 재정의 이동과 재정의 장기 단기적 관리 및 계획과 사용 포함

(6) **집안관리와 유지(Home establishment and management)** : 개인과 가족의 소유물, 환경(집, 정원, 가구, 자동차 등)을 유지하고 관리하는 활동. 가족 구성원과 관련된 일들 포함

(7) **식사준비와 정리(Meal preparation and cleanup)** : 영양가 있는 식사를 준비하고 계획하는 능력, 남은 음식을 보관하고 정리하는 것 포함

(8) **종교와 정신적 활동 및 표현(Religious and spiritual activities and expression)** : 성스럽거나 초월적인 것에 다가가기 위해 만들어진 믿음, 관습, 의례와 상징의 구성체계인 종교 활동에 참여, 유대감을 느끼는 활동, 특별히 가치를 두는 활동 예를들어 아이들과 밖에서 노는 것, 자연에서 활동하는 것, 다른 사람을 돕는 것과 같은 것

(9) **안전조치 및 긴급상황 대처(Safe and emergency maintenance)**: 안전한 환경을 유지하기 위한 예방에 대한 지식을 갖추고, 갑작스러운 상황 및 응급 상황에 대한 반응

(10) **쇼핑(Shopping)** : 쇼핑리스트를 작성하고, 물건을 선택하고 구입, 돈을 지불하는 방법을 선택하고 결제해서 마무리, 인터넷, 핸드폰, 태블릿 등으로 구매하는 인터넷 쇼핑도 포함

3) 건강관리(Health management)

(1) **사회적/정신적 건강의 촉진 및 유지(Social and emotional health promotion and maintenance)** : 개인의 강점 및 약점을 찾고 감정을 관리하며, 건강과 안녕을 지지하는 작업 및 사회참여 탐색

(2) **증상 및 컨디션관리(Symptom and condition management)** : 신체적 정신적 건강에

대한 요구관리와 통증관리, 만성질환 관리, 감정 조절과 관리를 위한 전략 세우기, 지역사회 다양한 지지 시스템들을 이용하며 건강관리시스템을 검색하며 접근하는 것들이 포함됨

(3) **건강관리시스템과의 커뮤니케이션(Communication with the health care system)** : 건강관리 전문가 및 보험제공자와 의사소통하며 대화, 글, 디지털기기를 이용한 커뮤니케이션이 포함

(4) **약물관리(Medication management)** : 처방에 대해 전문의와 의사소통하는 능력

(5) **육체적 활동(Physical activity)** : 건강유지 및 증진을 위한 심혈관 운동, 근력운동, 균형훈련 등 수행하기

(6) **영양 관리(Nutrition management)** : 의료팀이 제공한 영양 및 수분 섭취 권고를 수행하고 지키기

(7) **개인적 도구관리(Personal care device management)** : 개인적 일상생활관리 도구의 구입/사용/세척/유지하기

4) 휴식 및 수면(Rest and sleep)

(1) 휴식(Rest)

안락한 단계에서 신체적 · 정신적 활동을 중단하는 조용하고 힘들지 않는 활동, 긴장을 완하하기 위해 신체적 · 정신적 · 사회적 활동의 부담을 줄이는 것, 이완활동들 또는 에너지를 회복하고 안정을 되찾고 참여에 대한 흥미를 새롭게 하는 노력들이 포함

(2) 수면준비(Sleep preparation)

① 다른 사람에게 자기 전 인사하기, 명상 또는 기도, 자기 전 몸 정리 및 탈의, 얼마나 잘 것인지 그리고 얼마나 깨어있을 것인지 결정하는 것 포함

② 자는 동안 필요한 물리적 환경준비, 잘 공간 정리, 알람시계 맞추기, 문 잠그기, 창문 닫기, 전등이나 가전제품 끄기 등을 포함

(3) 수면참여(Sleep participation)

수면, 낮잠, 꿈꾸기를 위한 활동방해 없이 수면상태 유지, 잠을 자기 위해 다른 활동을 중단하는 것, 사회적 상황 안에서 다른 사람의 필요나 요구를 절충함, 잠자는 동안 다른 사람

의 안전과 편안함 관리하기 등을 포함

5) 교육(Education)

학습하고 교육환경에 참여하기 위해 필요한 활동

(1) **공교육에 참여**(Formal educational participation) : 학문적 범주(예: 수학, 독서, 학위를 위한 연구), 비학문적 범주(예: 휴식, 구내식당, 복도), 과외적 범주(예: 스포츠, 밴드부, 응원, 댄스), 직업적 범주(예: 직업 전 및 직업) 참여하기가 포함

(2) **사교육 욕구 또는 흥미 탐색**(Informal personal education needs or interests exploration) : 관심주제와 관계 있는 정보 또는 기술을 위한 방법과 주제 확인이 포함

(3) **사교육 참여**(Informal personal education participation) : 흥미있는 영역에 훈련 및 교육을 제공하는 활동 · 프로그램 · 학습에 참여하기가 포함

6) 일(Work)

보수를 받는 고용이나 봉사활동에 참여하기 위해 필요한 활동

(1) **직업 흥미도 및 적성**(Employment interests and pursuits) : 일과 관련하여 개인의 장점과 단점, 좋아하는 것과 싫어하는 것을 기초로 하여 고용의 기회를 선택하고 확인

(2) **일자리 탐색 및 취업**(Employment seeking and acquisition) : 지원서를 완벽하게 작성하고 면접을 실시하여 고용을 획득하는 능력

(3) **직업수행**(Job performance) : 작업기술과 양식, 시간관리, 소비자 · 매니저 · 근무자와의 관계, 서비스와 생산품의 배급 · 생산 · 창조, 일의 시작 · 지속 · 완성, 작업 표준과 순서 준수가 포함

(4) **퇴직 준비 및 적응**(Retirement preparation and adjustment) : 적성 결정, 흥미와 기술을 개발시키고 적절한 취미생활(avocational pursuit) 즐기기가 포함

(5) **자원봉사 탐색**(Volunteer exploration) : 개인의 기술, 흥미, 가능한 시간대, 살고 있는 곳의 위치 등에 부합하는 무보수 일(work)을 선택하기 위해 지역사회 복지, 기관 또는 적절한 시기 정하기가 포함

(6) **자원봉사 참여**(Volunteer participation) : 기관에 도움을 주기 위한 무보수 일 수행하기가 포함

7) 놀이(Play)

즐거움, 오락, 재미, 기분전환에 제공되는 자발적인 활동이나 조직화된 활동(spontaneous and organized activities)

(1) **놀이 탐색**(Play exploration) : 탐색적 놀이, 수행놀이, 가상놀이, 역할놀이, 구성놀이, 상징놀이 중 자신에게 적절한 놀이 활동 정하기가 포함
(2) **놀이 참여**(Play participation) : 놀이에 참여하기, 다른 영역의 작업과 놀이 사이에 균형 유지하기, 적절한 장난감, 장비, 용품 등을 구입하고, 사용하고, 관리하기가 포함

8) 여가(Leisure)

내적 동기에 의해 의무감 없이 스스로 참여하는 일, 자기관리 또는 수면과 같이 의무적으로 실행해야 하는 작업수행 이외의 자유 시간을 활용해 즐기는 활동

(1) **여가 탐색**(Leisure exploration) : 흥미, 기술, 기회를 고려한 적절한 여가활동 정하기가 포함
(2) **여가 참여**(Leisure participation) : 적절하다고 생각되는 여가활동을 정하고 계획하며 참여하기, 다른 영역의 작업과 균형 유지하기, 적절한 장비 및 용품들을 구입해서 사용하며 관리하기가 포함

9) 사회참여(Social participation)

사회 체계 안에서 개인이 자신과 타인과의 상호작용을 통해 기대되는 특징적인 행동의 구조화된 양식

(1) **지역사회**(Community) : 지역사회 차원에서의 성공적인 상호작용을 유도하는 활동(예:

이웃, 기관, 직장, 학교)이 포함

(2) **가족(Family)** : 가족으로서 기대 및 요구에 부합하는 역할 수행을 위해 성공적인 상호작용이 일어나는 활동들이 포함

(3) **우정(Friendships)** : 두 사람 사이의 관계를 지지하는 활동에 참여하기

(4) **친밀한 관계(Intimate partner relationships)** : 비밀/폐쇄적 관계 시작 및 유지하기, 감정 주고 받기, 요구되는 역할에 대한 상호작용, 성적 활동이 포함됨

(5) **또래 집단 참여(Peer group participation)** : 비슷한 흥미, 배경, 사회적 지위 등을 지닌 사람들과 하는 활동

2. 배경(Contexts)

배경과 환경이라는 용어는 작업치료 실행 틀 내에서 유동적으로 사용되며, 두 용어 모두 클라이언트의 작업 수행에 영향을 미치는 내적 · 외적 조건과 밀접하게 연관된다.

1) 환경적 요소(environmental factors)

(1) **자연환경 및 인위적 환경** : 지리적 특징, 인구집단, 동식물, 기후, 자연적인 사건, 인간에 의해 만들어진 사전, 빛, 시간 관련 변화, 소리와 진동, 공기

(2) **제품과 기술** : 음식과 약물 등, 보조기술과 제품을 포함한 일상에서 사용하는 일반적인 제품과 기술, 실내외에서의 이동수단, 의사소통, 교육, 문화, 종교영역, 경제적 자산변동들

(3) **지지와 관계** : 가족, 친구, 동료, 반려동물 등

(4) **태도** : 가족과 친구, 동료 등에 대한 태도, 사회적 태도, 사회적 규범

2) 개인적 요소(personal factors)

나이, 성적 성향, 성 정체성, 인종과 민족, 문화 정체성과 문화적 태도, 사회적 배경, 사회적 상태와 사회경제적 상태, 가정교육 및 삶의 경험, 습관, 과거와 현재의 행동패턴, 개인적인 심리적 강점, 교육, 직업과 직업정체성, 라이프스타일, 기타 건강상태

3. 수행패턴(Performance patterns)

1) 개인(Person)

개인의 습관적이고 일상적인 일상생활활동과 관련된 행동 패턴으로 여기에는 습관(habit), 일과(routines), 역할(roles), 관습(rituals) 등이 포함된다.

2) 그룹 또는 대중(Group or population)

조직의 일상 기능과 관련된 행동 패턴으로 일과(routines), 역할(roles), 관습(rituals)이 포함된다.

4. 수행기술(Performance skills)

1) 운동기술(motor skills)

사람이 상호작용하고 과제 대상물을 이동시키고 스스로 과제환경을 조작할 때 관찰(예: 일상생활활동(ADL) 운동기술, 학교 운동기술)

2) 처리기술(processer skills)

작업수행기술(예: ADL 처리기술, 학교 처리기술)은 사람이 선택하기, 상호작용하기, 과제 도구와 재료들을 사용하기와 개개인의 활동과 순서를 이행하기, 문제를 직면했을 때 수행을 조정할 때 관찰

3) 사회적 상호작용(social interaction skills)

작업수행기술(예: 다가가기, 시작하기, 담화이끌어내기, 몸짓으로 표현하기, 유창하게 말하기, 응답하기)은 계속적으로 사회적 교환이 이루어지는 동안 관찰

5. 클라이언트 요소

1) 가치(values), 신념(beliefs), 영성(spirituality)

(1) **가치** : 클라이언트의 원칙, 기준 또는 본질을 고려

(2) **신념** : 진실로 여겨지는 인지적 범주

(2) **영성** : 관계형성과 종교의식의 발달로부터 발생하거나 이끌릴 수 있는 종교적 관계 형성, 삶에 대한 근본적인 질문에 대한 답을 위한 개인적인 탐색과정

2) 신체기능(body function)

(1) 정신기능

(2) 감각기능 및 통증

(3) 신경근골격계와 움직임 관련 기능

(4) 심혈관계, 조혈계, 면역계, 호흡계기능

(5) 목소리와 언어기능

(6) 피부와 관련된 구조

3) 신체구조(body structure)

신체구조는 신체기관, 손, 발과 같은 해부학적 부분과 요소(신체기능을 지지하는 요소)

6. 작업치료 서비스 제공 과정(Process of occupational therapy service delivery)

임상가는 작업치료 영역 내에서 클라이언트의 건강과 참여를 지원

7. 작업치료 중재의 형태(Type of occupational therapy intervention)

1) 작업과 활동

클라이언트에 대한 중재를 선택하고 마음, 신체, 정신의 기본 요구에 대한 치료 목표를 달성하고 해결하기 위해 설계

2) 준비 방법과 과제

작업수행을 위한 클라이언트를 준비하는 방법 및 과제, 또는 작업과 활동을 위한 준비를 치료의 한 부분으로 동시에 사용하거나, 매일의 작업수행을 증진시킬 가정기반 활동 제공

3) 교육 및 훈련

(1) 교육

클라이언트가 행동, 습관, 일과의 적절한 수행에 도움이 되기 위한 작업, 건강, 안녕, 참여에 관한 지식 및 정보의 습득으로 이는 치료 중재에 적용할 수도 아닐 수도 있다.

(2) 훈련

목표를 향상시키기 위한 수행으로 교육과 다르다.

4) 지원

작업적 판단과 클라이언트의 매일의 작업에서 완전한 참여를 얻을 수 있는 직접적인 노력, 개인이나 시스템 수준에서 지지, 자기지지 건강, 안녕, 작업 참여 결과로 나타난다.

5) 그룹 중재

동적 그룹이나 사회적 상호작용을 통해 인생에서 필요한 학습과 기술 습득을 촉진하기 위한 지식이나 리더십 사용, 그룹은 서비스 전달 방법으로 사용될 수 있다.

8. 작업 및 활동요건(Activity and occupational demands)

임상추론 과정에서 작업치료사가 고려하는 활동과 작업의 구성요소

9. 작업치료 중재 접근(Occupational therapy intervention approach)

클라이언트의 기대하는 결과, 평가자료, 그리고 근거를 기반으로 한 평가와 중재계획, 선택, 실행의 직접적 과정에서 선택된 특별한 방법들

10. 결과(Outcomes)

작업치료 과정의 마지막 단계로, 작업치료 중재를 통해 클라이언트가 무엇을 성취했는지를 나타낸다.

Musculoskeletal Occupational Therapy

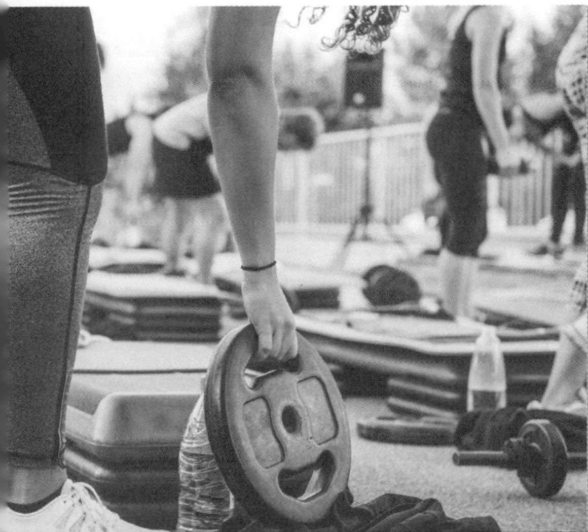

02 재활접근

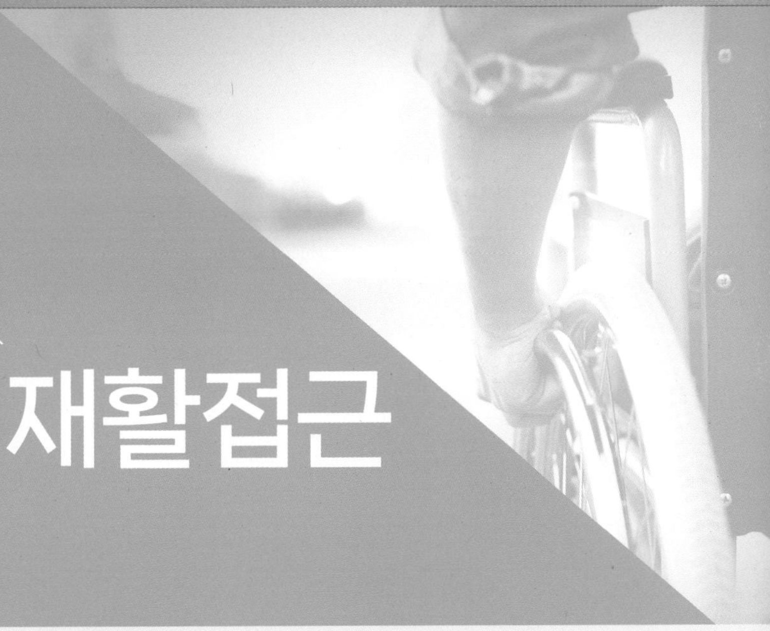

제2장

재활접근

학습목표

1. 각 증상에 맞는 보조기를 설명할 수 있다.
2. 일상생활 보조도구에 대해서 설명할 수 있다.
3. 장애 및 증상에 따른 환경수정에 대해 설명할 수 있다.

핵심용어

보조기, 일상생활 보조도구, 이동 보조도구, 주거환경수정

제1절 재활접근(Rehabilitation approach)

1. 재활접근(Rehabilitation approach)

재활은 개인이 가능한 신체적, 정신적, 사회적, 직업적, 경제적 편리를 가장 최상의 상태로 회복하는 것이다. 재활개념에 기초한 재활접근은 장애가 있는 모든 사람에게 적용 가능하며, 장애보다는 능력에 초점을 두어 잔존 능력에서 환자가 가능한 한 독립적으로 살아갈 수 있는 능력이 얼마나 남아 있는지 평가한다. 재활접근의 목적은 신체적 제한을 보상하거나 작업환경을 개조하여 새로운 방법으로 장애인이 적응할 수 있도록 돕는 데 있다. 재활접근은 동적인 과정으로 많은 재활 팀의 협력이 필요하며, 최상의 기능을 유지하기 위해 지속적인 사정과 사후지도가 요구된다. 재활접근을 효과적으로 수행하기 위해서는 보조기, 보

조공학, 환경수정 등의 서비스와 제공이 사회적 변화와 지역사회 자원 활용을 통하여 서비스와 기회를 제공해야 한다. 이 접근방법을 이용한 작업치료는 수행요소(performance component)보다는 수행기술(performance skill)에 초점을 두어 중재를 한다. 구체적인 재활접근에 근거한 작업치료방법은 아래와 같다.

[재활접근에 의한 작업치료방법]

① 신변처리 평가와 훈련
② 독립적으로 적응할 수 있는 옷의 활용
③ 이동수단, 건축물 개조(adaptation)
④ 집안일과 육아, 여가활동 활용
⑤ 의사소통 보조도구와 기구 이용 습득과 훈련
⑥ 의수족, 휠체어 등 보장구 관리 및 훈련
⑦ 작업보조도구의 처방과 훈련
⑧ 가정환경평가와 적응(home assessment, adaptation)
⑨ 작업단순화와 에너지 보존
⑩ 작업 전 활동지지

본 챕터에서는 보조기, 보조도구, 환경수정을 중심으로 설명하고자 한다.

2. 팔 보조기

1) 손 보조기

손 기능이 저하된 환자의 재활을 돕기 위해 손 보조기를 착용하며, 이는 근력 회복, 관절 보호 및 일상생활활동 시 동작을 지원하여 손의 조작과 움직임을 원활하게 한다. 손 보조기는 엄지 보조기, 손가락 관절 보조기, 손허리뼈손가락 관절 보조기 등으로 나뉜다.

(1) 엄지 보조기

맞섬 보조기 (basic opponens orthosis)	간단한 맞섬(opponens) 보조기 평편한 손바닥을 예방한다. Web-space 유지한다. 정중신경 손상에 의한 무지근 구축에 사용한다. 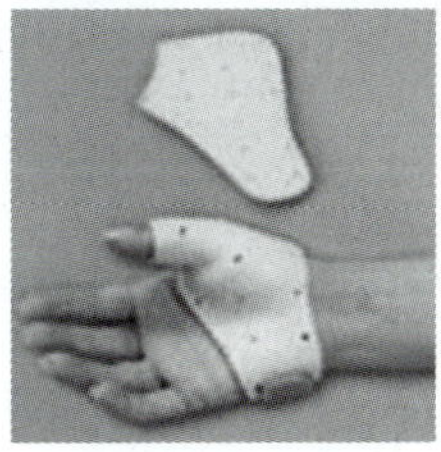
무지 보조기(thumb post, rigid thumb orthosis)	엄지의 잡기동작을 위한 보조기 C-bar의 길이를 무지 끝까지 연장하여 보조한다.
엄지 손허리 관절 폄 보조기 (thumb IP extension assist)	대립보조기를 기본형으로 사용한다. 엄지의 중수지절관절은 고정시키고 손가락 관절의 폄을 보조한다.

(2) 손가락 관절 보조기

손가락 플랫폼 보조기 (finger platform orthosis, rigid digital and metacarpal orthosis)	수동 운동의 관절가동범위를 유지하기 위해 사용한다. 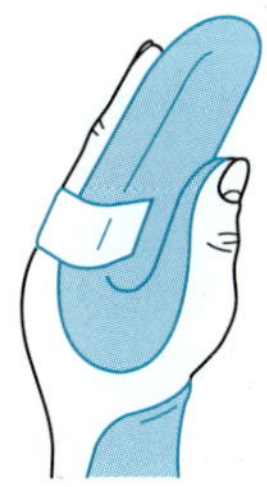
손가락 스플린트 (finger splint, IP orthosis)	스프링 강선재질을 이용하여 굽힘과 폄을 조절하는데 사용한다.
손가락 넉클 밴드 (finger knuckle bender, IP flexion assist orthosis)	삼점압 원리에 의해 손가락 마지막 관절은 굽히고, 손허리손가락관절은 펴게 한다. 백조목기형(swan-neck deformity)에 적용한다. 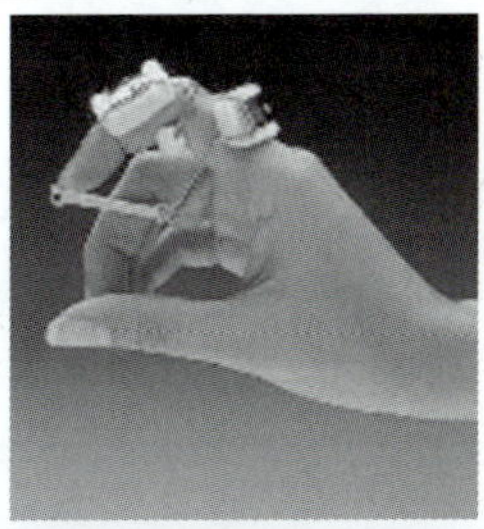
역 손가락 넉클 밴드 (reverse finger Knuckle bender, IP flexion assist orthosis)	삼점압의 원리에 의해 근위지절관절을 폄시키는 역할을 한다. 단추구멍기형(Boutonniere deformity)에 적용한다. 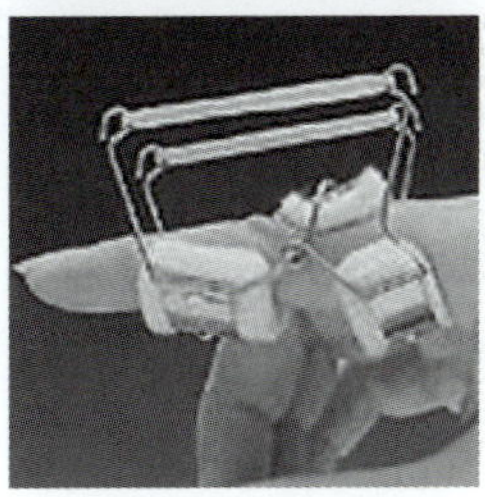

손가락 폄 보조기 (finger extensor assist orthosis)	고무밴드와 손허리가락관절 폄장치를 사용해서 손가락관절을 폄시킨다. 볼크만 허혈성 구축(Volkmann's ischemic contracture)시 나타나는 기형에 적용 가능하다.

(3) 손허리뼈손가락 관절 보조기

넉클 밴드 (knuckle bender, MP flexor orthosis)	손허리손가락관절의 폄 구축으로 인한 평편한 손바닥에 손허리손가락관절을 굽힘시키는 작용을 한다. 갈퀴손(claw hand) 변형(정중신경과 자뼈신경 손상)에 적용한다. 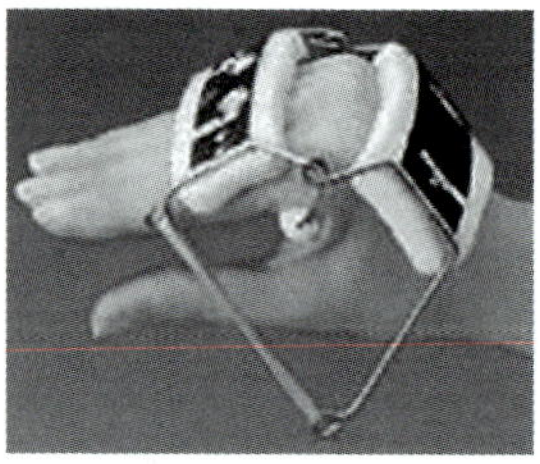
역 넉클 밴드 (reverse knuckle bender, MP extensor orthosis)	손가락손허리관절을 폄시키는 목적으로 사용된다.
손가락 폄 보조기(finger extensor assist orthosis)	손가락손허리관절의 폄을 보조하기 위해 사용한다.
등쪽 벌레바, 손허리관절 폄 정지 보조기(MP extension stop assembly)	손가락손허리관절의 폄을 막고 몸쪽 및 먼쪽 손가락 관절을 폄시킨다.

2) 손목–손 보조기

손목–손 보조기는 손과 손목의 움직임을 지원하거나, 재활의 과정으로 기능적인 자세가 나올 수 있도록 보조하여 일상생활활동의 수행의 보조 역할을 돕는 보조기이다.

장대립 보조기 (opponens orthosis with wrist control)	단대립보조기에서 아래팔까지 길게 연장한 것이다. 손목관절을 고정된 자세로 유지한다. 손목관절 하수(wrist drop)를 예방한다.

손목 장측 안정 보조기 (volar wrist hand stabilizer)	손목관절을 등쪽 굽힘 자세를 유지, 기능적 자세 유지한다. 노뼈 및 자뼈 치우침을 방지한다. 손목손허리관절의 굽힘을 유지한다. 폄 구축을 방지한다. 엄지 벌림과 대립을 유지한다.	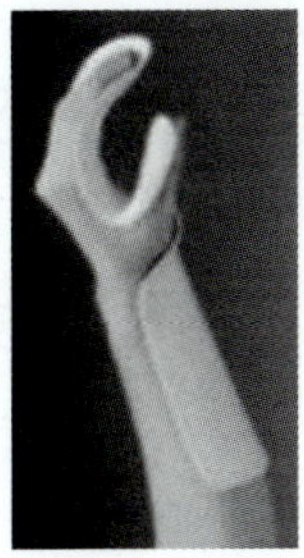
손목 등쪽 안정 보조기 (dorsal wrist hand stabilizer)	손목관절과 손의 기능적 자세를 유지한다. 손목 장측 안정 보조기와 비슷한 기능을 가지지만 등쪽에 적용한다.	
콕 업 스플린트 (volar wrist flexion control orthosis)	손의 기능적 자세를 유지하게 한다. 손목관절을 20~30° 등쪽굽힘 상태를 유지한다. 손바닥 활을 지지한다. 손가락의 움직임을 허용한다. 노뼈신경 마비로 인한 손목관절 하수(wrist drop)에 적용한다.	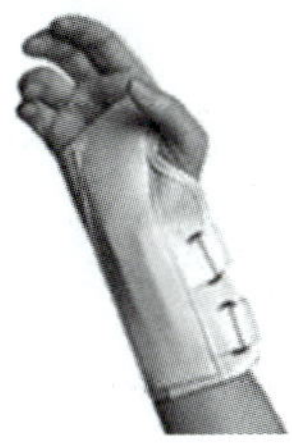

3) 팔꿈치 관절 보조기

팔꿈치 관절 보조기는 팔꿈치의 움직임을 지원하고 보호하여, 재활 및 일상생활 활동을 돕는 의료 보조기구이다. 주로 부상 예방, 수술 후 회복, 통증 완화, 관절 안정성 유지 등의 목적으로 사용된다.

아래팔 커프 (tennis elbow strap)	테니스 엘보우라고 불리는 동통성 관절 증후군에 많이 사용된다.	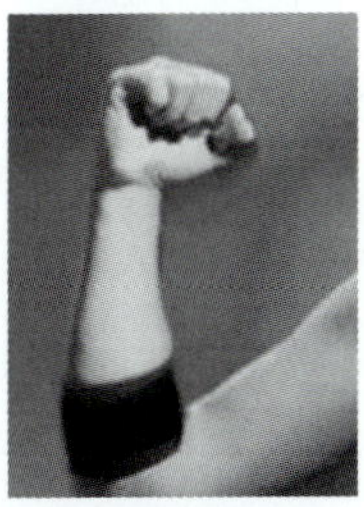
팔꿈치 폄 보조기 (adjustable static elbow orthosis)	팔꿈치 관절 굽힘 구축에 적용한다. 상완부와 전완부의 커프의 스트랩 조절하여 간격 조절이 가능하다.	
팔꿈치 조절 보조기 (elbow orthosis with ROM control)	팔꿈치 관절 내외측 안정성을 유지한다. 팔꿈치 관절 굽힘 및 폄 각도를 제한한다. 팔꿈치 관절 가동범위를 조절할 수 있는 조절용 힌지를 사용한다.	

경성 팔꿈치 보조기 (rigid elbow orthosis)	팔꿈치 관절을 고정시켜 움직임 발생을 제한한다.

3. 어깨 보조기

1) 어깨뼈 부위 보조기

어깨뼈(견갑부) 보조기는 어깨와 견갑골 부위의 안정성을 제공하고, 근육과 관절의 움직임을 보조하는 역할을 하는 의료용 보조기구이다. 주로 부상, 수술 후 회복, 통증 관리, 재활 치료 등에 사용되며, 어깨관절의 과도한 움직임을 제한하거나 올바른 자세를 유지하도록 도와준다.

슬링(sling)	어깨관절 보호와 관절가동범위를 제한한다. 어깨관절 아탈구 발생 시 사용한다. 상지의 무게와 중력으로 인한 어깨의 손상 및 통증을 예방한다. 굽힘, 모음, 안쪽돌림 자세로 인한 굽힘 패턴을 강화시키는 부작용이 발생한다.	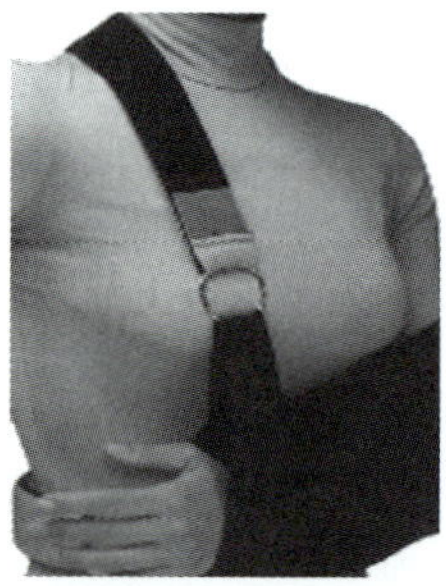
오버헤드 슬링 (overhead sling)	중력의 균형과 반작용을 이용하여 약해진 상지에 작용시켜 수부를 기능적 자세로 위치시킨다. C5 척수손상 환자에게 사용한다.	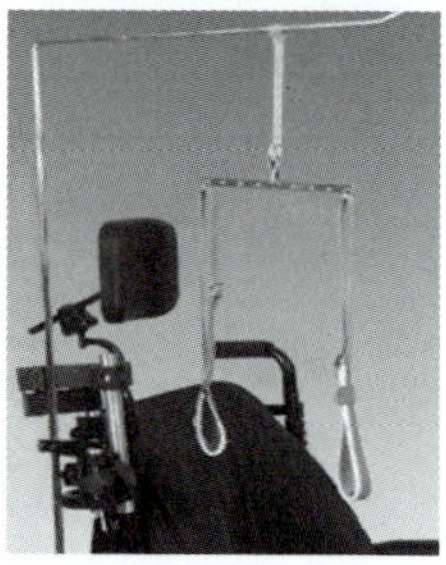
에어플랜 스플린트 (shoulder abduction stabilizer orthosis)	어깨관절 벌림 각도를 증감시키는 목적으로, 분만 마비(Erb's palsy)에 사용한다. 화상의 구축 방지에도 사용한다.	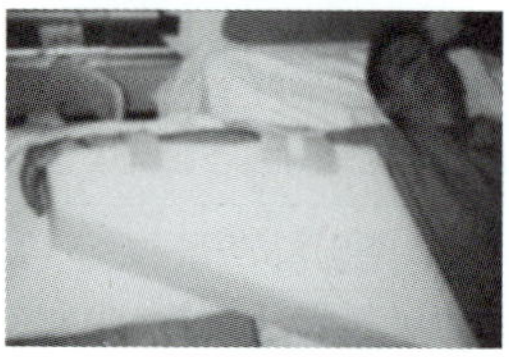

바란스 전완 보조기, 모바일 암 써포트 (balanced forearm support, mobile arm support)	어깨관절 동작이 필요할 때 가장 실용적인 보조기이다. 최소한의 근력이 필요하다. 앉기 자세의 균형 저하 환자에게는 사용이 제한된다. C4/C5 척수손상 환자에게 적용한다.	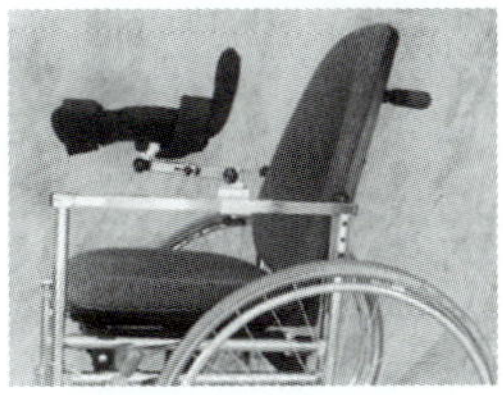

4. 다리 보조기

1) 발목관절 보조기

발목관절 보조기는 발목의 안정성을 제공하고 움직임을 보조하여, 부상 예방 및 재활을 돕는 의료 보조기구이다. 발목 염좌, 골절, 인대 손상, 관절염 등 다양한 발목 질환을 치료하거나 보호하는 데 사용된다.

플라스틱 단하지 보조기 90˚고정 (Ankle foot orthosis)	발이 밑으로 처지는 것(foot drop)을 예방하고, 발 부분의 내외측 안정성을 유지시키며, 보행시에 발목관절을 90˚로 고정시켜주는 역할을 한다.	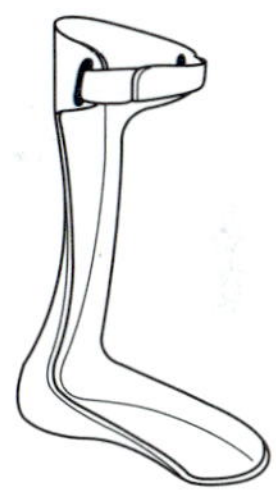
플라스틱 단하지 보조기 관절부착형 (Ankle foot orthosis)	발목관절의 형태에 따라 기능이 다르나 대부분 발이 밑으로 쳐지는 것을 제한한다. 발목관절의 족저 운동을 제한하고 발의 안쪽 바깥쪽 운동도 제한하지만 발을 드는 운동은 제한하지 않는다.	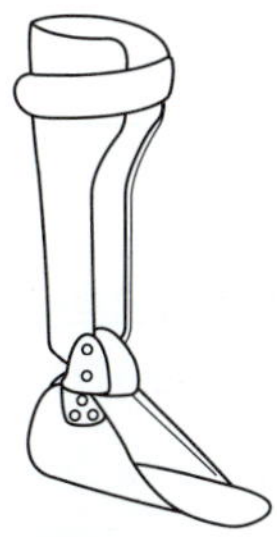
플라스틱 단하지 보조기 벨트형 (Ankle foot orthosis)	등쪽 운동의 각도를 벨트를 이용하여 점차 증가시키는 목적으로 사용한다.	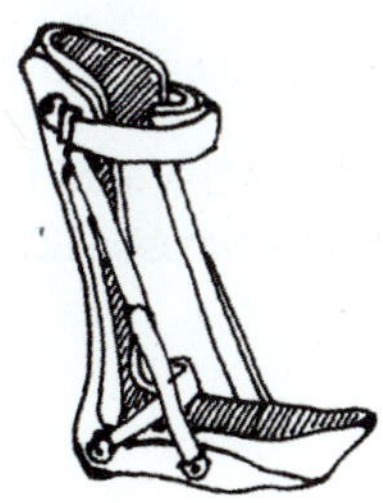

PTB식 단하지 보조기 (Patella tendon brace)	종아리뼈 또는 정강이뼈의 골절 시 사용하며 슬개건과 정강이뼈의 중앙과 하방 그리고 발의 체중부하를 감소시켜, 골절 부위에 무리가 가지 않도록 한다.	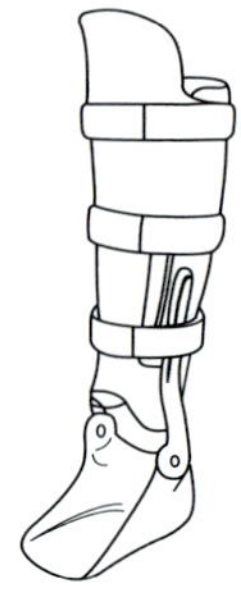
클렌작식 단하지 보조기 (Klenzak Ankle foot orthosis)	발목관절이나 발의 기형을 교정하거나 예방할 때, 발목관절에 받는 체중부하를 감소하고자 할 때 사용되며 주로 뇌졸중의 이완성 시기에 발이 밑으로 쳐지는 것을 방지하고 뒤쪽 운동을 보조한다.	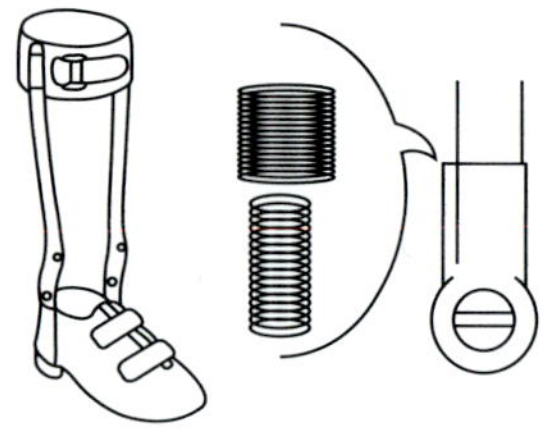

5. 척추 보조기

척추 보조기는 허리와 등의 안정성을 제공하고, 척추 정렬을 유지하여 부상 예방 및 재활을 돕는 의료 보조기구이다. 주로 척추 보호 및 안정화, 통증 완화, 자세 교정, 재활 및 회복 촉진을 위한 목적으로 사용한다.

1) 척추 보조기

요천추 코르셋 (Corset/LSO)	가장 일반적인 척추 보조기이다. 체간과 골반을 둘러싸 복압을 증가시키고 그로 인해 척추와 척추 디스크의 하중과 척추 폄근의 스트레스를 감소시킨다.	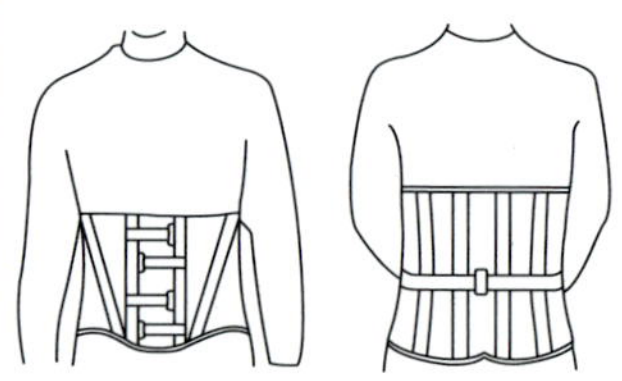
경성 요천추 보조기 (Knight orthosis/LSO)	세 개의 삼점압의 원리이다. 요추에서 체간 굽힘을 제한한다. 요추 체간 폄 제한 및 전만을 감소시킨다. 체간의 가쪽굽힘을 제한한다.	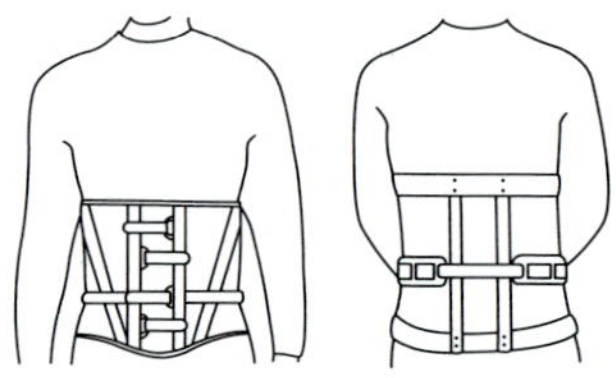

경성 흉요천추 보조기 (Knight Taylor orthosis/TLSO)	날개뼈 상연 부위까지 연장되어 있는 지지대를 이용하여 흉요추부와 상요부에서의 몸통 굽힘을 제한하며, 흉요추부와 상요부의 몸통 폄을 제한시킨다. 복부지지대는 복강 내압을 증가시키고 골반밴드 및 흉부 밴드에 연결된 측방 지주는 체간의 회전과 가쪽 굽힘을 제한한다.	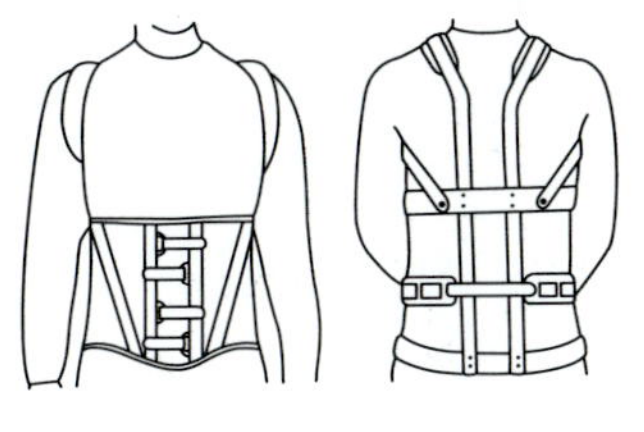
플라스틱 흉요천추 보조기 (Plastic body jacket/TLSO)	흉요천추보조기 중에서 흉요천추의 움직임에 가장 제한을 주는 보조기로서 샅고랑에서 가슴의 상부까지 적용되며 사용자의 신체에 적합하게 직접 맞게 제작된다.	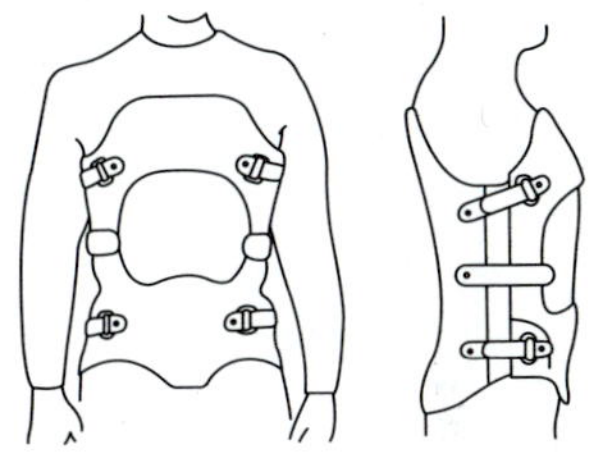
척추측만증 흉요천추보조기	열 가소성 플라스틱을 이용하여 미관적 이고 편안하게 상이할 수 있으며, 삼점압 또는 사점압 고정 시스템을 가지고 적절한 착용과 적합한 패딩에 의존함. 가슴 이하 만곡의 환자에게 효과적이고 적절한 착용 시간이 필요하다.	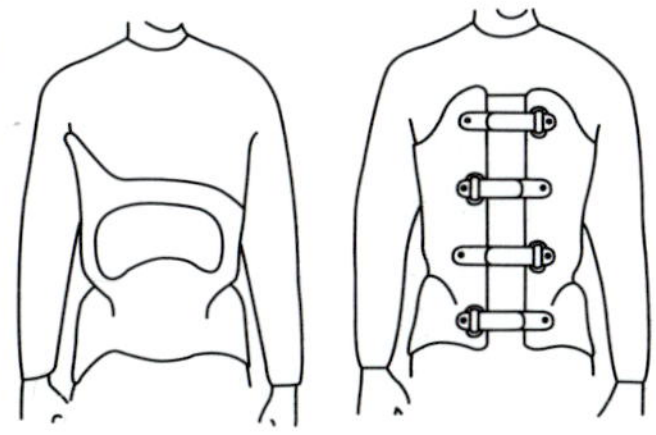
밀워키 브레이스 (Milwaukee brace/CTLSO)	척추 측만증, 척추 후만증 등의 교정에 사용되며, 개방형 디자인으로 호흡에 제한이 적으며 피부 문제와 공기순환이 용이하다.	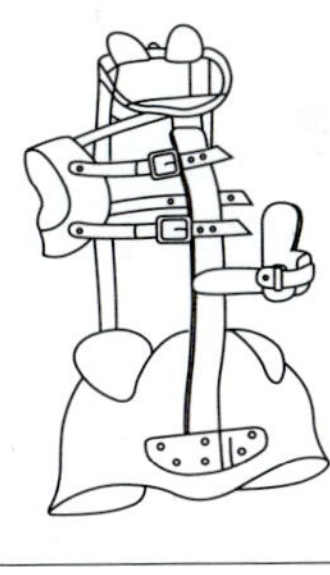
쥬엣 흉요천추보조기 (Jewett orthosis/TLSO)	하나의 후방 힘과 두개의 전방 힘에 의해 삼점압 원리가 이루어지며 흉요천추의 굽힘을 제한하여 과폄 상태를 유지시킨다.	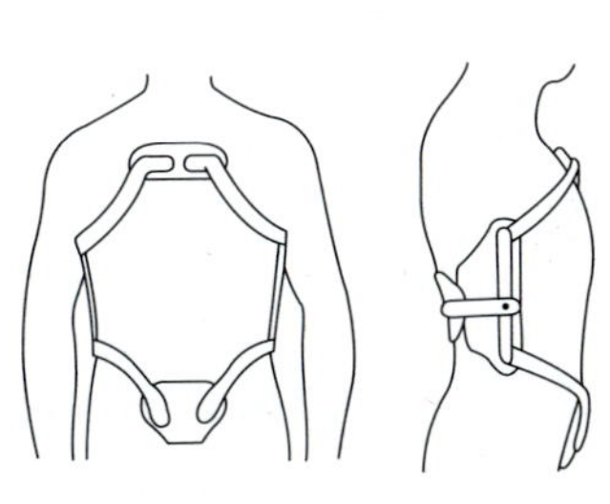

2) 경추 보조기

할로 베스트 (Halow Vest)	경추 손상, 경추 수술 후 사용되며 경추 보조기 중에서 경추 운동을 가장 견고하게 제한하는 보조기 경추의 손상이나 골절이 있 을 경우 외고정 시술로 사용 경추의 움직임을 완전히 제한해주는 보조기이다.	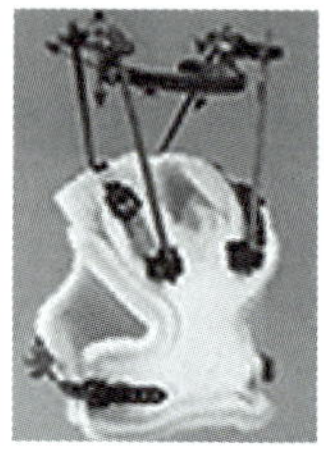
노핀 할로 베스트 (경추 교정 보조기)	경추 손상, 경추 수술 후 사용되며 경추 보조기 중에서 경추 운동을 가장 견고하게 제한하는 보조기 경추의 손상이나 골절이 있을 경우 외고정 시술로 사용 경추의 움직임을 완전히 제한해주는 보조기이다.	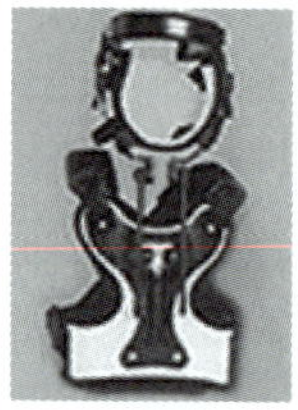
미네르바 경추 고정 보조기 (S.O.M.I)	할로(Halow)를 착용하고 제거한 후에 사용하거나, 경추의 관절염, 수술 후, 경추의 안정골절 시 사용. 허리부터 경추까지 단단히 고정하여 운동을 제한해 주는 보조기이다.	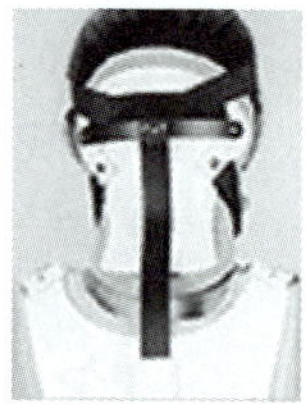
필라델피아 (Philadelpia)	경추의 염좌, 추간판탈출증, 인대의 손상 시 사용되며 경추를 일정위치로 고정시키는 역할을 해주는 보조기이다.	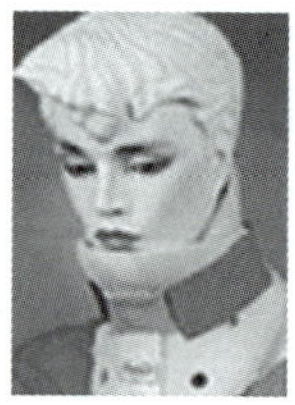

6. 일상생활 보조도구

1) 읽기/쓰기 보조도구

일상생활 보조도구에는 책을 읽을 때 사용할 수 있는 높이조절 독서대, 책장 넘기기 도구, 책읽기용 돋보기 등의 읽기 보조도구와 필기를 할 때 사용할 수 있는 연필 쥐기 도구, 특수키보드 등의 쓰기 보조도구가 있다.

연필 쥐기 도구	높이조절 독서대	책장 넘기기 도구
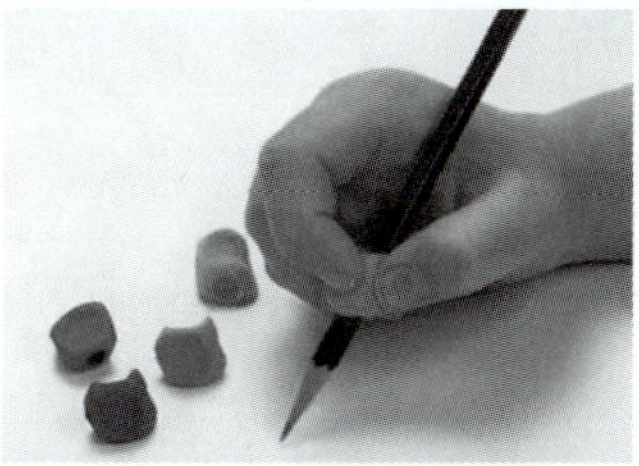	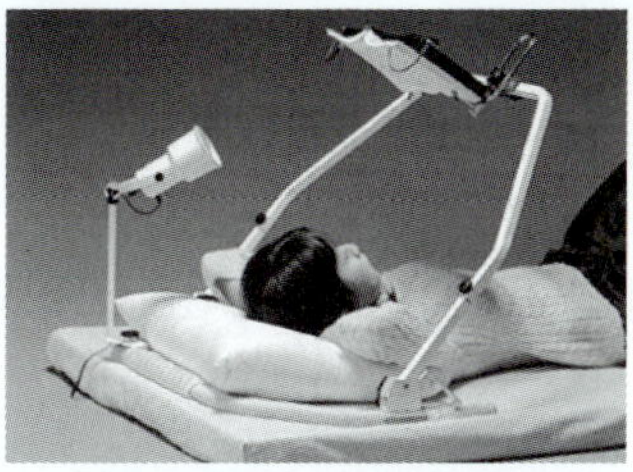	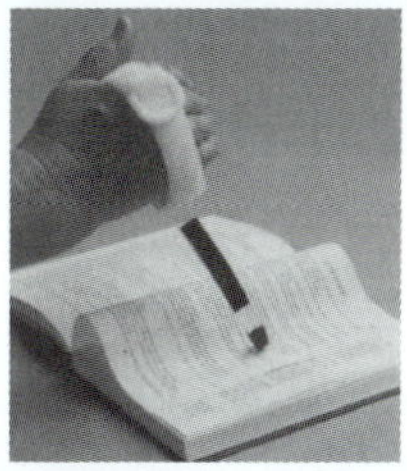
쓰기 보조도구	**특수키보드**	**책읽기용 돋보기**
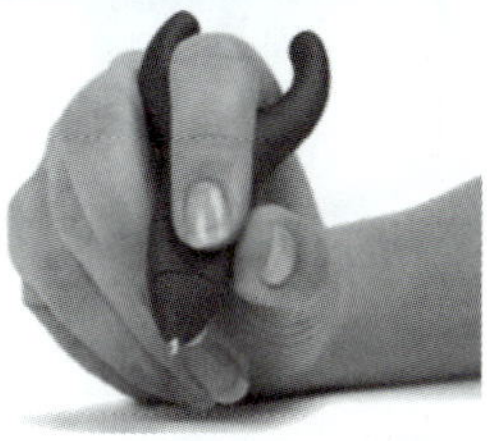	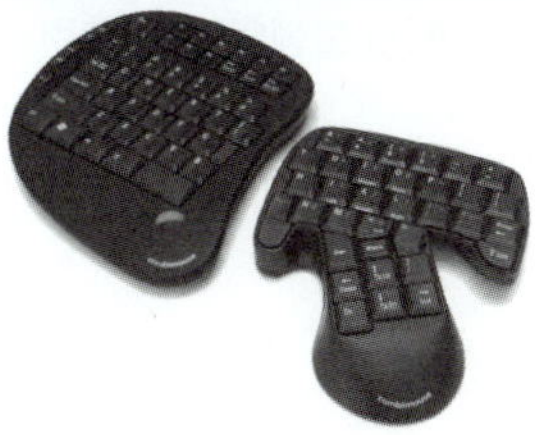	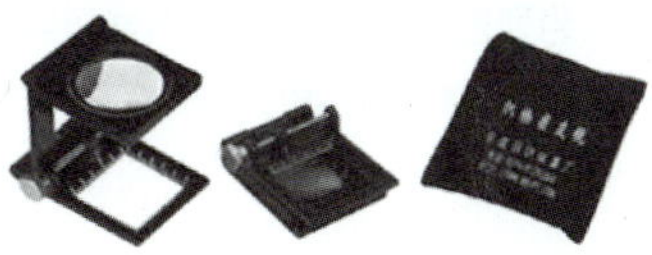

2) 식사 보조도구

일상생활 보조도구에는 식사 시 보조할 수 있는 먹기 보조도구로 흔들 숟가락, 유텐실 홀더, 쥐기 편한 컵, 접시 방어대, 깨물기 방지용 숟가락 등이 있다.

흔들 숟가락	유텐실 홀더	쥐기 편한 컵(Kennedy cup)
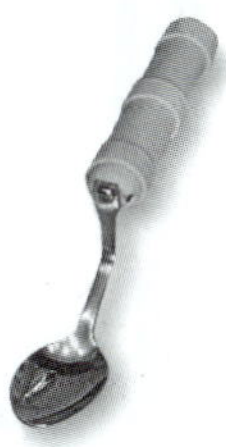	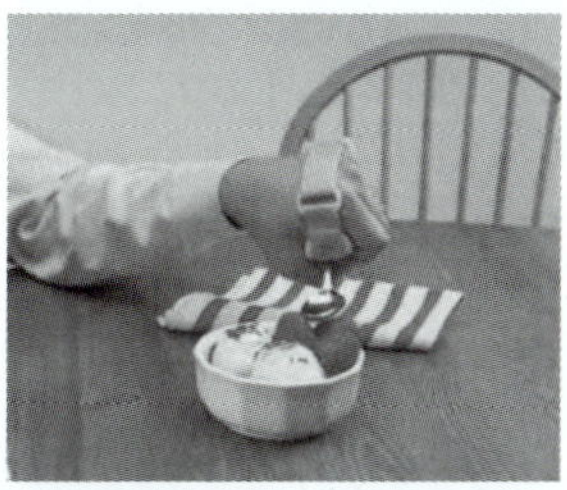	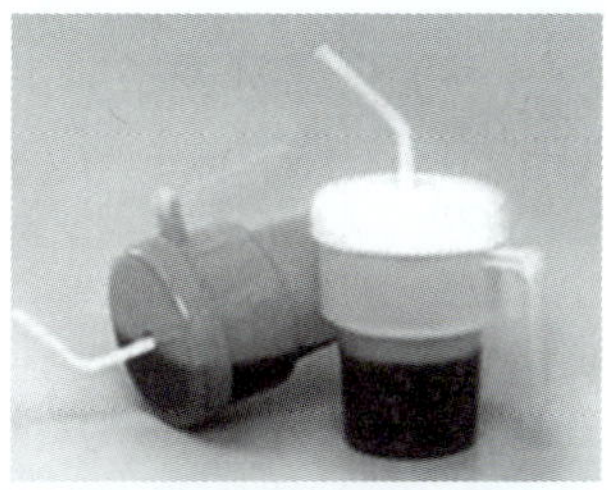
식사 보조도구 세트	**접시 방어대**	**깨물기 방지용 숟가락**
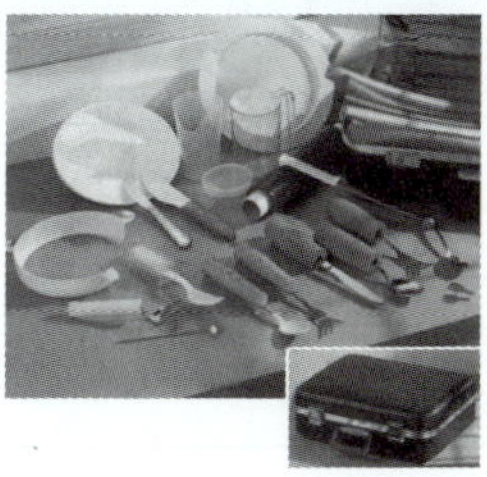	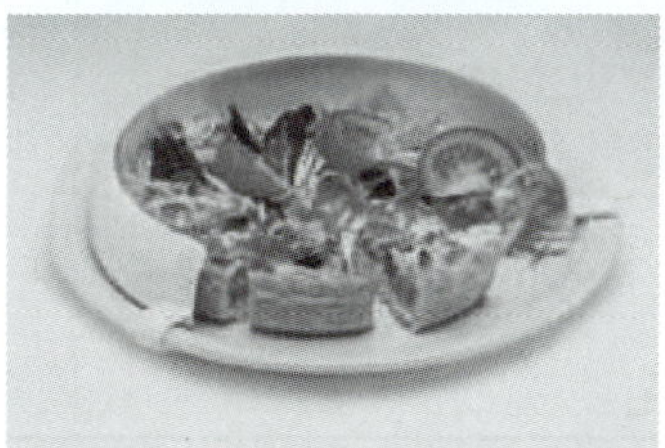	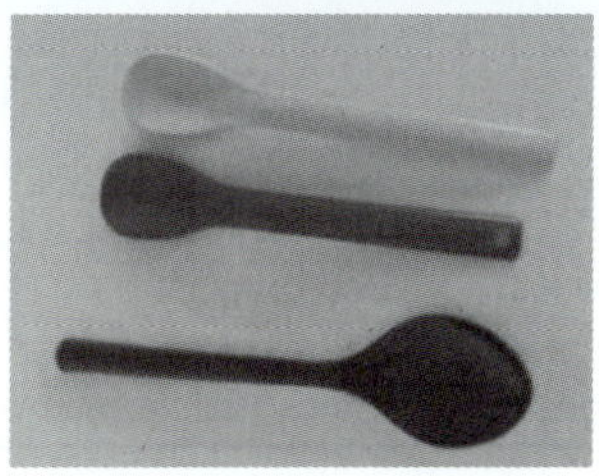

7. 보행 보조도구

1) 보행 보조기구

보행 보조기구는 평행봉, 보행기, 크러치, 지팡이 등이 있으며 환자의 안정적인 보행을 돕는 기능을 한다.

평행봉 (parallel bar)	재활치료를 필요로 하는 환자에서 보행의 초기 훈련을 위해 사용한다. 평행봉의 폭은 환자의 어깨 넓이를 기준으로 조절한다.	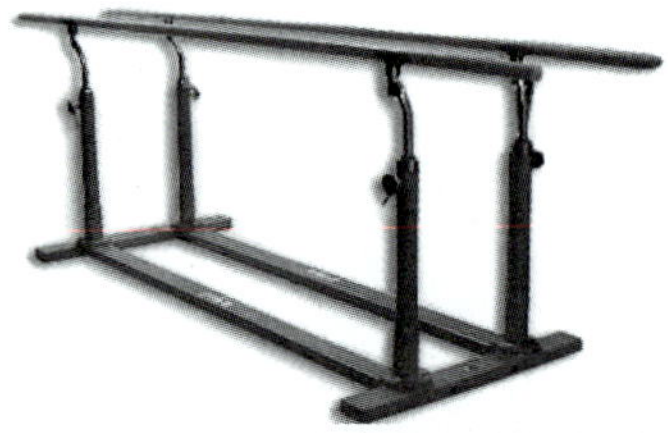
보행기 (walker)	네 개의 지점에서 안정성을 제공하는 보행 보조도구이다. 평행봉 보행훈련 후 사용한다. 균형 유지가 힘든 환자에게 안정성을 제공한다.	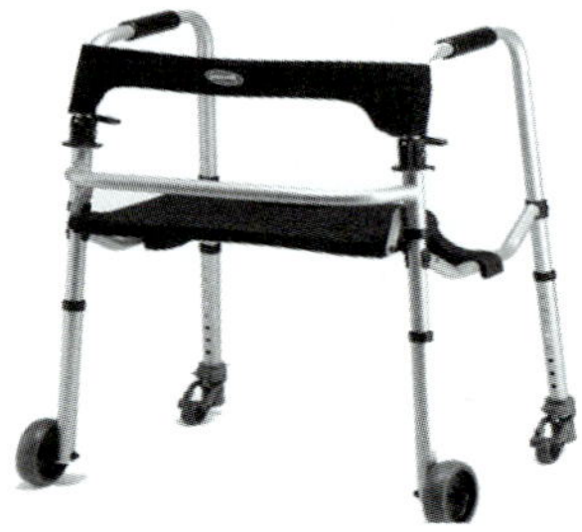
크러치 (crutch)	흔히 목발이라고 불린다. 보행 보조기구 중 가장 많이 사용한다. 크러치는 상지의 근력이 정상에 가까운 사람에게 적용한다.	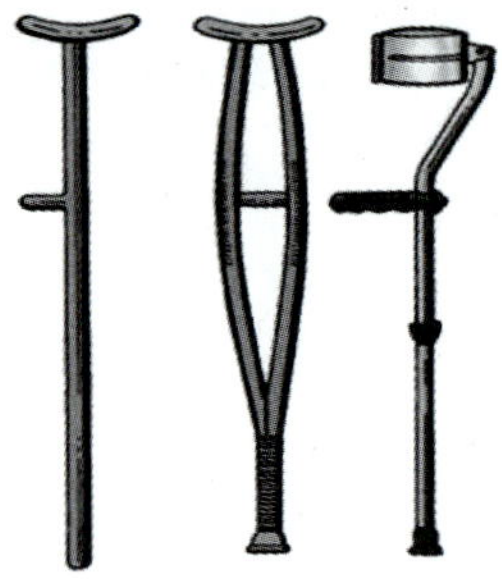
지팡이 (cane)	보행 보조도구 중 가장 안정성이 떨어진다. 체중의 20~25% 이상 체중 부하가 필요한 경우에는 사용하지 않는다.	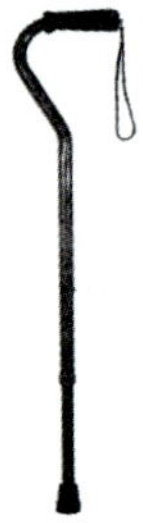

2) 이동 보조기구

이동 보조기구는 실내형 의자차, 실외형 의자차, 전동 의자차 등이 있으며 보행이 어려운 환자들의 이동을 돕는 기능을 한다.

실내형 의자차	큰 바퀴가 앞에 있고, 작은 바퀴가 뒤에 있다. 회전 공간이 작은 공간에서 유용하나, 턱을 올라갈 때 힘들어서 실내에서 사용한다.	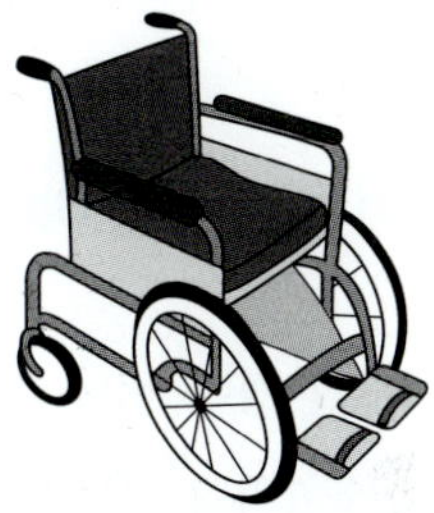
실외형 의자차	대부분의 의자차이다. 큰 바퀴가 뒤에 있고, 작은 바퀴가 앞에 있다.	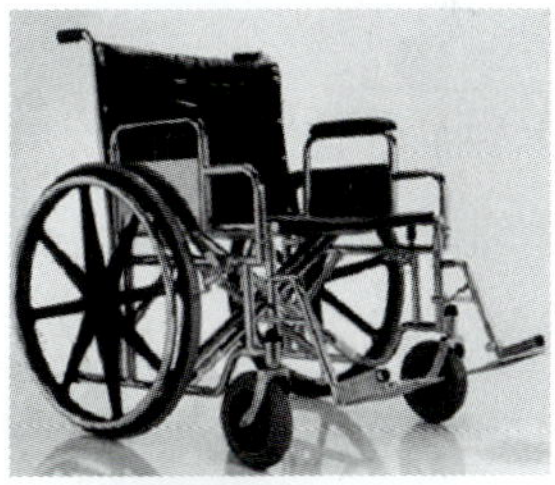
전동 의자차	상지 근력, 협응, 관절가동범위, 지구력, 심폐기능 감소, 통증이 있을 때 사용한다. 수동 의자차의 장기간 사용으로 인한 어깨관절의 퇴행 시 에도 사용한다.	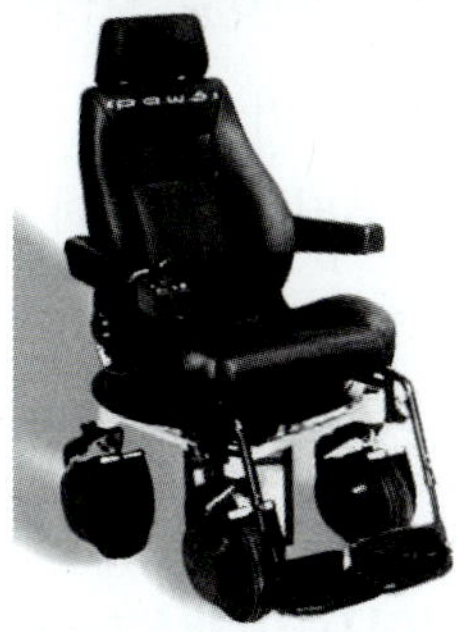

제2절 환경수정

1. 생활환경 개선

주택은 모든 인간에게 생활의 장으로서 생존뿐만 아니라 더 나은 삶을 살아가기 위해 꼭 필요한 장소이다. 노인이나 장애인은 대부분 일반 주택에서 살기를 원하고 있으며, 필요한 장비가 제공되고, 적절한 지원을 받을 수 있다면 자신이 살던 주택에서 계속 거주하기를 희망한다. 주택생활에서 불편함을 주거나 불가능하게 하는 장애 요소를 제거해주고 제약을 줄여준다면 노인도 가족이나 이웃과 함께 어울려 살아갈 수 있으며 이러한 장애가 없는 환경은 신체적, 정신적 장애를 겪고 있는 사람들의 어려움을 감소시킬 수 있다.

1) 배리어프리 개선(Barrier-free reform)의 목적

오랜 세월 정든 집에서 안전하고 쾌적하게 생활할 수 있도록 하는 것이 배리어프리 개선의 핵심 목적이다. 오랫동안 살았던 도시와 집에는 애착이 있어서 계속해서 살기를 원한다. 노화로 신체기능이 저하되고 사고나 병의 휴유증으로 인해 신체장애를 동반하게 되면 독립적인 일상생활을 하는 것이 어렵다. 이러한 어려움을 배리어(barrier)라 하며, 주택개조에 의해 배리어를 개선하는 것을 배리어프리 개선이라고 한다.

이러한 배리어프리 개선은 장애 때문에 개조하는 것 외에도 건강하게 집에서 생활하기 위해서 개조하는 것이다. 단순하게 난간이나 경사로를 설치하는 것이 전부는 아니다. 배리어프리의 관점으로 본다면, 무엇을 위하며, 무엇을, 어디에, 어떤 식으로 설치하는 것이 중요하다. 그러기 위해서는 이용자의 신체적 상황과 주택환경에 적합하게 맞추고, 총체적인 시점으로부터 개선을 하는 것이 중요하다. 젊었을 때에는 쾌적하게 생활했지만, 나이가 들어서 신체기능이 저하됨으로 인해 여러 가지 위험성을 가지게 된다. 즉 집에서의 사고나 위험으로부터 고령자를 보호하기 위해 적극적인 배리어프리 개선이 절실히 필요하다.

2) 배리어프리 개선(Barrier-free reform)의 3가지 목적

(1) 오랫동안 살았던 집에서 언제까지라도 자립적인 생활을 영위하기 위해서이다.

나이가 들어감에 따라 신체기능이 저하된다. 이것은 자연스러운 것으로, 어느 누구도 피할 수 없게 된다. 나이를 먹으면서 자립적인 생활을 영위하기 위해서는 신체상황을 고려한 주택개조가 필요하다.

(2) 와상상태를 지속하지 않도록 돕기 위함이다.

주택의 구조가 신체능력과 맞지 않게 되는 것이 계속 누워만 있게 되는 생활을 만들게 되는 원인 중 하나이다. 안전하게 일상생활을 하기 위하여 개선이 필요하고 행동범위도 넓히면서 생활범위를 넓게 해 준다.

(3) 환자나 노인을 돌보는 가족과 돌봄 제공자의 부담을 줄이기 위해서이다.

환자나 노인을 돌보는 가운데 가족이나 돌봄제공자의 피로는 피로가 누적되어 건강이 악화된다면, 환자나 노인에게도 직접적인 영향을 미치게 된다. 가능한 가족과 돌봄제공자의 부담을 줄이기 위한 환경 개선이 필요하다.

2. 배리어프리 개선을 위한 준비

1) 개조의 목적

장기간 누워 있는 것에 의한 피해를 방지하거나 행동범위의 확대 및 유지가 가장 중요한 목적이다. 개조를 통하여 동작 자립을 위한 것으로 고령자, 장애인, 환자가 스스로 항상 잠재적인 운동 능력을 발견하려는 노력과 자신의 가능한 움직임을 최대한 범위로 시키려는 태도가 중요하다. 즉, 실제 개조를 할 때의 중요한 포인트로는 본인이 가지고 있는 신체기능을 최대한 활용하고 부족한 것에 대해서만 개조함이 중요하다. 재활에 있어서의 기능 훈련도 하나의 수단이라는 것을 명심하여, 일상생활 중에 본인이 가능한 것을 실시하는 중에 신체기능의 유지, 개선과 연결시켜야 한다.

고령자, 장애인, 환자의 생활이 쾌적하기 위해서는 심리적 목표로 의욕적인 삶이 유지되고 신체적 요소로는 본인뿐만 아니라 주변의 인적 환경인 가족 및 친구를 포함하여 지역사회에서 도와주는 인력이 포함되어야 하며 보조도구를 고려하여 주택개조가 이루어져야 한다.

2) 개조를 위한 전제조건

(1) 신체기능 상태 파악

개조의 중심에는 도움이 필요한 고령자나 환자와 함께 생활하는 가족과의 균형을 고려하고, 우선적으로 신체기능 상태를 파악하고 생활을 고려하는 것이 필요하다. 단순한 구조 변경이 아닌, 생활 전반을 고려한 대응이 중요하다. 건강한 삶을 위해서 기본체력을 바탕으로 식사, 숙면 등 편안하게 이루어질 수 있도록 돕는 것이 필요하다.

(2) 사용하는 보조기구 파악

생활범위를 넓히기 위해 신체기능의 변화와 도움 정도에 따라 휠체어, 지팡이, 보행기, 보행차, 신발 등을 포함한 보조기구를 사용하여 안정성 향상을 준다. 기본적으로 정상적인 동작을 관찰하고 관찰한 동작을 사실적으로 분석하여 자발적 운동이 어느 정도 가능한지를 고려한다. 균형, 감각 문제, 조작의 방법을 변경한 실제적인 상황을 종합하여 생활 상태를 고려하여 각각의 대상자에게 적절한 동작 지도, 환경 설정 등을 실시함이 중요하다. 그러기 위해서는 현 상태의 문제점을 파악하고 대책이 무엇인지를 생각하고, 어떻게 반응이 일어날 것인가를 예측하여 최적인 것을 선택하여 수정해가는 방법도 중요하다. 안전을 고려한 실행에 주의해야 한다.

(3) 가정 내 사고 위험성

가정 내의 발생하는 사고로 사망, 질식, 익사, 화재, 넘어짐, 낙상, 동일 평면상(편평한 곳)의 넘어짐이 발생한다. 계단 등에서 추락, 보행 중에 발생할 수 있으므로 이에 관한 위험성을 제거하는 것이 필요하다.

(4) 일상생활활동(ADL)

식사, 배설, 입욕, 이동, 이승 동작과 자세 유지 등 생활 중 중요한 것이 생활공간 내에서 실시되어야 한다. 이러한 활동을 혼자 수행할 수 있는지 아니면 개조가 필요한지, 어떤 보조도구가 필요할지 등 환경 및 주거환경에 관한 고려도 필요하다. 원활한 일생생활 증진을 위해서 다양한 보조도구의 도입이 필요하고 보조도구의 사용을 통하여 안전성, ADL의 유지 및 향상, 개조 부담의 경감, 중증화 예방, 개조하기가 쉽고 독립성이 증가하여 수행이 가능하며 행동범위가 확대되어 안전하고 쾌적한 생활로 삶의 질 향상이 기대된다. 일상생활활동 증진을 위하여 본인의 능력과 환경조정을 통하여 생활범위의 안정과 확대를 돕는다.

3) 주택개조를 위해 고려할 사항

(1) 환경정비가 드러나게 한다.

주택개조가 아닌 환경정비를 지향하여 장애인의 생활 자립을 지원한다. 환경정비로는 가구배치 및 공간을 활용하여 공간을 넓게 구성하는 것을 의미한다.

(2) 그 사람에게 알맞은 지원을 한다.

주택개조의 목적은 그 사람에게 적합한 지원을 제공하는 것이다. 단순히 도움을 받거나 도움을 주는 정도가 아니라 신체장애가 있어도 가족의 한사람으로 생활에 참여가 가능하도록 하는 것이다. 생활을 편리하게 만드는 것에 그치지 않고, 개인의 특성과 상황에 맞는 맞춤형 지원이 이루어져야 한다.

(3) 생활의 흐름에 맞게 지원한다.

확실하게 일련의 작업과정을 조사하여 환경을 정비한다. 예로 식사준비의 흐름을 살펴보면 메뉴를 정하고, 식재를 구입(시장을 가고), 식재를 냉장고에 넣고, 꺼내고, 조리한다. 조리한 후 조리한 음식을 담기 위해 접시를 꺼내고, 그릇에 담고, 식탁에 운반하여 정리한다. 식사를 한다. 식사 후 후식을 먹고(식기를 씻고), 쓰레기를 버린다. 이런 식사준비 과정을 통하여 환경을 정비하고 각 상태에 필요한 것을 지원한다.

(4) 조정자가 필요하다.

환경정비에는 조정자가 필요하다. 예로 주택개조에도 다양한 상황이 발생하므로 그러한 상황에 직면할 때 적절한 조정자가 필요하고 이런 조정자에게는 세 가지 핵심 요소가 요구된다. 첫째, 기술력으로 개선 방법과 경험을 갖고 있어야 한다. 둘째, 조정능력으로 끈기 있게 해결하는 방법을 찾는다. 셋째, 공감할 수 있는 능력으로 주택개조가 필요한 사람에게 적합하게 지원한다.

(5) 결정전에 일단 해보고 확인해 보는 형식으로 진행한다.

실제적으로 해보고, 확인해 보는 방법으로 주변에 있는 것을 이용하거나, 주변의 환경을 이용한다. 또한 고령자나 환자에게 발생할 수 있는 상황을 고려하고 동작을 관찰하기 위해 롤플레이(역할극)를 확인하거나 실물 모델을 만든다. 이런 과정을 통하여 다양한 상황을 해결하도록 한다.

(6) 목적의 공유화가 필요하다.

개조를 위해서는 작업치료사, 물리치료사, 주택전문가, 건축디자이너, 사회사업가, 간호사 등 다양한 직종간의 의사소통이 중요하다. 이들이 팀워크가 잘 이루어질 경우, 큰 장점으로 서로간의 분야에 따라 보완이 이루어지고 상호 정보 교환과 정보량이 증가된다. 이는 잘못된 방법을 알게 되고 올바른 문제해결방법을 찾을 수 있다.

Musculoskeletal Occupational Therapy

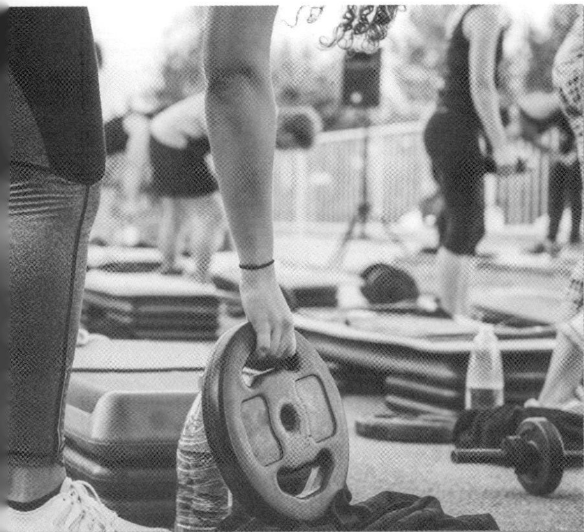

03 정형외과적 질환

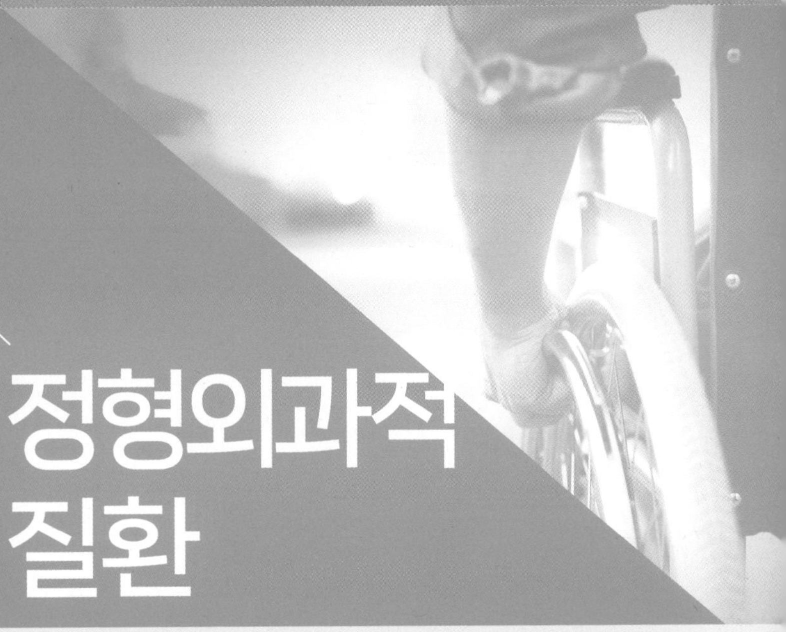

제3장 정형외과적 질환

학습목표

1. 다양한 정형외과적 질환의 정의와 특성을 이해한다.
2. 정형외과적 질환의 주요 원인과 영향을 분석한다.
3. 각 질환에 적합한 평가 방법과 효과적인 치료 접근법을 설명하고 적용할 수 있다.

핵심용어

정형외과적 질환, 오십견, 골절, 아탈구, 탈구

제1절 개요 및 정의

1. 골절(Fracture)

골절은 외부의 과도한 힘(낙상, 압축, 분쇄압, 구타, 자동차 사고 등)에 의해 골조직의 연속성이 파괴된 상태를 말한다. 대부분의 골절은 적절한 치료를 통해 큰 합병증 없이 치유된다, 골절 치료의 기본원칙을 준수하면 대다수의 경우 후유증 없이 회복될 수 있으며, 심한 손상에서도 적절한 치료를 통해 후유증을 최소화할 수 있다. 그러나 골절의 치유 과정은 다음과 같은 요인에 따라 영향을 받을 수 있다. 손상 부위의 해부학적 특성, 환자의 전신 상태와 연령, 외상의 정도 및 심각성, 그리고 손상 후의 환자의 관리 및 치료 방법, 치료사의 기술과 경험 등이 이에 해당한다. 이러한 요인들로 인해 합병증이 발생할 가능성이 있으며, 심각한 경우 국소적인 문제뿐 아니라 외상 부위가 생명을 위협하는 상황으로 이어질 수 있다. 따라서 골절 치료에서는 합병증 발생 가능성을 충분히 고려하고, 단순히 골절 자체에만 집중하지 않는 종합적인 접근이 필요하다.

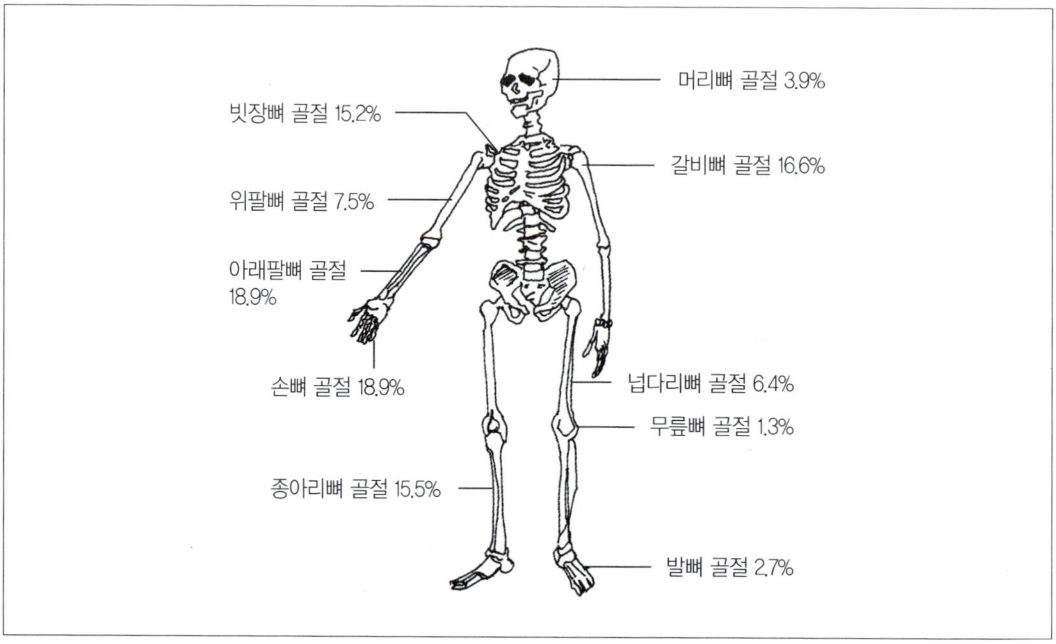

그림 3-1 골절의 부위별 빈도

1) 넙다리뼈 골절(Fracture of femur)

넙다리뼈(대퇴골)는 허벅지 속에 위치한 긴 원통형의 뼈로, 몸통 쪽으로는 골반의 절구와 연결되고, 발쪽으로는 무릎관절과 이어진다. 이는 신장의 약 1/4 길이에 해당하며, 인체에서 가장 크고 강한 뼈이다. 넙다리뼈머리는 공 모양으로 절구와 결합하여 엉덩관절을 형성하며, 성인의 경우 넙다리뼈 세로에서 약 135°로 꺾여 있어 안정성을 제공한다. 또한, 절구 속에 파고든 넙다리의 머리는 인대와 연결되어 추가적인 안정성을 확보한다. 넙다리뼈는 주위에 발달된 근육들이 3개의 구획을 이루고 있어 뼈의 운동 방향을 조절한다. 그러나 넙다리뼈 골절 시 몸쪽 변형이 발생할 경우 정복이 어려울 수 있다. 특히, 절구 속 넙다리뼈머리는 혈관이 없어 골수, 관절낭 밖, 절구에서 혈액을 공급받는다. 이 혈류 공급은 나이에 따라 부위별로 차이가 있으며, 나이에 따른 골절, 탈구 또는 질병으로 인해 혈류 장애가 발생할 가능성이 높다.

2. 탈구·아탈구(Dislocation·Subluxation)

탈구와 아탈구는 엄밀히 구분되는 개념이지만, 임상 양상 및 합병증 측면에서는 유사한 양상을 보이는 경우가 많다. 탈구는 관절 손상으로 인해 관절면의 접촉이 완전히 소실된 상태를 의미한다. 아탈구는 관절 손상으로 인해 관절면이 일부 접촉을 유지한 상태로, 관절면이 완전히 분리되지 않고 전 · 후 · 상 · 하 방향으로 약간 벗어난 상태를 뜻한다. [그림 3-2]는 탈구와 아탈구를 명확히 구분하는 어깨관절의 상태를 나타내는데, 왼쪽은 완전한 탈구로 관절면이 완전히 소실되었고, 오른쪽은 부분적인 아탈구로 관절면이 일부 접촉하고 있다.

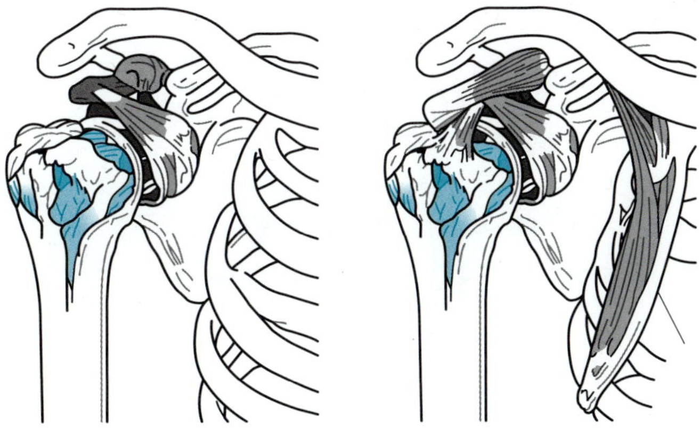

그림 3-2 어깨관절 탈구 · 아탈구

1) 어깨관절(Shoulder joint)

어깨관절은 신체 관절 중에서도 재발성 탈구가 가장 흔하게 나타나는 부위이다. 특히 전방탈구가 가장 많이 발생한다. 어깨관절은 탈구 시에는 거의 사용이 불가능하지만, 정확히 제자리로 맞추고 적절히 고정하면 다시 정상적으로 움직일 수 있다. 초기 손상 후 고정 기간이 짧을 경우 재발 가능성이 높다는 주장이 있으나, 고정 기간과 재발 빈도 간의 명확한 연관성을 부정하는 견해도 있다.

어깨관절은 큰 구형의 위팔뼈머리와 작고 얕은 어깨뼈 관절오목(glenoid of scapula) 사이에서 이루어지며, 위팔뼈머리의 약 1/3만 관절오목에 접촉한다. 이로 인해 넓은 운동 범위를 가지지만 매우 불안정한 구조가 특징이다. 이러한 불안정성으로 인해 어깨관절은 재발 탈구가 빈번하게 발생한다. 관절의 안정성은 다음과 같은 요인들에 의해 유지된다. 관절오목의 크기, 모양, 경사도와 위팔뼈머리의 후경사, 관절 간격 사이의 점성력에 의한 접착력, 인대/관절낭/관절오목테두리(glenoid labrum)와 같은 수동적 안정기전과 어깨 주위 근육의 조화로운 작용에 의한 동적 안정성이다.

어깨관절의 안정성을 유지하기 위해서는 관절 주변 근육의 적절한 협응과 조화로운 작용이 필수적이다.

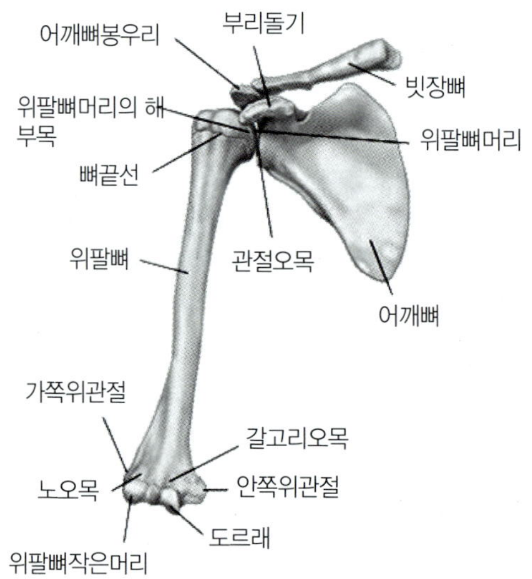

그림 3-3 어깨관절 해부학적 구조

2) 어깨관절 아탈구(Shoulder joint subluxation)

어깨관절의 아탈구는 돌림근띠(가시위근, 가시아래근, 작은원근, 어깨근)의 기능장애로 인해 발생한다. 이들 근육의 적절한 활동은 아탈구를 최소화하거나 예방하는데 필수적이며, 특히 가시위근의 역할이 중요하다. 아탈구 치료에서 슬링(sling)은 위팔뼈머리를 어깨뼈오목(glenoid fossa)에 위치시켜 안정성을 제공하기 위해 사용한다. 그러나 슬링은 어깨관절의 본래 기능과 움직임을 유지하는 데 필요한 근육 활동을 유도하지 못한다. 오히려 슬링의 장기 사용은 관절 안정성과 기능을 저해할 수 있으며, 실제로 치료 효과가 없거나 해로운 것으로 밝혀졌다.

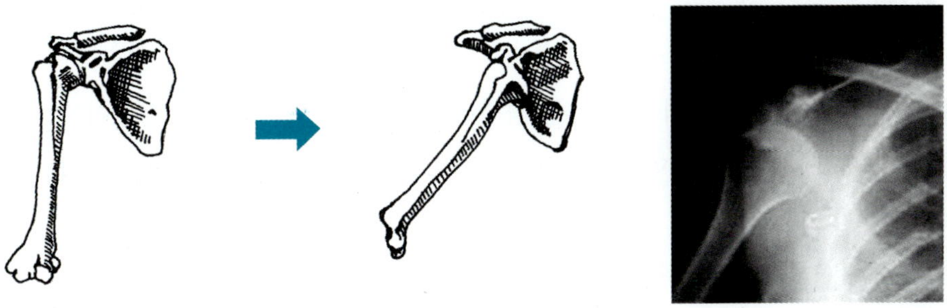

그림 3-4 어깨관절 아탈구

3. 오십견, 어깨관절주위염(Scapulohumeral periarthritis)

오십견(어깨관절주위염)은 주로 40~50대에 발생하는 통증을 동반한 어깨관절 운동 장애로, 일상생활에 불편을 초래한다. 어깨관절의 움직임이 제한되어 팔을 벌리거나 바깥으로 돌리는 동작이 어려워 머리 묶기와 같은 동작을 수행하기 힘들며, 팔을 안쪽으로 돌리는 동작이 제한되어 앞치마 끈을 묶는 것도 어려워지는 기능적 장애를 일으킨다.

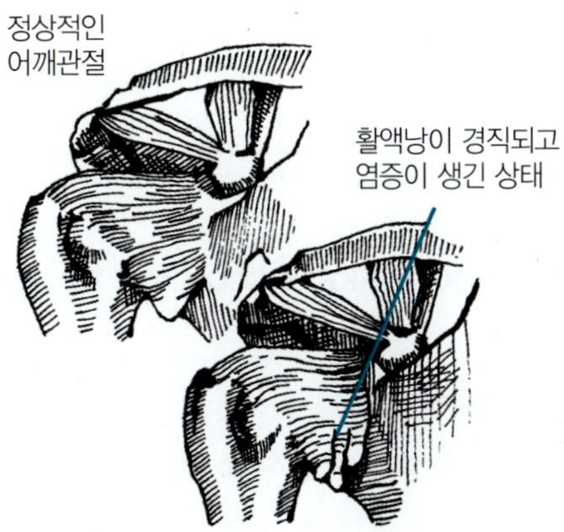

그림 3-5 오십견, 어깨관절주위염

제2절 원인

1. 골절(Fracture)

(1) 주요 원인은 물리적 충격으로 인한 직간접적 타격, 추락, 교통사고 등이다.

(2) 골절 자체가 큰 문제가 아닐 수 있으나, 이로 인한 합병증이 더 큰 문제를 야기할 수 있다.

(3) 골절은 외부로 뼈가 돌출된 개방성 골절과 외부 상처 없이 기형을 통해 골절 여부를 판단할 수 있는 폐쇄성 골절로 구분된다.

(4) 감전 사고로 근육이 강하게 수축되면서 골절이 발생하기도 한다.

(5) 어린이는 뼈가 유연하여 골절이 드물지만, 골다공증이나 기타 뼈 질환이 있는 사람은 골절이 쉽게 발생한다.

1) 골절부위의 해부학적 위치에 의한 분류(Categorization by anatomical location of fracture site)

엉덩뼈	넙다리뼈
뼈끝(epiphysis) 골절 뼈몸통끝(metaphysis) 골절 뼈몸통(diaphysis) 골절 관절내(intraarticular) 골절	머리(head) 목(neck) 큰돌기(trochanter) 돌기밑(subtrochanter) 관절융기위(supracondylar) 관절융기(condylar)

2) 골절 정도에 따른 분류(Categorization according to degree of fracture)

(1) 완전골절(Complete fracture)

골절로 뼈 겉 부분인 골피질의 연속성이 완전히 소실된 경우로, 주로 성인에서 잘 발생한다.

① **단순(폐쇄)골절(Simple fracture)** : 피부와 연부조직이 손상되지 않은 상태로, 골편 수가 3편 미만인 임상골절이다.

② **매몰(감입)골절(Impacted fracture)** : 골절된 뼈의 한 끝이 다른 뼈 내부에 박혀 있는 골

절로 흔히 넙다리뼈목판 골절에서 흔히 나타나며, 뼈조각의 어긋남이 적다.

③ **분쇄골절**(Comminuted fracture) : 골편 수가 3편 이상인 골절로 비교적 둔탁한 외력이 광범위하게 가해질 때 발생한다.

④ **개방골절**(Open fracture) : 골절된 뼈의 말단부가 연부조직을 뚫고 피부 밖으로 돌출된 골절로 감염 위험이 높다.

⑤ **합병골절**(Complicated fracture) : 골절 부위 주변의 중요한 조직이나 기관이 손상된 골절이다.

⑥ **압박골절**(Compression fracture) : 순수한 압박에 의해 단단한 뼈의 몸통에 해면성 조직으로 눌려 들어가면서 Y형 또는 T형 골절 형태로 발생한다.

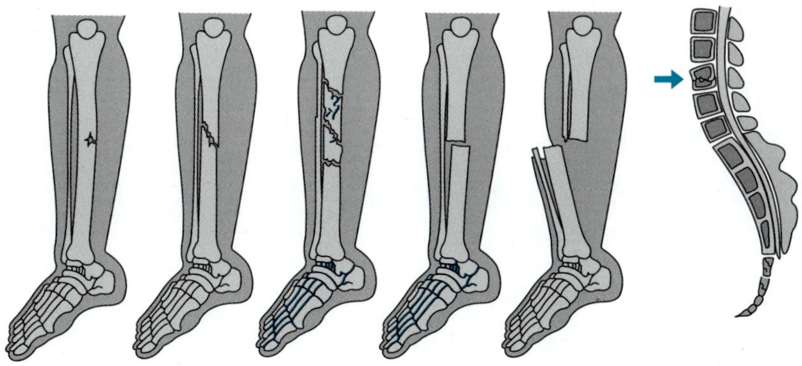

그림 3-6 완전골절 분류

(2) 불완전 골절(Imcompleted fracture)

골절이 한쪽 피질골의 연속성만 소실된 경우로 주로 소아에서 잘 발생하며, 소아의 뼈는 탄력성이 크기 때문에 불완전 골절이 잘 일어난다.

① **그린스틱 골절**(Greenstick fracture) : 소아에서 흔히 발생하며, 뼈의 골피질 일부만 손상된 골절

② **균열골절**(Fissured fracture) : 뼈 조각이 어긋남 없이 뼈에 금이 간 상태

③ **관통골절**(Perforating fracture) : 총탄 등의 외상으로 뼈가 관통된 상태

④ **함몰골절**(Depressed fracture) : 뼈의 일부분이 안으로 함몰된 골절로 주로 머리뼈에서

발생

3) 골절 형태에 따른 분류(Classification by Fracture Morphology)

(1) 횡골절(Transverse fracture)

둔탁한 외력이 순간적으로 선형으로 작용할 때 발생하며 광범위한 연부조직 손상을 동반한다. 뼈를 제자리로 맞춘 후에는 전위가 잘 일어나지 않는 특징이 있다.

(2) 사선골절(Oblique fracture)

주로 간접적 외력에 의해 발생하며 연부조직 손상이 비교적 적다. 골절선이 짧고 골절면이 둥근 형태를 보이며, 혈액순환이 원활해 영양분 공급이 좋아 골절 치유가 빠르다.

(3) 나선골절(Spiral fracture)

간접적 외력으로 인해 발생하는 경우가 많으며 연부조직 손상이 적다. 골절선이 길고 골절면이 넓은 형태를 띤다. 전위가 심해 불완전 골절로 분류되기도 한다.

(4) 종골절(Longitudinal fracture)

골절선이 뼈의 장축을 따라 형성된 골절이다.

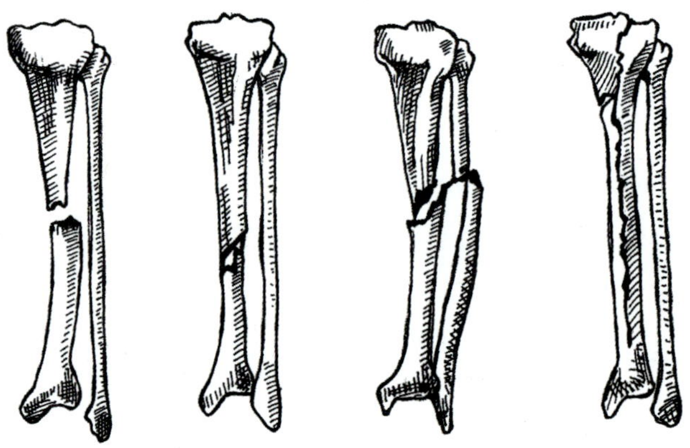

그림 3-7 골절선 형태에 의한 골절 분류

4) 골편의 전위형태에 의한 분류(Categorization by displacement of bone fragment)

(1) 측방 전위(Lateral displacement)

골절 시 뼈의 위치가 수평 방향으로 이동한 상태를 의미한다.

(2) 각 전위(Angulation displacement)

골절 부위에 각도가 형성된 형태의 골절로 주로 사횡상 골절에서 발생한다.

(3) 중첩전위(Overriding displacement)

골절된 뼈의 말단이 서로 겹쳐져 외형적으로 뼈의 길이가 짧아진 상태를 나타낸다.

(4) 회전 전위(Rotational displacement)

골절된 뼈의 원위부 골편이 뼈의 장축을 중심으로 회전한 상태로 주로 비틀림 힘이 가해질 때 발생한다.

5) 특수한 원인에 의한 골절의 분류(Classification of fracture causes by special cause)

(1) 피로형 스트레스 골절(Fatigue-type stress fracture)

피로골절은 정상적인 뼈를 가진 사람에게도 발생할 수 있는 골절로, 뼈에 골절을 일으키기에는 미흡한 힘이더라도 주기적으로 반복되면 골절이 발생할 수 있다. 장거리 보행 시 발허리뼈, 발꿈치뼈, 정강뼈, 넙다리뼈 등에서 흔히 나타난다.

① 피로골절의 이유

㉠ 피로 이론(Fatigue Theory) : 반복적인 달리기나 고강도 운동 시 뼈를 둘러싼 근육이 한계에 도달하게 된다. 이때 발을 딛을 때마다 체중으로 인한 충격을 근육이 흡수하지 못하고 뼈에 그대로 전달되면서 골절이 발생한다. 피로골절은 특히 달리기나 점프 동작을 자주 수행하는 운동선수에게 흔히 나타난다.

㉡ 과부하 이론(Overload Theory) : 뼈에 부착된 근육이 반복적으로 뼈를 당기는 과정

에서 그 힘이 누적되어 뼈의 내성 한계를 초과할 때 골절이 발생한다는 이론이다. 골프 연습 후 발생하는 갈비뼈 골절이 대표적인 사례이다.

② **치료방법**

피로골절의 치료에는 4~8주간의 휴식이 가장 효과적이다. 경우에 따라 피로골절이 완전골절로 진행될 위험이 있으므로 의사와 상의하여 석고로 고정하는 등의 조치가 필요할 수 있다. 피로골절은 근본적으로 과사용 손상(Overuse Injuries)이므로 과도한 운동을 피하고 적절한 휴식을 취하는 것이 중요하다.

(2) 병적골절(Pathologic fracture)

비정상적인 뼈에 경미한 외력이 가해졌을 때 발생하는 골절을 말한다. 이러한 골절을 유발하는 원인 질환으로는 국소적인 골변화와 전신적인 골질환이 있으며, 특히 골다공증(osteoporosis), 종양, 골수염 등이 있을 때 발생 위험이 높다. 또한, 석고붕대 제거 후 운동치료를 진행할 때 병적골절이 발생할 가능성이 높으므로 각별한 주의가 필요하다.

2. 탈구·아탈구-원인에 따른 분류(Dislocation·Subluxation-classified according to causes)

(1) 선천성 탈구(Congenital dislocation)

태어날 때 특정 원인으로 인해 탈구가 발생한다.

예 발달성 고관절 이형성증 (Developmental Dysplasia of the Hip, DDH)

(2) 외상성 탈구(Traumatic dislocation)

강한 외력으로 인해 관절의 연골 면이 손상된 경우를 말한다.

예 어깨관절, 팔꿉관절, 엉덩관절, 봉우리빗장관절, 긴발가락관절

(3) 습관성 탈구 / 반복성 탈구(Recurrent or Habitual dislocation)

탈구가 반복적으로 발생하는 경우로 외상성 탈구 후 적절한 치료가 이루어지지 않을 때 흔히 발생한다.

① **전방탈구(Forward dislocation)** : 대부분의 경우에 해당하며 팔이 벌어지거나 바깥으로

회전되는 힘에 의해 위팔뼈 머리가 전방으로 빠진다.

② **후방탈구**(Backward dislocation) : 전방 탈구와 달리 어깨에 직접적인 외력이 가해져 발생한다.

③ **하방탈구**(Inferior dislocation) : 드문 경우로 노인이 팔을 과도하게 벌릴 때 발생할 수 있다.

3. 오십견, 어깨관절주위염(Scapulohumeral periarthritis)

오십견 또는 어깨관절주위염(Scapulohumeral periarthritis)은 크게 특발성과 이차성으로 구분된다. 특발성 오십견은 명확한 원인이 없이 어깨관절 내 연부조직이 점진적으로 구축되면서 통증과 함께 능동 및 수동 관절 운동이 제한되는 질환이다. 반면, 이차성 오십견은 당뇨병, 갑상선 질환, 목뼈 질환, 흉곽 내 질환, 외상 등 특정 원인에 의해 발생하는 질환을 의미한다.

이차성 오십견은 내인성, 외인성, 전신성으로 나눌 수 있다. 내인성 요인은 어깨관절 주변의 외상 또는 염증 변화로 인해 발생하며, 돌림근띠 파열, 석회화 건염, 어깨관절 및 주위 골절 등이 이에 해당한다. 외인성 요인은 어깨관절 외부의 질환에 의해 발생하며, 심장 질환, 호흡기 질환, 목뼈 질환 등이 대표적이다. 전신성 요인은 당뇨병, 갑상선 기능 항진증 등과 같은 전신 대사성 질환에 의해 발생한다.

오십견의 정확한 원인은 아직 밝혀지지 않았으며, 많은 연구가 진행 중이다. 당뇨병과 갑상선 기능 항진증처럼 체내 대사율이 높은 질환이나 심장 및 폐 질환과의 연관성이 제기되고 있다. 조직 내 허혈에 의한 세포의 무산소 대사와 관련이 있다는 가설이 있으며, 이는 단일 원인보다는 여러 기전의 복합적 작용에 의해 발생하는 것으로 보고되고 있다.

제3절 진단 및 예후

1. 골절 진단(Fracture diagnosis)

골절은 뼈의 고정성 소실, 변형, 움직일 때 나는 이상음 등을 통해 쉽게 진단되는 경우가 많다. 그러나 골절단의 이개가 없을 경우 이러한 증상이 나타나지 않을 수 있다. 특히 운동 기능이 적은 편평한 뼈에서는 골절로 인한 증상이 뚜렷하지 않다. 대부분의 경우 X-선 촬영을 통해 골절을 확인할 수 있지만, 금이 간 정도의 미세한 골절이나 복잡한 뼈의 음영이 겹치는 부위에서는 발견이 어렵다. 머리뼈, 안면부, 척추, 손이나 발목의 미세 골절은 특히 경험이 많은 전문가의 판독이 필요하다. 따라서 임상 증상과 이학적 소견을 종합하여 신중하게 진단해야 한다.

1) 동통과 압통(Pain and tenderness)

정상적인 신경 기능을 가진 사람은 골절 시 통증과 압통을 느낀다. 통증의 정도는 골절의 심각도에 따라 다르지만 경미한 척추 압박골절의 경우 통증이 미약하여 병원을 방문하지 않는 사례도 있다.

2) 변형(Deformity)

골절 부위의 연부조직 출혈로 인해 부종이 생기며 각형성 및 회전 변형이 발생하여 외관상 변형이 나타난다. 근육 경련이 심하거나 뼈의 단축이 일어날 경우 변형이 더욱 뚜렷해진다.

3) 자세의 변화(Change of posture)

골절 환자는 특정한 자세를 취함으로써 진단이 용이해지는 경우가 있다. 예를 들어, 빗장뼈 골절 환자는 다친 쪽 팔을 반대쪽 팔로 떠받치며, 머리를 골절된 쪽으로 돌리는 자세를 보인다. 또한 외상 환자가 누운 상태에서 일어나 앉을 때 두 손으로 머리를 감싸는 경우, 제2목뼈 치상돌기 골절을 의심해야 한다.

4) 비정상적 운동과 마찰음(Abnormal mobility and crepitus)

긴뼈(장관골)의 중간 부위에서 골절이 발생하면 비정상적인 운동이 나타난다. 이때 골절된 뼈의 양단이 맞부딪치며 마찰음이 들릴 수 있다. 이러한 비정상적인 운동과 마찰음은 환자에게 극심한 통증을 유발하며 뼈끝 부분이나 연부조직, 특히 혈관이나 신경을 손상시킬 위험이 있다. 따라서 비정상적 운동과 마찰음을 확인하기 위한 검사는 반복하거나 무리해서 시행하지 않도록 주의해야 한다.

5) 신경 및 혈관 손상(Nerve and vascular damage)

골절 환자는 반드시 신경 및 혈관 손상 여부를 검사해야 한다. 특히 위팔뼈와 넙다리뼈의 과상부 골절 시에는 신경 및 혈관 손상 검사는 필수적이다.

6) 동반손상(Accompanied damage)

골절 환자에서 이학적 검사가 불충분하면 다른 중요한 장기손상을 놓칠 수 있으며, 이로 인해 치료 기회를 잃을 수 있다. 특히 뇌, 척수, 신경, 혈관, 흉부 및 복부 내 장기 손상 여부를 철저히 확인해야 한다.

7) 방사선 검사(Radiation inspection)

골절을 확진하는 가장 기본적인 방법은 방사선 검사로 이를 통해 골절의 상태와 정도를 정확히 파악할 수 있다. 방사선 촬영은 기본적으로 두 장 이상을 촬영하며 서로 80도 각도로 교차되게 찍는 것이 원칙이다.

소아의 경우, 뼈의 골화 중심이 나타나는 시기가 다르기 때문에 단순 방사선 검사만으로 골절 여부를 구분하기 어려울 수 있다. 이 경우 양측을 함께 촬영하여 비교 관찰해야 정확한 진단을 내릴 수 있다. 첫째, 방사선 검사 시 주의사항으로는 골절이 의심되는 뼈 전체와 양끝 관절이 모두 나오도록 촬영해야 한다. 둘째, 최소한 서로 직각이 되는 두 방향에서 촬영해야 하며, 뼈가 작거나 척수와 같은 부위는 특별히 사면 촬영이 필요할 수 있다.

특별한 검사 방법으로 뼈 스캔(Bone Scan)은 방사선 진단이 어려운 부위(손배뼈, 요골머리, 넙다리뼈목판)의 골절 진단에 유용하다. 숨은골절(Occult fracture–no displaced or stress fracture)은 피로골절이라고 부르며 방사선 검사로 골절선이 나타나기 2주 전부터 뼈 스캔으로 확인할 수 있다. 임상 증상이 명확하나 방사선 검사에서 확진되지 않는 경우, 숨은골절로 간주하고 치료를 시작하는 것이 바람직하다. 특히 소아에서는 방사선 초기 소견이 불분명해도 1~2주 후 골절선이 나타날 수 있다.

컴퓨터 단층촬영(CT)은 척추 골절이나 골반골 골절처럼 일반 방사선 사진으로 진단하기 어려운 경우에는 CT 검사가 유용하다.

2. 골절 치유(Fracture healing)

1) 골절 치유의 생리적 기전(Physiological mechanism of fracture healing)

뼈는 재생이 가능한 조직으로 골절 시 새로운 골 조직이 형성되어 뼈조각들이 다시 하나로 재결합된다. 치유 속도는 뼈조각의 유합 상태, 혈액 순환, 감염 여부, 연조직 개입, 고정 상태, 환자의 신체 상태, 나이, 영양 상태 등에 따라 달라진다.

골절 치유 과정은 다음과 같은 단계를 거친다.

① 골막박리→ ② 혈종형성 → ③ 육아조직 형성 → ④ 가골형성 → ⑤ 골유합 → ⑥ 골화

(1) 혈종형성(Hematoma formation)

골절 직후 골절 부위에서 출혈이 발생하고 염증성 삼출물이 형성된다. 혈종이 생기며, 24시간 이내에 혈괴가 만들어진다. 혈액이 응고되면서 섬유소 그물망이 형성되어 손상된 뼈를 둘러싸고 보호한다.

(2) 육아조직 형성(Granulation tissue formation)

골절 후 2~3일 이내에 혈종이 육아조직으로 대치된다. 이 과정에서 새로운 혈관과 조직이 생성되어 치유의 기초가 마련된다.

(3) 가골형성(Callus formation)

손상 후 6~10일경에는 육아조직이 변화하여 일시적인 가골이 형성된다. 14~21일이 경과되면 가골은 최대의 크기에 도달한다.

(4) 골화과정(Ossification)

치유 기간인 약 3~10주 동안 일시적인 가골이 단단한 뼈로 전환된다. 이 과정에서 뼈 조직이 더욱 단단해지고 구조적으로 안정된다.

(5) 골재형성단계(Consolidation & remodeling)

원래의 뼈 구조가 회복되면서 골아세포와 뼈파괴세포가 작용해 가골을 재형성한다. 이 과정에서 뼈의 형태와 강도가 정상 수준으로 복원된다.

2) 골절 치유기간(Healing time of fracture)

골절의 치유기간은 다양한 요인에 따라 달라지며, 연령, 골의 종류, 골절 부위, 골절 형태, 전이 여부, 혈액 공급 상태 등이 주요 영향을 미친다. 특히 골 조직은 다른 신체 조직에 비해 연령에 따른 치유 속도의 차이가 뚜렷하게 나타난다.

유아기에는 골절 치유가 빠르지만, 나이가 들수록 점차 치유 속도가 일정해진다. 예를 들어, 넙다리뼈 간부의 골유합 기간은 신생아는 약 3주, 8세는 8주, 12세는 12주, 20세 이후는 20주 이상이 소요되는 것으로 알려져 있다.

성인의 경우 골절 부위에 따라 치유기간은 다음과 같이 차이가 난다.

- 손가락뼈: 3~4주
- 손목뼈: 6~12주
- 노뼈 및 위팔뼈: 8~12주
- 빗장뼈: 6~9주
- 넙다리뼈: 16~20주
- 정강뼈: 12~16주
- 발목뼈: 8~12주
- 발가락뼈: 6~8주

이러한 기간이 경과한 후에야 골절 치유가 충분히 진행되어 절대 고정 없이 운동이 가능하다. 골절 치유기간 중에는 골유합 여부보다는 정복 상태가 잘 유지되는지를 중요하게 평가한다. 골이 근육에 둘러싸인 경우 피하에 위치한 경우보다, 해면골은 피질골보다, 뼈몸통끝부위는 뼈몸통사이보다 치유가 더 빠르다. 또한, 골절 접촉 면적이 넓고 전이가 적으며 복합 손상이 없는 경우 치유 속도가 더 빠르다. 폐쇄성 골절은 개방성 골절보다 치유가 빠르고, 국소적으로 치유를 지연시키는 요인이 적을수록 치유기간은 단축된다.

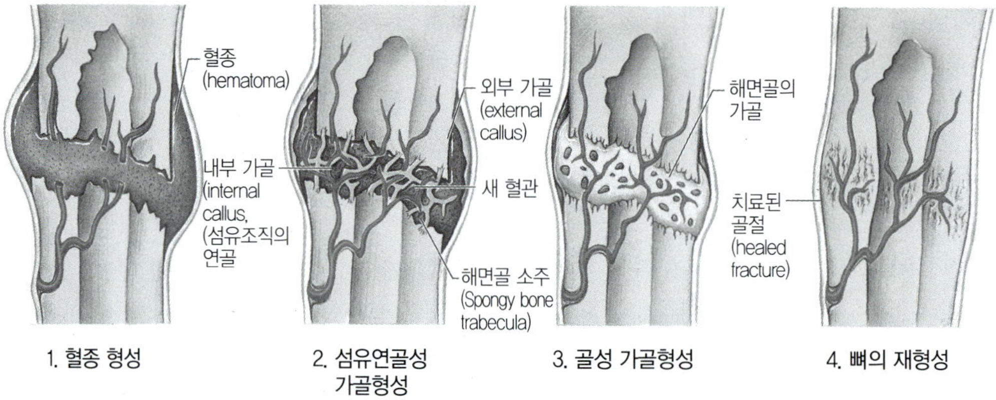

그림 3-8 골절 치유과정

3) 골절 치유에 영향을 미치는 인자들(Factors affecting the fracture healing)

(1) 연령(Age)

소아는 골막 내 골모세포의 활동이 활발하여 골절 치유가 빠르다. 특히 성장기에 있는 유아의 경우 골절이 빠르게 회복되며 보통 3~4주 이내에 단단히 붙는다.

(2) 내분비계(Endocrine system)

부신피질 호르몬, 인슐린, 부갑상선 호르몬의 과다분비 및 생식선 절제(castration)와 같은 내분비 이상은 골절 치유를 지연시킨다. 반면, 성장 호르몬은 정확히 밝혀지지는 않았으나 골절 치유를 촉진하는 것으로 보고된다.

(3) 비타민(Vitamins)

비타민 결핍 시 성장판의 성장이 저해되며 결핍이 심할 경우 비정상적인 과잉 성장이 나타날 수 있다.

(4) 혈액질환(Hemopathy)

만성적인 혈액질환은 전신 쇠약과 영양 불량을 초래하여 골절 치유가 지연된다.

(5) 만성 소모성 질환(Chronic wasting disease)

결핵과 같은 만성 소모성 질환은 체력 소모와 면역력 저하로 인해 골절 치유를 지연시킨다.

(6) 중추신경 혹은 말초신경 마비(Central nervous system or peripheral nerve palsy)

신경이 차단되면 골절 부위로의 생리적 전기 자극이 감소하여 치유가 지연된다. 그러나 중추신경 마비의 경우 오히려 골절 치유가 촉진되는 경향이 있다.

(7) 감염(Infection)

전신적으로 감염이 진행 중인 상태에서는 면역 반응이 활성화되면서 골유합이 지연된다.

(8) 항응고제(Anticoagulauts)

항응고제는 혈액 응고를 방해하여 골절 치유 과정을 지연시킨다.

3. 탈구·아탈구 진단 및 검사

1) 진단(Diagnosis)

어깨관절 불안정성의 진단은 주로 환자의 과거력과 신체검사에 의존한다. X-선 검사는 탈구된 어깨를 확인할 뿐만 아니라, 어깨 부위의 골절 여부를 확인하기 위해 필수적이다. 만성 불안정성의 경우, X-선으로 확인된 과거 탈구 이력과 느슨한 어깨를 확인하는 신체 검사가 진단의 핵심이다.

신체검사 시, 의사는 인대 상태를 평가하기 위해 어깨에 압력을 가한다. 어깨를 특정 방향으로 펼칠 때 탈구되는 느낌이 들면, 이를 전방 불안정성 징후(Apprehension Sign)라고 한다. 어깨관절이 심하게 느슨하지 않으면 탈구는 발생하지 않는다.

진단이 명확하지 않을 경우, 일반 마취 하에서 수행하는 특수 검사(Special Test)나 관절조영술(Arthrography)이 제안될 수 있다. 특수 검사는 환자가 수면 상태에 있는 동안 어깨 주위 근육이 이완된 상태에서 인대를 검사하는 방법이다. 근육은 어깨의 안정성에 중

그림 3-9 골절 진단을 위한 X-선 검사

요한 역할을 하기 때문에 환자가 깨어 있는 상태에서는 검사 중 반사적으로 근육이 긴장하여 인대 상태를 제대로 평가하기 어렵다. 따라서 근육의 영향을 최소화하기 위해 마취 상태에서 검사를 진행한다.

2) 검사(Test)

(1) 위팔머리뼈 전방 불안정성 검사(Apprehension sign test)

환자가 긴장을 푼 상태에서, 공을 던지는 동작과 같이 팔을 벌리고 바깥쪽으로 돌린다. 이때 통증이 발생하거나 어깨가 빠질 것 같은 불안감을 느끼면 검사 결과는 양성으로, 전방 불안정성이 존재함을 의미한다.

(2) 어깨관절 하방 불안정성 검사(Sulcus sign)

검사자는 한 손으로 환자의 어깨뼈를 고정한 상태에서, 다른 손으로 환자의 팔을 아래 방향으로 잡아당긴다. 이때 봉우리끝(acromion)과 위팔뼈머리 사이가 움푹 들어간다면 검사 결과는 양성이다. 이는 어깨관절의 느슨함(laxity)을 나타낸다.

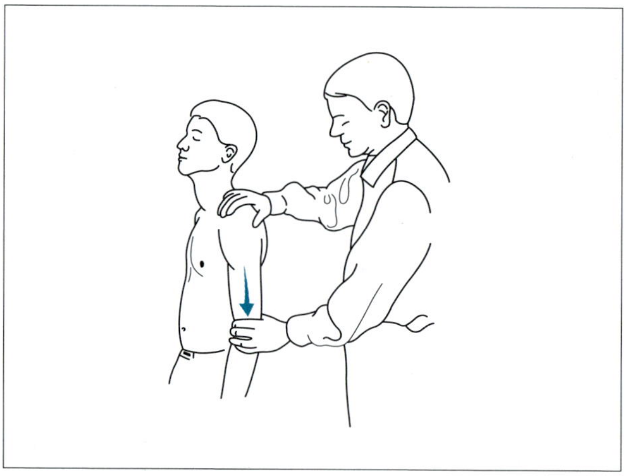

그림 3-10 어깨관절 하방 불안정성 검사(Sulcus sign)

(3) 관절낭 이완 검사(Laxity examination)

관절낭이 이완된 상태를 평가하는 검사로 흔히 'double jointed' 상태라고도 한다. 검사자는 환자에게 아래팔의 굽힘면에 엄지손가락을 대보도록 지시한다. 또한, 환자에게 주먹관절마디를 뒤로 젖히도록 하여 손가락이 얼마나 뒤로 신전되는지 측정한다. 관절 이완도가 높은 환자는 스스로 어깨 탈구를 일으킬 수 있는 가능성이 크다.

(4) 감각(Sensation)

어깨 끝 부분과 외측 어깨세모근 부위의 감각을 측정하여 겨드랑이신경(Axillary Nerve) 손상 여부를 평가한다. 감각 이상이 있으면 신경 손상을 의심할 수 있다.

4. 오십견, 어깨관절주위염 진단 및 검사(Diagnosis and test of scapulohumeral periarthritis)

오십견(어깨관절주위염)의 진단과 검사는 주로 통증을 줄이고 어깨관절 주변 조직의 신장성을 향상시키기 위해 시행된다. 다음과 같은 검사가 주요 방법이다.

1) 단순 X-선 검사(Simple radiography)

X-선 검사에서는 어깨관절에 석회 침착이 관찰될 수 있으나, 대부분 정상 소견을 보인다. 따라서 X-선 검사는 오십견을 직접 진단하기보다는, 연골 손실, 골절, 탈구 등 다른 질환을 감별 진단하기 위한 목적으로 사용된다.

2) 관절조영술(Arthrography)

관절 내에 방사선 조영제를 주입한 후 촬영하는 방법으로, 어깨관절의 내부 구조와 손상 정도를 확인할 수 있다. 이 검사를 통해 인대, 관절낭 등의 관계를 보다 명확하게 파악할 수 있다.

3) 초음파검사(Ultrasonography)

초음파검사를 통해 인대 손상, 물주머니(활액낭) 염증 등의 오십견 원인을 간단하고 안전하게 진단할 수 있다. 이 검사는 방사선 노출 없이 빠르게 시행할 수 있는 장점이 있다.

제4절 작업치료 평가

1. 정보수집(Information collection)

작업치료 평가는 의료팀으로부터의 정보 수집, 병력 청취, 면담을 통해 환자의 의학적 상태, 심신 기능 문제, 신체 구조 문제, 활동 제한, 참여 제약 등을 확인하고 문제점 리스트를 작성한다. 또한, 환자의 집안 환경과 생활 상태에 대한 정보를 수집하여 치료 계획에 반영한다.

2. 신체기능평가(Body function test)

환부에 대한 평가는 환자의 의학적 상태에 따라 조정해야 하며, 평가 시 통증을 유발하거나 감염 예방, 고정 및 안정 치료에 방해가 되지 않도록 주의한다.

1) 평가항목(Test list)

(1) 지각테스트와 통증의 관찰
(2) 부종검사
(3) 관절가동범위 평가
(4) 도수 근력검사
(5) 악력 평가
(6) 집기력 평가
(7) 자세 평가
(8) 각종 작업수행평가: 인지기능
(9) 일상생활능력 평가
(10) 감각, 협응력 평가
(11) 움직임 및 휴식 시 통증과 심리적 공포감 평가

제5절 치료

1. 골절(Fracture)

1) 상지골절(Upper extremity fracture)

(1) 통증, 구축 경감(Pain, Contracture reduction)

온열 요법과 전기치료를 통해 안정 및 순환을 촉진하고 능동적인 운동을 유도하여 통증과 구축을 감소시킨다.

(2) 부종의 예방, 경감(Prevention and reduction of edema)

골절로 인해 발생하는 염증 반응은 부종을 유발하며 부종이 지속되면 만성부종으로 발전하여 관절 가동성이 저하되고 유착이나 구축으로 이어질 수 있다.

부종을 예방하기 위해 다음과 같은 방법을 조기에 적용한다.

- 환부를 심장보다 높게 올리기
- 능동운동 실시
- 압박장갑 착용
- 마사지 및 간헐적 양압펌프 사용
- 온냉 교대욕 및 파라핀욕 시행

(3) 골절부의 원위부 운동(Distal exercise of fracture site)

초기부터 손가락을 이용한 소근육조작을 시행하며 페그보드 작업이나 젓가락으로 콩을 집는 등의 활동을 통해 순환을 촉진하고 부종을 감소시킨다.

(4) 골절부의 근위부 운동(Proximal exercise of fracture site)

골절 초기에 어깨관절의 가동범위(ROM)를 유지하기 위해 작업 도구의 위치와 사용 방법을 고려하여 근위부 운동을 지속적으로 시행해야 한다. 치료적 활동으로는 스티로폼 봉, 크고 가벼운 비닐 공, 세라밴드를 활용한 체조 등이 있으며, 이러한 활동을 통해 근위부 근육의 기능 회복과 관절 운동성을 향상시킬 수 있다.

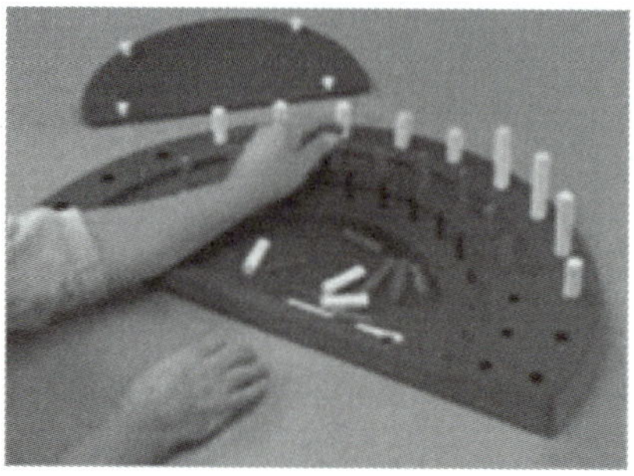

그림 3-11 peg board

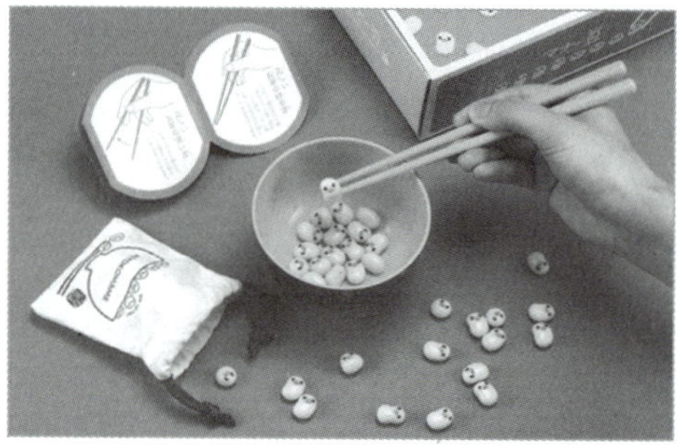

그림 3-12 젓가락으로 콩 집기

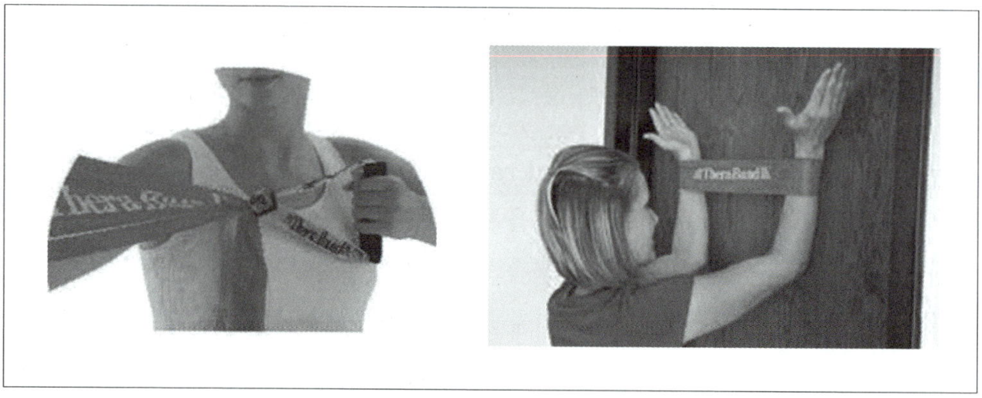

그림 3-13 세라밴드를 사용한 운동

(5) 재활에 동기부여(Motivation to the rehabilitation)

환자의 흥미와 가치관, 자신감을 고취할 수 있는 작업을 찾아내어 적절한 작업 과제를 선정하고 목표를 설정한다. 취미 활동, 가사, 일상생활과 관련된 작업을 훈련 프로그램에 포함시켜, 사회 활동과 생산적 활동에 대한 참여 의식을 유지하거나 향상시킨다.

(6) 근력강화 · 지구력 향상(Strength and Endurance Improvement)

골 유합이 완료되면 저항 운동을 포함한 작업을 시작하여 근력강화와 지구력 향상을 도모한다. 이를 통해 일상생활과 작업 수행 능력을 회복하고 신체 기능을 최적화할 수 있도록 한다.

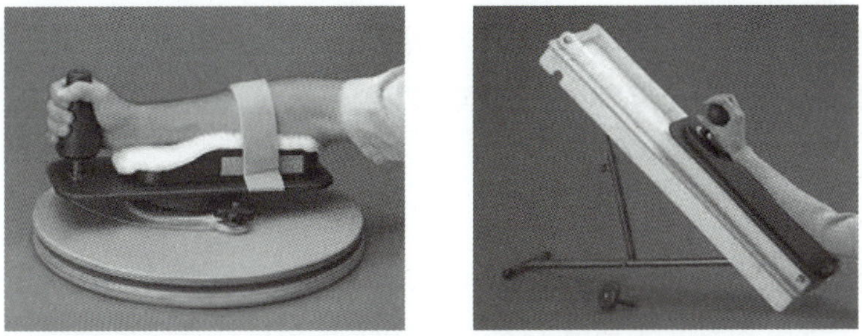

그림 3-14 상지 근력강화와 지구력 향상을 위한 작업 활동

2) 하지골절(Lower extremity fracture)

(1) 염증기(Inflammation phaes)

하지골절의 염증기 동안 침상에서의 재활 훈련은 다음과 같은 준비 운동 및 작업 활동을 통해 이루어진다.

① 부종 예방과 치료

환자가 누운 자세나 앉은 자세에서 하지를 높게 거상할 수 있도록 베개나 스펀지 블록을 사용하여 지지한다. 또한, 풀리(pulley)를 이용한 수동운동, 능동보조운동, 하지 말초부 마사지, 스트레칭, 공기 압박 요법 등을 통해 혈액순환 촉진을 도모한다.

혈액순환 촉진에는 골격근 수축이 중요한 역할을 하며, 이는 근육 펌프(muscle pump) 또는 밀킹 액션(milking action)이라고 불린다. 이러한 근육 수축 작용은 하지의 부종을 감소시키고 혈액 순환을 개선하는 핵심 요소이다.

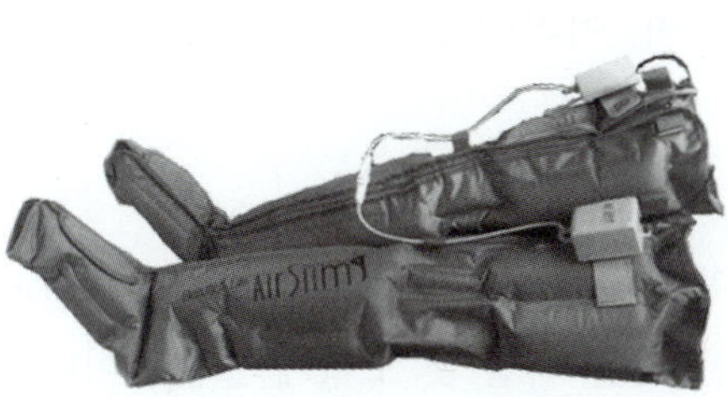

그림 3-15 하지 공기압박 장비

② 일반적 조절운동

상지 관절의 가동범위(ROM)를 유지하기 위한 훈련과 함께 앉은 자세에서의 균형 유지 훈련, 밀어올리기(push-up) 또는 팔굽혀펴기 훈련을 실시하여 전신 기능 회복을 돕는다.

③ 보조도구 사용

일상생활 동작을 지원하기 위해 리처(reacher), 일어나기 보조도구(잡기용 봉, 사다리 등), 독서 받침대, 컴퓨터 고정대 등을 활용한다. 이러한 도구는 자립도 향상과 재활 과정의 효율성을 높이는 데 유용하다.

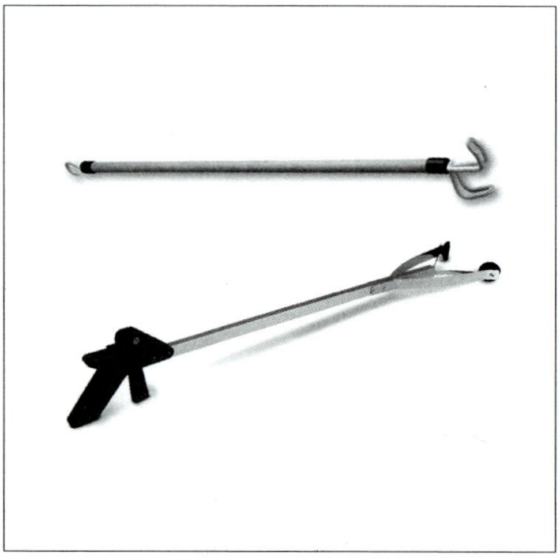

그림 3-16 reacher 사용

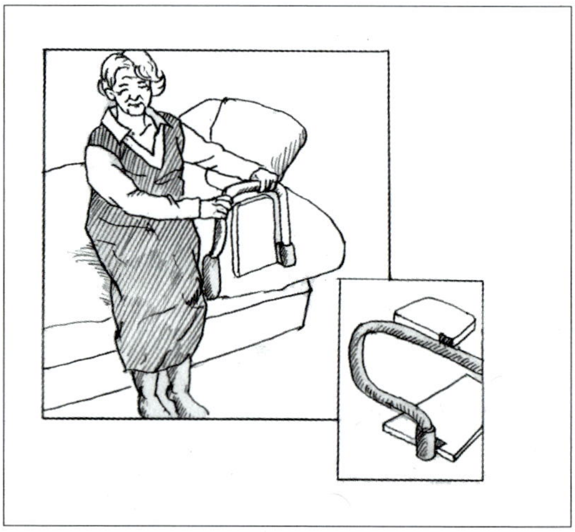

그림 3-17 일어나기 보조도구

④ 환자의 흥미, 가치관, 개인적 원인귀속(자기 책임 의식)을 파악하여 동기부여를 강화하고, 일상생활의 복귀를 돕기 위해 가벼운 작업 활동을 실시한다. 예로는 회화, 수예, 탁상 게임 등이 있으며, 이러한 활동은 환자의 심리적 안정을 돕고 치료 의지를 높이는 데 효과적이다.

⑤ 무릎의 최종신전 영역 15도 이상의 확보(terminal extension)훈련

무릎을 완전히 펴는 것은 바른 기립 및 보행에 필수적이다. 특히, 무릎 신전 시 넙다리네갈래근(quadriceps) 중 안쪽넓은근(vastus medialis)이 주동근 역할을 하므로 이 근육의 기능을 중점적으로 평가하고 훈련해야 한다.

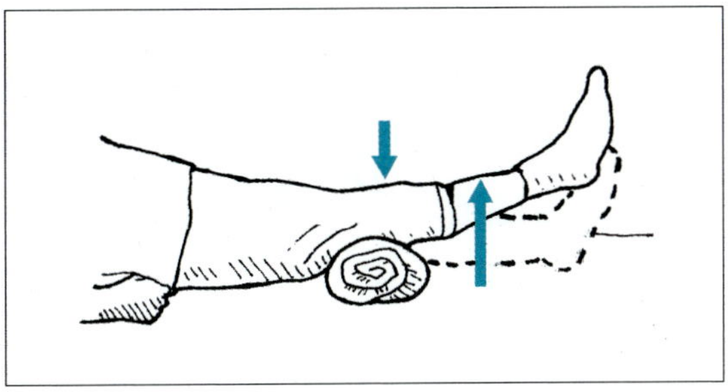

그림 3-18 무릎의 terminal extension

⑥ 등척성 근 수축 훈련

등척성 근 수축 훈련은 관절을 움직이지 않고 근육을 수축시키는 방법으로, 부하나 저항에 대해 일정한 관절 위치를 유지하면서 근력을 강화할 수 있다.

구체적인 훈련 방법으로는 1일 수회, 1회당 5~6초간 근육을 최대 근력의 65% 이상으로 수축하는 것이 추천된다. 이 훈련은 석고붕대 고정 중에도 가능하며, 조기부터 시행할 수 있어 근력 저하를 방지한다. 필요 시 물리치료와 병행하여 더욱 효과적으로 지도한다.

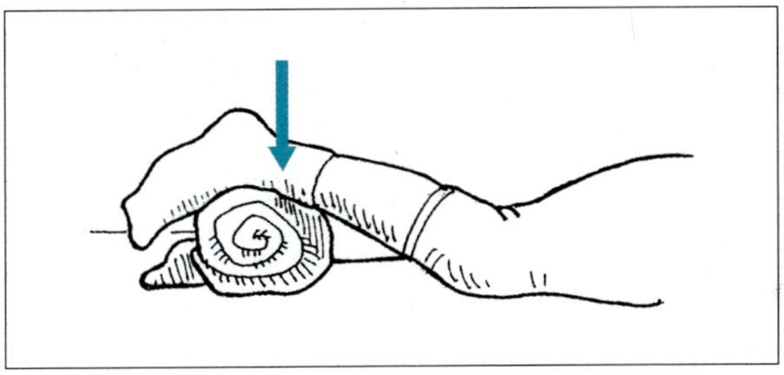

그림 3-19 넙다리네갈래근육 등척성 근 수축 훈련

⑦ 하지 직거상 훈련(Straight leg raising : SLR)

큰허리근(psoas major), 엉덩뼈근(iliacus), 넙다리네갈래근(quadriceps), 넙다리빗근(sartorius)의 동시 수축을 통해 하지의 굴곡 구축을 예방하는 운동이다.

물리치료에서는 침상훈련을 통해 수동운동에서 능동운동으로 점진적으로 진행되며, 작업치료에서는 환자의 SLR 능력을 작업 중 관찰하여 평가한다. 만약 통증이나 불편감이 남아 있다면, 물리치료 프로그램과의 일관성을 유지하며 작업 시 주의사항에 포함한다.

단, 요통이나 엉덩관절 통증이 있는 경우에는 SLR 훈련이 금기된다.

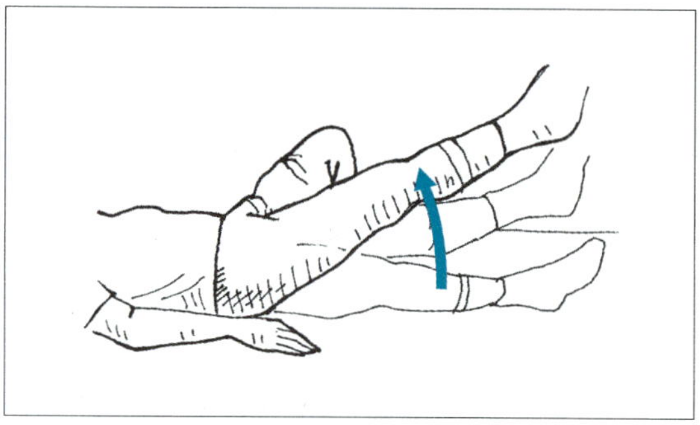

그림 3-20 straight leg raising(SLR) 훈련

(2) 수복기(골절 후 약 6~8주 후)

하지골절의 수복기 치료는 염증기 훈련을 지속하는 동시에 체중 지지(weight bearing, W/B) 훈련을 포함한다.

① 경사대(Tilting table) 위에서의 작업

초기에는 기립성 저혈압을 방지하고 서 있는 자세에서의 균형 유지를 목표로 한다. 건측 발을 거상해 환측 하지에 체중이 가해지지 않도록 한다. 초기 각도는 약 55°로 설정하고, 점차 경사 각도를 증가시켜 기립 자세에 가까워지도록 한다. 이후 건측 발 거상 높이를 낮춰 부분 체중 부하(partial weight bearing, P/W/B)로 전환한다.

경사대 위에서의 작업은 뇌의 혈류 활성화와 함께 흥미 있는 과제(퍼즐 맞추기, 계산, 글씨쓰기 등)에 집중하게 함으로써 지구력 향상에 효과적이다. 작업 중에는 환자의 자세, 하중 상태, 생명징후(vital signs)를 지속적으로 확인하고, 바이오피드백 훈련을 통해 환자에게 실시간 피드백을 제공한다.

② 기립봉(Standing bar)이나 기립대(Standing table) 위에서의 작업

초기에는 건측 발꿈치를 높여 부분 체중 부하로 시작하고, 점차 전체 체중 부하(full weight bearing)로 전환한다. 기립 상태에서 수행할 수 있는 중간 정도의 작업으로는 공 던지기, 고리 던지기 등이 있으며, 이러한 활동은 균형 감각 향상과 동시에 환자의 흥미를 유발하여 재활 동기를 높인다.

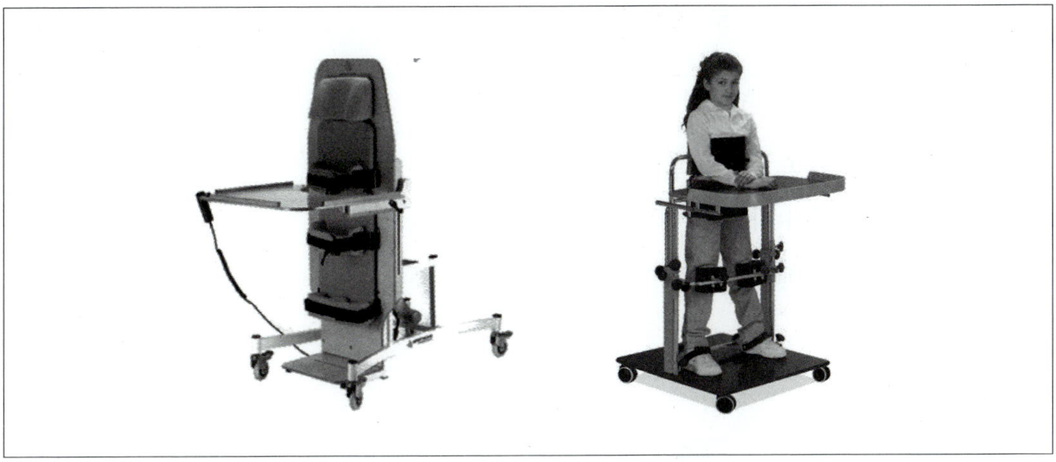

그림 3-21 경사대, 기립대 위에서의 작업

③ 보조도구의 사용

하지골절 및 인공 엉덩관절 전치술 환자에게는 다양한 보조도구 사용이 필요하며, 환자의 자립도 향상과 일상생활 복귀를 돕기 위해 상황에 맞는 도구를 제공한다.

㉠ 옷입기(dressing) 보조도구

- 리처(reacher)
- 긴 구두주걱(long shoehorn)
- 양말 신기 보조도구(sock aid)
- 슬립온 신발(slip-on shoes)

이외에도 지팡이나 리처를 테이블이나 보행기에 부착하여 사용할 수 있는 도구, 의자나 변기의 높이를 조절하는 높이 보정 시트나 쿠션, 목욕 보조도구(긴 손잡이 스펀지, 미끄럼 방지 매트, 샤워 의자, 난간 등) 등이 활용된다.

또한, 발톱 깎기 보조도구와 같은 몸 단정히 하기 도구도 필요에 따라 제공된다.

㉡ 인공 엉덩관절 전치술 후 관리

인공 엉덩관절 전치술 후에는 부종 관리와 탈구 예방이 중요하다.

- 탈구 예방을 위해 높은 의자를 사용하도록 하며, 발톱을 깎을 때는 바깥돌림과 벌림 위치에서 시행한다.
- 웅크리고 앉는 자세는 환부를 후방으로 당겨 엉덩관절의 90° 이상 굴곡, 모음, 안

쪽돌림을 유발하므로 피해야 한다.

ⓒ 추가 보조도구

- 하지 거상을 유지하기 위한 베개
- 앉은 자세에서 사용할 수 있는 발 받침대
- 부종 예방을 위한 탄력 스타킹

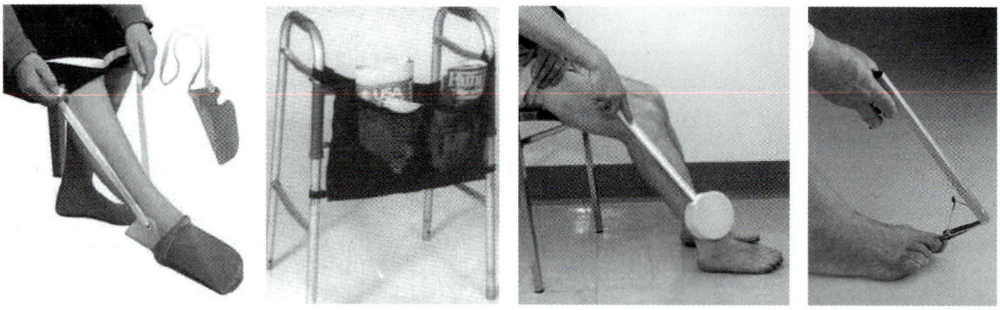

그림 3-22 보조도구(순서대로 – socks aid, 보행기나 목발에 부착하는주머니(bag), 손잡이가 긴 스펀지, 발톱 깎기 보조도구)

④ 엉덩관절 전치술 환자의 일상생활 교육

환자가 일상생활을 안전하게 영위할 수 있도록, 다음과 같은 구체적인 방법을 교육한다.

- 높은 의자 사용
- 90° 이상의 굴곡 및 모음 금지
- 목욕용 미끄럼 방지 도구 사용
- 발톱 깎기때는 적절한 자세 유지

이러한 보조도구와 교육은 환자의 재활과 독립적인 일상생활 복귀에 필수적이다.

일상생활활동	구체적 방법
의자 앉기	• 의자의 형태 – 팔걸이가 있고 밀리지 않는 견고한 의자 – 낮은 의자, 푹신한 의자, 기울어진 의자, 흔들의자는 피하도록 함 • 의자에 앉는 자세 – 앉을 때 : 수술한 다리를 앞으로 뻗은 자세에서 팔걸이를 잡고 천천히 뒤로 앉음

	– 일어설 때 : 수술한 다리를 앞으로 뻗고 팔걸이를 밀면서 앞으로 기울이지 않고 일어남 – 엉덩관절 굴곡을 방지하기 위해 의자의 앞부분에 걸터 앉으며 등을 기대도록 함 • 의자의 높이조절 – 견고한 쿠션이나 담요를 이용하여 높이를 높임
화장실 이용	• 엉덩관절 전치술 후방측부 수술 환자는 변기의 높이 각도를 앞쪽으로 기울어지게 조절하며 굴곡각도에 주의함 • 엉덩관절 전치술 전방측부 수술 환자는 퇴원 이후에는 표준변기의 사용이 가능함 • 뒤처리 – 엉덩관절 회전을 방지하기 위해 무릎 사이로 또는 일어서서 뒤처리를 하도록 함 • 밸브 작동 – 일어서서 물을 내리도록 함
목욕하기	• 미끄러짐 방지 시설 설치 • 샤워장에 들어가기 – 목발, 지팡이 → 수술한 다리 → 건강한 다리 순으로 넣음 • 엉덩관절이 아닌 무릎을 구부려 옆으로 욕조에 들어감 • 균형의 문제가 염려되는 경우, 욕실 의자를 준비하도록 함
차타기	• 의자를 뒤로 젖혀 수술한 다리를 신전시키고 천천히 차에 앉도록 함 • 시트 높이조절(방석 이용)이 필요하며 오랫동안 차를 타는 것을 피함
옷 입기	• 팔걸이 의자나 침대 끝에 앉아 입도록 함 • 엉덩관절 모음, 안쪽돌림에 유의함 • 리처를 사용하거나 구두주걱, 효자손을 변형하여 사용하도록 함
가사일	• 높이가 높은 스툴 형태의 주방의자를 사용하고 카터를 사용하여 운반하도록 함

2. 탈구·아탈구(Dislocation·Subluxation)

1) 편마비 어깨 아탈구(Hemiplegia by the shoulder subluxation)

편마비 환자에서 발생하는 어깨 아탈구는 어깨 주변 근육의 뼈 불균형을 바로잡기 위해 관리가 필요하다. 먼저 체간 경련이 있다면 이를 억제하고, 어깨뼈의 상방 회전을 확보한 후 점진적으로 수의적 운동(voluntary movement)을 촉진한다.

가시위근(supraspinatus muscle)을 포함한 어깨 근육에 부하를 주지 않도록 주의하며, 어깨를 기능적 위치(functional position) 또는 제로 위치(zero position)에서 안정되게 유지한다. 이를 위해 슬링(sling), 팔걸이(arm rest), 풀리(pulley) 등의 보조도구를 사용하여 점차적으로 수의운동을 진행한다.

(1) 기능적 자세

기능적 자세는 어깨가 고정되어 있어도 기능 장애가 비교적 적은 상태를 의미하며 양호한 자세로 간주된다.

① 벌림(Abduction): 30~60°

② 굽힘(Flexion): 어깨뼈면(scapular plane)에서의 굴곡

③ 안쪽돌림(Internal Rotation): 중간 위치

기능적 자세는 환자의 연령, 주로 사용하는 손, 직업 등에 따라 조금씩 조정될 수 있다.

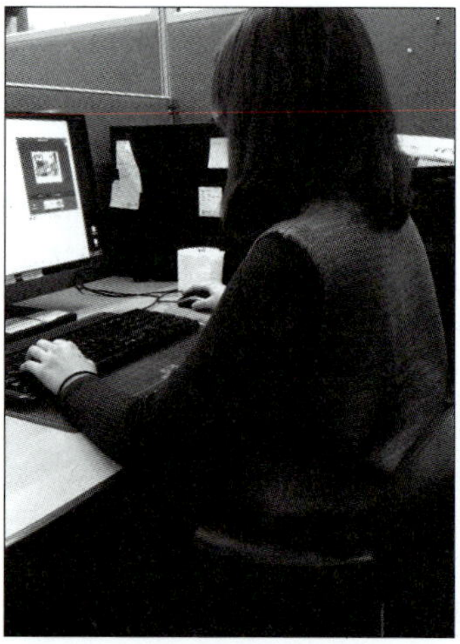

그림 3-23 상지의 기능적 자세

(2) 제로 위치(Zero position)

제로 위치란 어깨축과 위팔뼈축이 일치하는 어깨뼈면(scapular plane)에서 약 155°로 거상된 자세를 말한다. 이 자세에서는 돌림근띠(rotator cuff)와 위팔뼈 및 상지의 근육군이 모두 위팔뼈의 장축 방향에 일치하여 안정성을 높인다.

제로 위치는 손바닥을 후두부에 대는 자세로 생각할 수 있으며, 이 상태에서는 어깨의 안쪽돌림이 거의 불가능하다. 따라서 위팔뼈머리(humeral head)가 가장 안정된 상태를 유지할 수 있다.

2) 어깨의 탈구(Shoulder dislocation)

어깨 탈구에는 돌림근띠 이완을 방지하기 위해 제로 위치 또는 기능적 자세에서 어깨를

안정시킨다. 이를 위해 다음과 같은 보조도구와 환경을 설정하여 환자의 수의적 운동을 돕는다.

- 슬링(sling)
- 테이블 위에서의 스케이트 보드 운동
- 동적 팔걸이(dynamic arm support)

이러한 설정을 통해 어깨의 안정성을 유지하면서, 전완(forearm)과 손가락의 수의운동 및 작업 수행이 가능해진다.

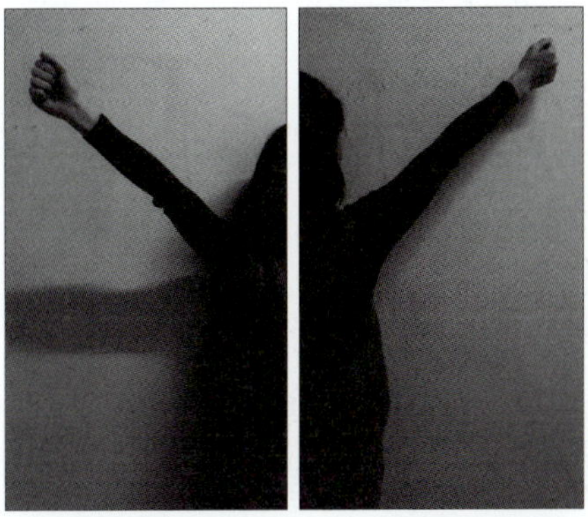

그림 3-24 zero position

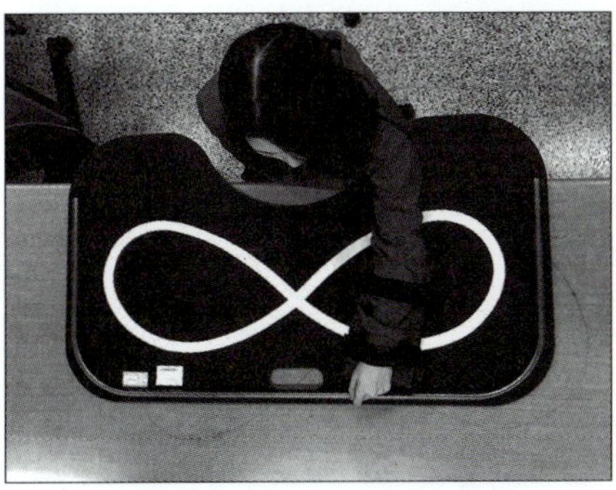

그림 3-25 스케이트 보드

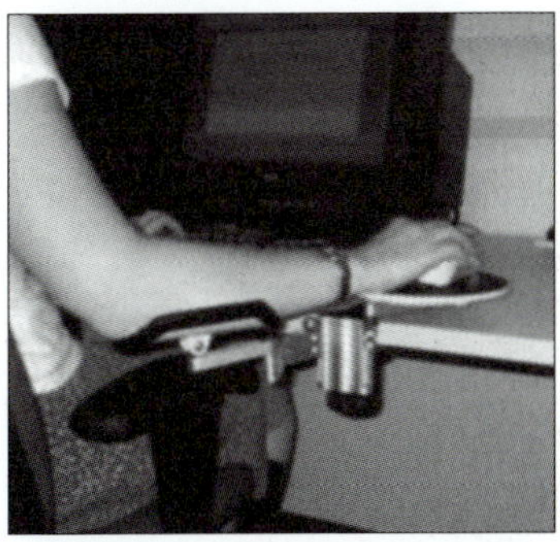

그림 3-26 동적 팔걸이(arm rest)

3. 오십견, 어깨관절주위염(Scapulohumeral periarthritis)

작업치료에서는 일상생활 활동(ADL)과 직업 관련 활동을 포함하여 작업 수행 문제를 선정하고 상지의 운동 제한이나 통증에 대한 두려움을 해소하기 위한 지도를 실시한다. 이와 함께 환자의 이완(relaxation)을 유도하고 지나치게 피로하지 않은 생활습관을 설계하며 보조도구 사용 및 환경 개선을 지원한다.

(1) 오십견(frozen shoulder)의 구축(contracture)을 방지하기 위해 조기에 운동 촉진을 위한 동기부여가 필요하다. 초기에는 통증 경감과 의학적 치료를 보조하기 위해 삼각건(sling)이나 어깨 벌림 보조기(abduction brace)를 사용한다. 작업치료는 기능적 슬링이나 동적 팔걸이(dynamic arm support)를 사용하여 어깨 운동을 보조한다. 그림 붙이기, 직조기 사용 등 양손을 사용하는 작업이 적합한 활동으로 권장된다.

(2) 어깨관절 가동범위(ROM) 확보와 근력 유지를 위해 다음과 같은 준비적 활동을 고려할 수 있다.

- 진자 운동(Pendulum Exercise)
- 풀리 훈련(Pulley Training)
- 스케이트보드 훈련(Skateboard Training)
- 테이블에서의 능동운동(Active Exercise on Table)

이러한 활동을 통해 환자의 상지 기능 회복을 촉진한다.

(3) 환자의 상황에 따라 저항력(resistance)을 점진적으로 부여한다. 상지를 거상한 위치(shoulder flexion)에서 작업을 수행하거나, 양 상지를 동시에 사용하는 작업 과정을 설정한다. 적합한 작업으로는 다음과 같은 활동이 있다.

- 직물 작업
- 마크라메 레이스 뜨개질
- 등나무 세공
- 책상 닦기

원판치기(Shuffle Board) 등 테이블 활동과 마루 게임을 활용할 수 있다.

(4) 생산 활동 및 사회적 참여 지원

환자가 생산적 활동과 사회적 참여 활동에 적응할 수 있도록 지원한다. 작업치료사는 다음 요소를 고려하여 환자의 재활 목표를 설정한다.

- 작업 시간 조정
- 작업 특성에 맞는 자세 및 동작 지도
- 작업 공간 및 환경 개선
- 도구 및 대상물의 적절한 사용

이 과정에서 환자가 안전하게 작업을 수행할 수 있도록 위험관리(risk management)에 초점을 맞춰 지도한다.

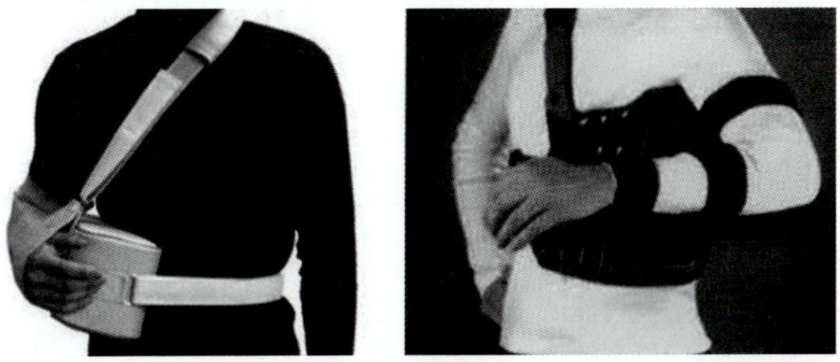

그림 3-27 어깨 벌림 보조기

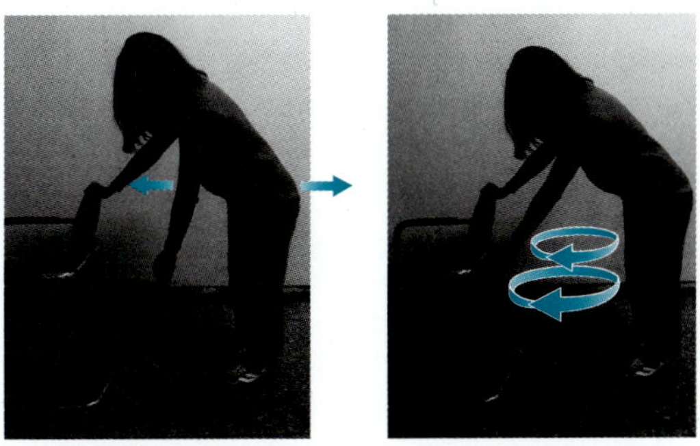

그림 3-28 진자(pendulum)운동

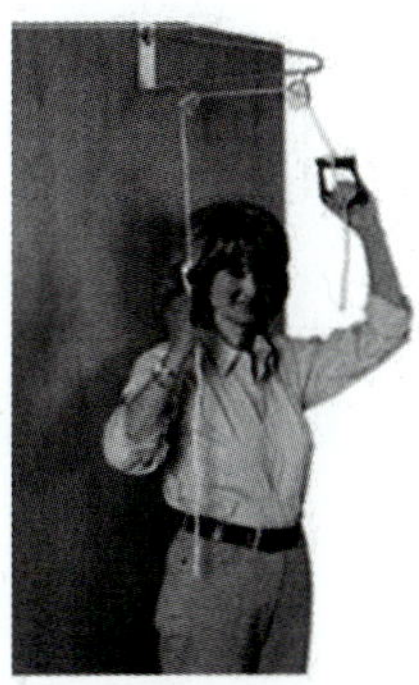

그림 3-29 풀리(pulley)훈련

제6절 사례

김◯◯ (60대 후반)

4년 전 축구 중 미끄러짐으로 인해 좌측 어깨관절 탈구를 경험했다. 사고 이후 팔을 움직이기 어렵고 어깨관절의 움직임이 제한되었다.

응급실에서 탈구 진단을 받은 후, 관절 정복 치료와 함께 엑스레이 촬영을 통해 골절 여부를 확인했으며, 관절과 근육 손상을 우려하여 슬링(sling)을 처방받았다. 이후 작업치료 외래를 통해 어깨관절 가동범위(ROM)를 회복하고 독립적인 ADL(일상생활 활동)을 수행할 수 있게 되었다.

질문

1. 이 환자의 주 호소 문제점은?
2. 사례에 제시된 문제를 평가하기 적합한 도구는?
3. 이 환자의 중재를 위해 필요한 치료접근법과 FOR은?

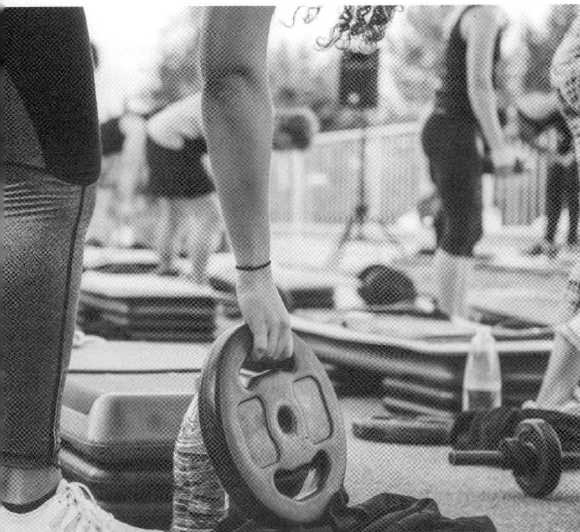

Musculoskeletal Occupational Therapy

04 관절염

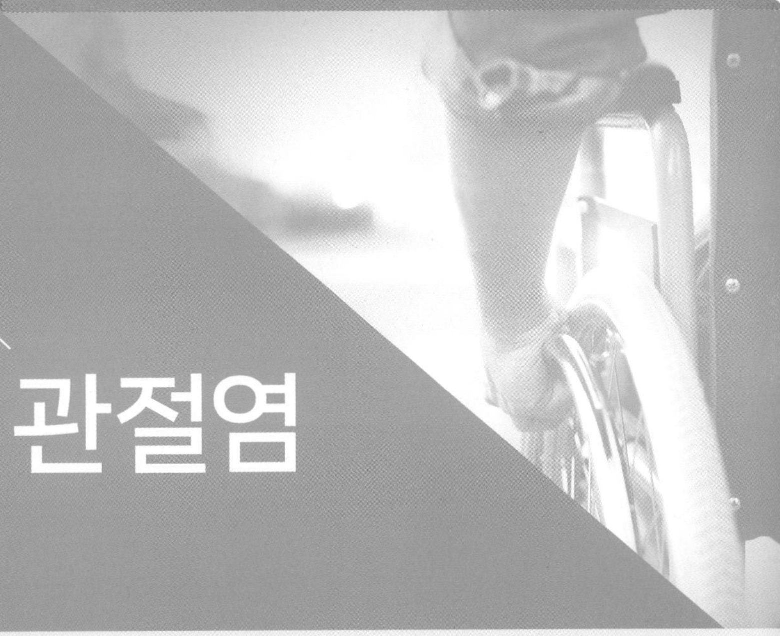

제4장 관절염

학습목표

1. 관절염의 종류, 병리, 원인 및 증상을 설명할 수 있다.
2. 관절염 환자의 작업 수행 능력과 제한을 분석하고 평가 도구를 사용할 수 있다
3. 통증 관리, 관절보호, 운동 치료, 보조기구 활용 등 적절한 작업치료 중재를 계획하고 실행할 수 있다.
4. 자가 관리 기술과 심리사회적 지원을 통해 환자의 삶의 질을 향상시킬 수 있다.

핵심용어

골관절염, 류마티스관절염, 통풍, 관절보호기술, 에너지 보존, 보조기구

제1절 개요 및 정의

관절염(Arthritis)은 관절의 염증성 질환으로, 다양한 원인에 의해 발생하며, 관절 및 주변 조직에 통증, 부종, 경직, 운동 제한 등의 증상을 유발한다. 관절염은 단일 관절(Monoarthritis) 또는 다발성 관절(Polyarthritis)에 영향을 미칠 수 있으며, 그 병태생리는 퇴행성, 염증성, 대사성, 감염성 등으로 분류된다. 관절염의 진행은 관절 연골, 활막, 뼈, 인대 및 근육을 포함한 관절 구조의 점진적인 손상으로 이어질 수 있으며, 이는 환자의 기능적 독립성과 삶의 질에 중대한 영향을 미친다. 원인과 특징에 따라 다양하게 분류한다(표 4-1).

표 4-1 관절염의 분류

분류	특징	대표유형	원인
퇴행성 관절염 (Degenerative Arthritis)	관절의 연골이 점진적으로 마모되어 발생	• 골관절염(Osteoarthritis)	노화, 과도한 관절 사용, 외상
염증성 관절염 (Inflammatory Arthritis)	자가면역 반응이나 염증으로 인해 관절 손상이 발생	• 류마티스 관절염 (Rheumatoid Arthritis) • 강직성 척추염 (Ankylosing Spondylitis)	자가면역 반응, 유전적 요인
대사성 관절염 (Metabolic Arthritis)	대사 이상으로 인해 관절 내에 물질(요산 등)이 축적되어 발생	• 통풍(Gout)	요산 수치 상승(고요산혈증), 대사 장애
감염성 관절염 (Septic Arthritis)	세균, 바이러스, 곰팡이 감염으로 인해 관절에 염증이 발생	• 세균성 관절염	관절 외상, 혈류를 통한 감염
반응성 관절염 (Reactive Arthritis)	감염(장, 요로, 생식기 등) 후에 관절에 염증이 나타남	• 라이터(Reiter) 증후군	감염에 대한 면역 반응
소아 관절염 (Juvenile Arthritis)	소아 및 청소년기에 발생하는 관절염	• 청소년 특발성 관절염 (Juvenile Idiopathic Arthritis, JIA)	자가면역 반응

1. 골관절염(Osteoarthritis)

골관절염은 가장 흔한 형태의 관절염으로, 관절 연골의 퇴행성 변화와 관절 구조의 점진적 손상으로 인해 발생하는 만성 질환이다. 이는 주로 노화와 관련이 있지만, 외상, 과도한 관절 사용, 비만 등 다양한 요인으로 발병될 수 있다.

1) 원인 및 증상

골관절염의 원인은 다양한 요인이 복합적으로 작용하여 발생하며, 생의학적, 생화학적, 유전학적 요인 등이 관여한다. 정확한 원인은 완전히 밝혀지지 않았지만, 관절 내 뼈의 충격을 완충하는 연골의 파괴와 밀접한 관련이 있는 것으로 알려져 있다. 골관절염은 크게 일차성과 이차성으로 나뉘는데, 일차성 골관절염은 그 원인이 명확하지 않은 경우를 말하며, 나이, 유전적 요인, 생활습관 등 생역학적 요인, 그리고 비만과 같은 전신적 요인이 유발인자로 작용한다. 반면, 이차성 골관절염은 선천성 기형, 외상, 직업적 스트레스(예: 운동 선

수의 무릎 손상), 감염, 무혈성 괴사 등 특정 원인에 의해 발생한다. 골관절염은 연골 조직의 연화와 세포군 사이의 분열로 연골이 파괴되는 초기단계에서 지속적 연골 파괴와 연골 아래뼈의 비정상적 증식이 발생하는 중간단계, 연골이 심하게 파괴되고 관절강이 좁아지는 중증단계로 진행할 수 있다(그림 4-1).

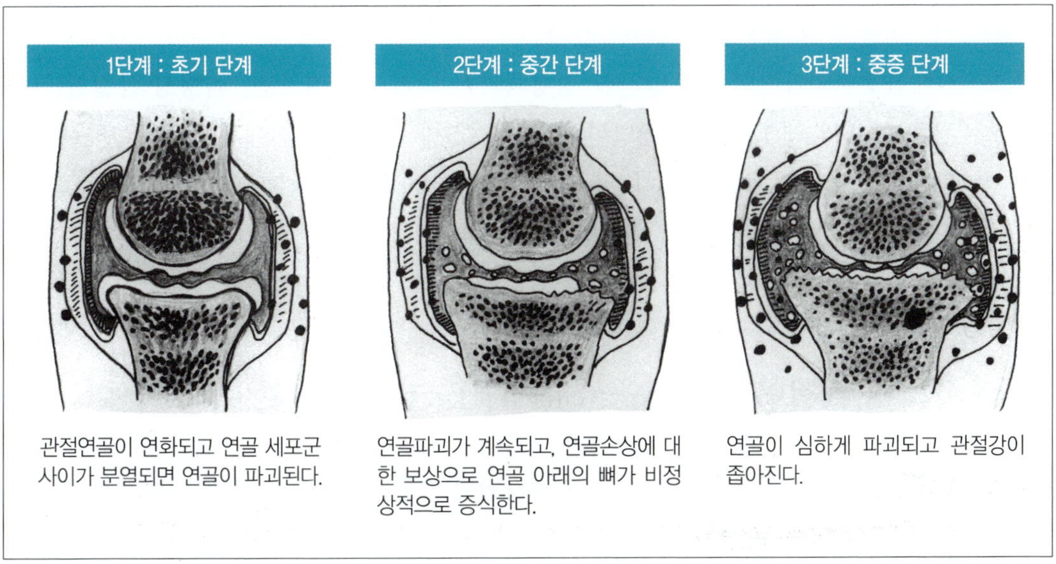

그림 4-1 골관절염의 진행단계

골관절염의 주요 증상은 통증으로, 휴식 시에는 완화되지만 관절 사용 시 악화되는 것이 특징이다. 이 통증은 간헐적이거나 만성적으로 나타나며, 주로 운동 시 심해진다. 또한 삼출액과 골극 형성으로 인해 관절 부종과 변형이 발생하며, 관절을 움직일 때 비빔 소리(염발음)가 들릴 수 있다. 관절가동범위가 제한되며, 지속적인 통증과 관절 운동 장애로 인해 근육 위축이 동반되기도 한다. 골관절염은 체중 부하가 많은 관절, 즉 무릎, 발목, 골반, 허리, 손끝 등에 주로 발생하며, 이는 관절의 기계적 스트레스와 연골의 기능 손상 및 관절 내 윤활 장애와 관련이 있다.

2) 역학 및 통계

국내 골관절염 환자 수는 점차 증가하고 있으며, 건강보험심사평가원의 통계에 따르면 2019년에 처음으로 400만 명을 넘어, 2023년 418만 명으로 지속적으로 증가하고 있다(건강보험심사평가원, 2023). 골관절염의 발병 부위는 다양하지만, 특히 여성에서 높은 빈도를 보인다. 이는 폐경기 이후 여성 호르몬(에스트로겐) 분비의 급격한 감소와 연관이 있으며, 이로 인해 뼈의 밀도와 연골의 탄력이 저하되어 손상이 쉽게 발생하는 것으로 알려져 있다. 실제로 무릎 관절염 환자의 약 70% 이상이 폐경기 여성이 차지한다. 다만, 골관절염은 호르몬 변화 외에도 연령, 비만, 유전적 요인, 생활습관 등 다양한 원인에 의해 발생할 수 있으므로 이를 종합적으로 고려해야 한다.

2020년 대한정형외과학회에서 발간한 정형외과학 교과서에 따르면, 퇴행성 관절염(골관절염)은 전체 인구의 약 15%에서 발병한다. 특히 65세 이상의 노인에서 높은 유병률을 보이며, 방사선학적으로 관절염이 나타나는 비율은 척추 66%, 손 관절 60%, 무릎 관절 38%, 어깨 관절 5%, 엉덩이 관절 2%로 나타났다. 이러한 통계는 골관절염이 특정 관절에만 국한되지 않고 다양한 부위에 영향을 미칠 수 있음을 알 수 있다.

2. 류마티스 관절염(Rheumatoid Arthritis)

류마티스 관절염은 만성적이고 전신적인 자가면역 질환으로, 주로 관절의 활막에 염증이 발생하여 관절 손상과 기능 장애를 유발한다. 이는 골관절염과 달리 염증성 관절염으로 분류되며, 관절뿐만 아니라 전신적인 증상(피로, 체중 감소 등)을 동반할 수 있다.

1) 원인 및 증상

류마티스 관절염은 자가면역 반응에 의해 발생하는 만성 염증성 질환으로, 활막을 주된 표적으로 하여 관절 손상과 전신적인 합병증을 유발한다. 원인은 명확히 규명되지 않았으나, 유전적 요인, 환경적 요인, 호르몬 요인이 주요한 병인으로 작용한다. 유전적으로 HLA-DR4와 같은 특정 유전자가 질환과 밀접한 연관이 있으며, 흡연과 같은 환경적 요인은 질병 발병과 진행에 영향을 미칠 수 있다. 특히 여성에서 더 높은 발병률을 보이는 점에서, 에스트로겐과 같은 호르몬의 변화가 질병의 중요한 기전으로 작용하는 것으로 여겨진다. 또한, 바이러스나 세균 감염이 면역 체계의 이상 반응을 유발하여 질환 발생을 촉진할 가능성이 제기되고 있다.

증상은 관절과 전신 증상으로 나뉜다. 관절 증상은 초기 단계에서 주로 작은 관절(손목, 손가락, 발가락)에 대칭적으로 나타나며, 통증, 부종, 발적이 동반된다. 류마티스 관절염의 대표적인 특징 중 하나는 아침 강직으로, 이는 1시간 이상 지속되는 관절의 뻣뻣함으로 나타난다. 질병이 진행되면 활막 염증이 관절 연골과 뼈를 침범하여, 관절 기형(예: 백조목 변형, 단추구멍 변형) 및 기능 손상을 초래할 수 있다. 전신 증상으로는 피로, 발열, 체중 감소, 그리고 피부 밑에서 관찰되는 류마티스 결절이 나타난다. 심한 경우 폐, 심장, 혈관 등 내부 장기에도 영향을 미쳐 생명을 위협할 수 있는 합병증으로 진행될 수 있다.

류마티스 관절염의 임상 증상은 환자의 삶의 질과 기능적 독립성을 심각하게 저하시키며, 조기 진단과 치료가 이루어지지 않을 경우 관절의 영구적인 손상 및 심혈관계 질환과 같은 전신 합병증으로 이어질 가능성이 높다.

2) 역학 및 통계

류마티스 관절염은 전 세계적으로 약 0.5~1%의 유병률을 보이는 질환이다. 대한민국의 경우, 2021년 기준으로 약 24만 8,909명의 환자가 의료기관을 방문한 것으로 집계되었으며, 이 중 약 75.5%가 여성 환자로 나타났다. 이는 류마티스 관절염이 여성에서 남성보다 약 3배 높은 발병률을 보이는 질환임을 시사한다. 연령별 발병률을 살펴보면, 50대와 60대 환자가 전체 환자의 약 53.6%를 차지하며, 중년층에서 발병률이 특히 높은 특징을 보인다.

3. 통풍(Gout)

요산(Uric acid) 결정이 관절이나 주변 조직에 침착되어 염증을 유발하는 대사성 질환이다. 급성 발작 형태로 주로 발병하며, 심한 통증과 관절 부종이 특징이다. 통풍은 흔히 고요산혈증(hyperuricemia)과 관련되며, 남성에서 더 흔하게 나타난다.

1) 원인 및 증상

통풍의 주 원인인 요산은 퓨린 대사의 산물로, 신장에서 배출되는데, 요산 생성이 과도하거나 배출이 감소하면 혈중 요산 농도가 증가하여 통풍을 유발한다. 요산 과잉 생성은 붉은 고기, 내장, 해산물과 같은 고퓨린 식품의 과도한 섭취와 알코올, 특히 맥주 섭취로 인해 발생할 수 있다. 요산 배출 감소는 신부전, 만성 신장 질환, 그리고 이뇨제와 같은 약물 사용으로 인해 나타날 수 있다. 또한 비만, 대사 증후군, 고혈압, 당뇨병 등의 기저 질환과 가족력도 통풍 발병에 중요한 영향을 미친다.

통풍의 주요 증상은 급성 발작 형태로 나타나는 관절 통증이다. 이는 대개 갑작스럽게 발생하며, 심한 통증과 함께 관절의 부종, 발적, 열감을 동반한다. 특히 엄지발가락 관절에서 주로 나타나는 특징적인 증상을 포다그라(Podagra)라고 한다. 치료되지 않은 경우 이러한 발작은 점차 빈도가 증가하고, 만성 통풍으로 진행될 수 있다. 만성 통풍은 관절에 요산 결정이 침착되어 통풍 결절(Tophi)을 형성하며, 관절 변형과 기능 장애를 초래한다. 심한 경우 신장 결석 및 신부전과 같은 합병증으로 이어질 수 있다.

2) 역학 및 통계

통풍은 전 세계적으로 가장 흔한 염증성 관절염 중 하나로, 전세계 성인의 약 1~4%가 통풍을 앓고 있는 것으로 추정되며, 고소득 국가에서 유병률이 더 높게 보고된다. 남성에서 여성보다 약 3~4배 높은 발병률을 보인다. 이는 여성 호르몬이 요산 배출을 촉진하는 보호작용을 하기 때문이며, 여성에서는 폐경 이후 유병률이 증가한다. 한국과 일본의 통풍 유병률은 약 1~2%로 보고되며, 최근 서구화된 식생활로 인해 발병률이 점차 증가하는 추세이다.

표 4-2 골관절염, 류마티스 관절염, 통풍의 차이점(원인 및 증상)

	골관절염	류마티스 관절염	통풍
원인	관절 연골의 퇴행성 변화로 인한 마모 • 노화, 과도한 관절 사용, 외상 • 비만, 유전적 요인	• 자가면역 반응에 의한 관절 염증 • 면역 체계가 관절 조직(활막)을 공격 • 유전적, 환경적 요인	• 요산 결정이 관절 및 연조직에 침착 • 고요산혈증으로 인한 염증 • 고퓨린 식단, 신장 기능 저하
주요증상	• 관절 통증 및 강직(주로 체중부하 관절: 무릎, 엉덩이) • 움직일 때 통증 악화 • 관절 부종 및 변형	• 양측 관절의 대칭적 통증 및 강직(손, 발, 손목 등) • 아침에 심한 관절 강직 • 피로, 발열, 전신 염증	• 갑작스러운 심한 관절 통증(주로 엄지발가락) • 관절 부종, 발적, 열감 • 통풍 결절(Tophi) 형성
발병 연령 및 성별	• 주로 50세 이상 • 남녀 모두 발병 가능(여성 약간 더 많음)	• 40–60대 주로 발생 • 여성 : 남성 = 3 : 1	중년 이상 남성에서 주로 발병 • 남성이 여성보다 3~4배 더 많음
특징	• 관절 연골 소실로 인한 관절 간격 감소 • 뼈 돌기(골극) 형성	• 손가락 변형(백조목, 단추구멍 변형) • 활막 비후 및 연골 손상	• 첫 번째 중족지관절 통증(Podagra) • 요산 결정에 의한 염증 유발

제2절 평가

1. 골관절염의 진단

골관절염(Osteoarthritis)은 주로 임상적 증상과 영상학적 소견을 기반으로 진단되며, 필요한 경우 실험실 검사를 보조적으로 활용한다.

표 4-3 골관절염 진단 및 평가

진단방법	설명
병력 청취 및 신체 검사	주증상 확인: 관절 통증: 체중 부하 시 악화되고 휴식 시 완화 관절 강직: 아침 강직은 짧게(30분 이내) 지속 관절가동범위 제한 및 불안정성 관절 검사: 관절 부종, 변형 및 비정상적인 마찰음(Crepitus) 관절의 뼈 돌출(골극 형성) 및 연조직 위축
영상학적 검사	Xray: 골관절염의 진단에서 가장 널리 사용되는 방법 관절 간격 감소, 골극(Osteophytes) 형성 피질골의 경화(Subchondral sclerosis) 낭성 변화(Subchondral cysts) MRI(자기공명영상): 연골 및 연부 조직의 손상을 더 정밀하게 평가 초기 연골 손상이나 활막 염증이 의심될 때 사용
관절액 검사	관절에 삼출액이 있는 경우 시행 골관절염의 경우 관절액은 비염증성(투명하거나 약간 노란색)이며, 백혈구 수치가 낮음 (<2,000/mm³) 류마티스 관절염이나 감염성 관절염과 감별 가능
ACR (American College of Rheumatology) 진단 기준	50세 이상 아침 강직이 30분 미만 활동 중 관절 통증이 증가 관절 가장자리의 골성 비대(골극) 관절의 뼈 마찰음(Crepitus) 존재 관절에 압통은 있으나 심한 염증 소견은 없음

2. 류마티스 관절염 진단

임상적 증상, 혈액 검사 결과, 영상학적 소견 등을 종합적으로 고려하여 진단한다. 진단의 표준으로는 2010년 ACR/EULAR 류마티스 관절염 분류기준을 주로 사용한다. 추가적으로 영상학적 소견과 감별 진단을 통해 확진한다.

표 4-4 2010 ACR/EULAR 류마티스 관절염 진단기준

조기 류마티스 관절염의 진단을 목표로 하며, 다음 4가지 항목의 점수를 합산하여 총점이 6점 이상일 경우 류마티스 관절염으로 진단		
관절 침범	1개 대관절	0점
	2~10개 대관절	1점
	1~3개 소관절(± 대관절 포함)	2점
	4~10개 소관절(± 대관절 포함)	3점
	10개 이상의 관절(최소 1개 소관절 포함)	5점
혈청학적 검사	• 음성 RF 및 음성 antiCCP	0점
	• 저역가 RF 또는 저역가 antiCCP * 저역가: 정상 상한선의 3배 이하	2점
	• 고역가 RF 또는 고역가 antiCCP * 고역가: 정상 상한선의 3배 초과	3점
급성기 염증 반응	정상 CRP 및 ESR • * CRP(Creactive protein): C반응성단백질 * ESR(erythrocyte sedimentation rate): 적혈구 침강속도	0점
	이상 CRP 또는 ESR	1점
증상 지속 기간	6주 미만	0점
	6주 이상	1점

3. 관절염으로 인한 기형

관절염은 염증과 관절 구조 손상으로 인해 시간이 지나면서 다양한 형태의 관절 기형을 초래할 수 있다. 이러한 기형은 주로 류마티스 관절염, 골관절염, 그리고 만성 통풍에서 흔히 발생한다.

1) 골관절염으로 인한 기형

골관절염으로 인한 손 기형은 주로 헤베르덴 결절, 부샤르 결절이 나타난다.

표 4-5 골관절염 손 기형

명칭	설명
헤베르덴 결절 (Heberden's nodes)	먼쪽손가락뼈사이관절(DIP joint)에 발생하는 뼈 돌출로 인한 변형 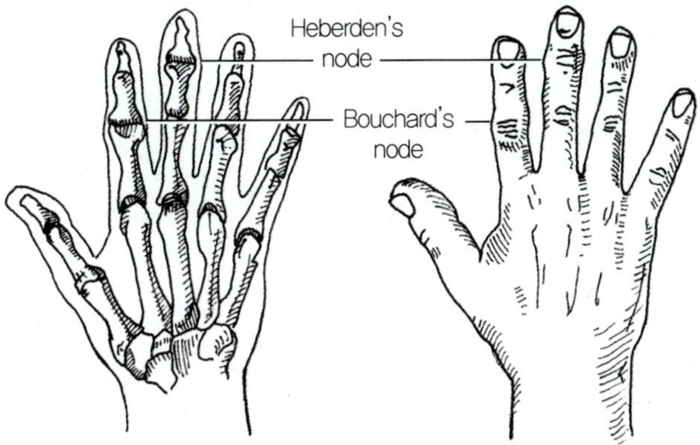 **그림 4-2** 헤베르덴 결절(heberden's nodes)과 부샤르 결절(bouchard's node)
부샤르 결절 (Bouchard's nodes)	몸쪽손가락뼈사이관절(PIP joint)에 발생하는 뼈 돌출로 인한 변형

2) 류마티스 관절염으로 인한 기형

류마티스 관절염으로 인한 손 기형은 주로 백조목 변형, 단추구멍 변형, 엄지손가락 기형, 자뼈쪽 편위가 나타난다.

표 4-6 류마티스 관절염 손 기형

명칭	설명
백조목 변형 (Swan-neck deformity)	형태: 손가락의 몸쪽손가락뼈사이관절(PIP joint)이 과도하게 펴되고 먼쪽손가락뼈사이관절(DIP joint)이 굽힘된 상태 원인: 손허리관절에서 처음 손상되어 근의 단축이 발생 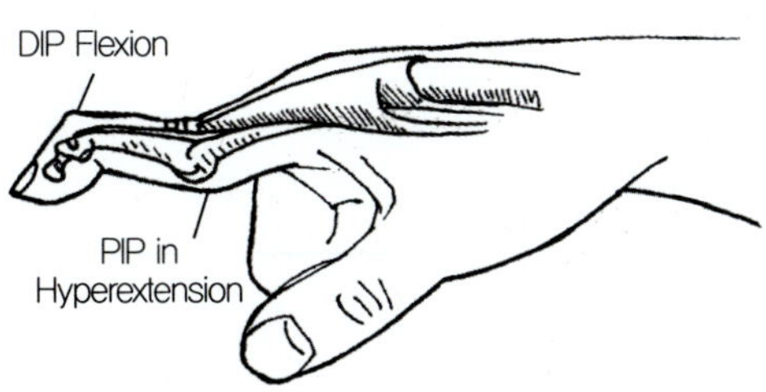

단추구멍 변형 (Boutonniere deformity)	몸쪽손가락뼈사이관절(PIP joint)이 굽힘되고 먼쪽손가락뼈사이관절(DIP joint)이 펴진 상태 원인: 손가락의 가운데 뼈에 착지하는 폄건의 중심부사슬(central slip)이 약해지거나 파괴되는 것 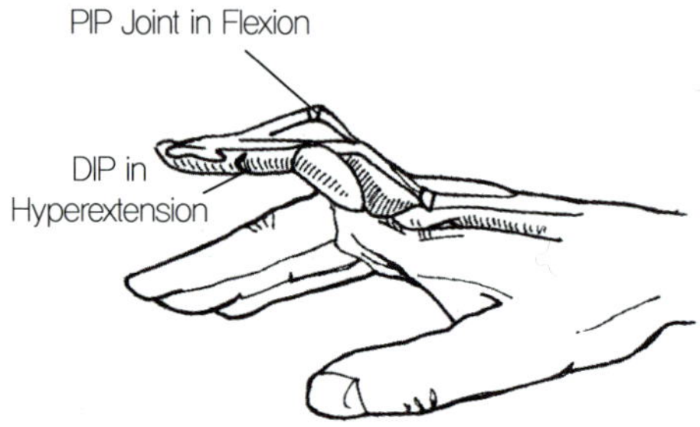
엄지 손가락 기형 (Z deformity)	엄지의 기저부에서 과도한 폄과 굽힘이 결합된 변형 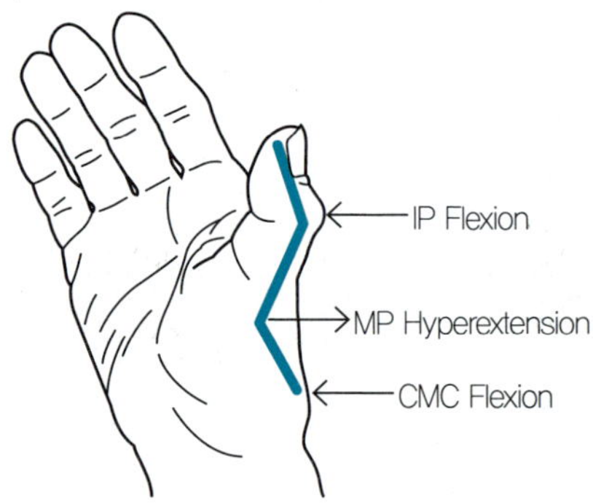
자뼈쪽 편위 (Ulnar drift)	자뼈가 틀어지면 손허리뼈위 손목뼈가 옆면으로 이동하는 동시에 손허리뼈머리로부터 손가락뼈가 한쪽으로 치우치는 현상 원인: 손허리손가락관절의 활막염으로 인대가 약해지거나 파괴되는 것 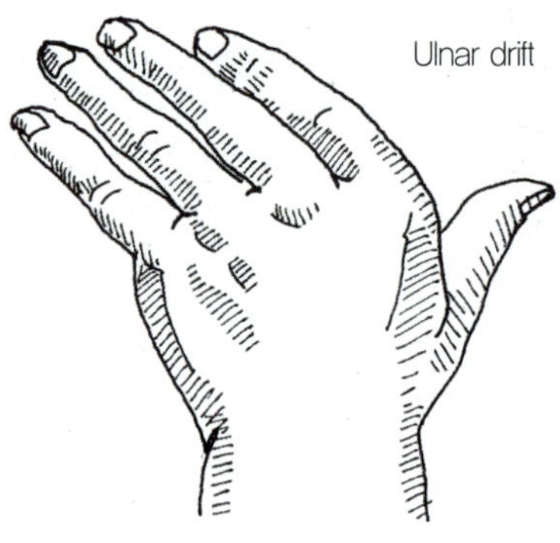

4. 작업치료 평가

작업치료는 관절염 환자의 일상생활 능력을 유지하고 기능적 독립성을 높이는 데 중요한 역할을 한다. 관절염의 유형(골관절염, 류마티스 관절염, 통풍)에 따라 평가 항목이 약간 다를 수 있지만, 기본적인 평가 요소는 다음과 같다. 먼저 의학적 고려사항으로 현재의 건강문제, 약물치료 상태, 관련된 관절에 대한 정보를 얻고 제한되는 관절가동범위, 관절기형, 통증, 피로, 부종, 독립적인 일상생활 수행력에 대해서 알아본다.

표 4-7 작업치료 평가

초기 평가	병력 및 현재상태	관절염의 진단 시점, 병리학적 진행 단계, 약물 치료 이력 관절 통증, 강직, 피로, 부종, 염증 정도 옷 입기, 식사, 목욕, 이동 등 일상생활활동에서 제한 여부
	관절가동범위	관절움직임 – 유연성, 운동 범위 제한 여부 평가 제한된 관절이 있는 경우, 변형이나 통증 원인을 확인
	근력 평가	근력 약화로 인해 발생할 수 있는 기능적 손실을 평가 통증이나 염증으로 인해 근력이 저하된 부위를 확인
	통증 평가	통증의 위치, 강도(VAS), 빈도, 유발 요인을 기록 통증이 일상생활과 작업 활동에 미치는 영향을 평가
	감각운동	촉각, 통증, 온도, 고유수용성 감각에 대해 평가
일상생활 평가	ADL	옷 입기, 식사, 개인위생, 이동 등
	IADL	요리, 청소, 쇼핑, 금전 관리 등
	작업 수행 분석	일상생활이나 작업 활동에서 직면하는 특정 어려움과 제약 피로 관리, 에너지 보존 기술 적용 여부를 평가
심리사회적 평가		관절염으로 인한 심리적 스트레스, 우울감, 불안 평가 질환으로 인해 자존감 저하나 사회적 관계 단절 여부 확인 평가도구: Beck Depression Inventory(BDI), Patient Health Questionnaire −9(PHQ−9)
환경 평가	작업 환경 및 생활 환경 평가	보조 기기(assistive devices) 사용 여부 환경 조정 필요성(안전손잡이, 가구 높이 조절, 조리공간 조정 등)
	도구 사용 능력 평가	일상생활에 필요한 도구(병 따개, 조리 도구) 사용 가능 여부

제3절 의학적 관리

관절염 관리의 핵심은 조기 진단과 적절한 치료를 통해 관절 손상을 최소화하고 기능을 유지하는 것이다. 환자의 질환 유형과 상태에 맞는 개인화된 치료 계획이 필요하며, 약물치료, 물리치료, 작업치료, 그리고 생활습관 개선을 종합적으로 활용해야 한다.

표 4-8 관절염의 의학적 관리

골관절염	
약물 치료	진통제: 통증 관리가 주목적 아세트아미노펜: 경미한 통증에 사용 비스테로이드성 소염제(NSAIDs): 이부프로펜, 나프록센 등 국소 치료제: 국소 NSAIDs : 겔 형태의 디클로페낙 국소 캡사이신 크림: 신경 전달 억제를 통해 통증 완화 관절 내 주사: 히알루론산 주사: 관절 윤활 개선 코르티코스테로이드: 염증이 심할 때 단기 사용
비약물 치료	체중 관리: 체중 감소는 관절 부하를 줄여 증상을 개선 물리치료: 관절 유연성, 근력 강화 운동 보조기구: 지팡이, 무릎 보호대 사용
수술적 치료	관절경 수술: 관절 세척 및 연골 정리 관절 교체술(인공관절): 심한 연골 손상 시 시행
류마티스 관절염	
약물 치료	질병 조절 항류마티스 약물(DMARDs): 메토트렉세이트(Methotrexate): 1차 치료제 하이드록시클로로퀸, 설파살라진: 경증 환자 생물학적 제제: TNFα 억제제: 염증 매개물질 차단 인터루킨 억제제(토실리주맙): 활성화된 면역 경로 억제 NSAIDs 및 스테로이드: NSAIDs: 초기 통증 및 염증 완화 저용량 스테로이드: 급성 염증 억제
비약물 치료	작업치료: 관절 보호 기술 및 에너지 보존 방법 교육 물리치료: 관절운동범위 유지 및 근력 강화
수술적 치료	활막 절제술(Synovectomy): 활막 염증 제거 관절 치환술: 관절 손상이 심한 경우
통풍	
급성기 치료	NSAIDs: 이부프로펜, 나프록센 등 콜히친(Colchicine): 급성 발작 시 염증 완화 스테로이드: 심한 염증이나 NSAIDs에 반응하지 않을 때 사용

요산 농도 조절 약물	요산 생성 억제제: 알로퓨리놀(Allopurinol): 요산 생성을 억제 페북소스타트(Febuxostat): 대체제로 사용 요산 배출 촉진제: 프로베네시드(Probenecid): 신장에서 요산 배출 촉진
생활습관 개선	저퓨린 식단: 고기, 해산물, 알코올 섭취 제한 체중 관리 및 적절한 수분 섭취

제4절 작업치료중재

1. 관절 보호(Joint Protection)

관절에 가해지는 부담을 줄이고 관절 손상을 예방하기 위한 기술을 교육하는 데 초점을 둔다. 관절염 환자에게는 무거운 물건을 드는 대신 두 손으로 지지하거나 팔꿈치를 이용하는 방법을 지도하며, 관절에 무리를 주지 않는 동작을 개발하도록 돕는다. 장시간 같은 자세로 작업하지 않도록 중간중간 휴식을 취하거나 작업을 분할해서 수행하도록 권장한다. 또한, 병따개, 굵은 손잡이의 도구, 긴 손잡이의 보조기구와 같은 관절 보호용 기구 사용을 권한다.

표 4-9 관절염 환자를 위한 관절 보호 원칙

1. 관절에 과도한 부하를 피한다.
   - 무거운 물건을 들거나 밀지 않고, 필요 시 양손을 사용하여 관절에 가해지는 하중을 분산
   - 작은 물건이라도 두 손으로 지지하며, 관절에 직접적인 압력을 가하지 않는다.
2. 관절의 올바른 위치를 유지한다.
   - 관절의 중립 위치를 유지하여 불필요한 스트레스를 방지한다.
   - 예를 들어, 손목을 과도하게 꺾지 않고 직선으로 유지하며 물건을 잡는다.
   - 서거나 앉을 때 바른 자세를 유지하여 관절과 근육에 가해지는 하중을 균형 있게 분산시킨다.
3. 관절의 반복적인 사용을 줄인다.
   - 동일한 작업이나 동작을 장시간 반복하지 않고, 중간 중간 휴식을 취한다.
   - 키보드 사용 시 손목 보호대나 인체공학적 장치를 사용하여 손목 부담을 줄인다.
4. 큰 관절을 활용한다.
   - 작은 관절(손가락, 손목)보다 큰 관절(팔꿈치, 어깨)을 사용하여 하중을 분산시킨다.
   - 예를 들어, 물건을 들 때 손가락이 아닌 팔 전체로 들어 올린다.
5. 적절한 도구와 보조기구를 사용한다.
   - 병따개, 굵은 손잡이 도구, 긴 손잡이 도구 등 관절에 무리가 가지 않도록 설계된 기구를 사용한다.
   - 관절 보호를 위해 손목 지지대, 무릎 보호대 등 보조기구를 활용한다.
6. 관절을 오랫동안 고정하지 않는다.
   - 장시간 한 자세로 서 있거나 앉아 있지 않도록 자세를 바꾸고, 관절을 움직여준다.

- 관절이 뻣뻣해지지 않도록 짧은 스트레칭이나 가벼운 운동을 포함한다.

7. **통증을 신호로 삼는다.**
   - 통증이 발생하면 즉시 활동을 멈추고 관절을 쉬게 한다.
   - 통증이 지속되는 경우, 활동 방식을 조정하거나 더 이상 무리하지 않도록 한다.
8. **관절의 피로를 줄인다.**
   - 작업을 계획하고, 중요한 활동은 하루 중 에너지가 많은 시간대에 수행한다.
   - 충분한 휴식을 통해 관절과 근육의 회복 시간을 준다.
9. **규칙적으로 관절 운동을 시행한다.**
   - 관절운동범위를 유지하기 위한 가벼운 스트레칭과 능동적 운동을 꾸준히 시행한다.
   - 관절을 보호하는 근육을 강화하기 위해 저항 운동을 병행하되, 관절에 과도한 부하가 가지 않도록 한다.

2. 에너지 보존(Energy Conservation)

환자가 작업 중 피로를 줄이고 에너지를 효율적으로 사용할 수 있도록 돕는다. 작업 계획을 통해 중요한 활동은 가장 에너지가 많은 시간대에 수행하도록 교육하며, 작업을 분산시키고 충분한 휴식을 취하도록 지도한다. 작업 환경을 조정하여 앉아서 작업할 수 있도록 돕고, 이동 시 지팡이나 워커 같은 보조기구를 사용하는 방법을 교육한다. 에너지 절약을 위해 집안에서 물건을 손쉽게 접근할 수 있는 곳에 배치하도록 권장한다.

표 4-10 관절염 환자를 위한 에너지 보존 원칙

1. **작업을 계획한다.**
   - 하루의 활동을 미리 계획하여 에너지를 효율적으로 사용한다.
   - 중요한 활동은 에너지가 가장 많은 시간대(예: 아침)로 배치한다.
   - 비슷한 작업은 한 번에 묶어서 수행하여 불필요한 움직임을 줄인다.
2. **작업을 분할한다.**
   - 큰 작업을 여러 단계로 나누어 한 번에 너무 많은 에너지를 소비하지 않도록 한다.
   - 각 단계 사이에 충분한 휴식 시간을 배치하여 피로를 줄인다.
3. **작업 중 휴식을 취한다.**
   - 작업 중간 짧고 자주 휴식을 취하여 관절과 근육에 과도한 부담이 가해지지 않도록 한다.
   - 통증이나 피로가 느껴질 때는 작업을 멈추고 즉시 쉬도록 한다.
4. **몸의 자세를 조정한다.**
   - 앉아서 할 수 있는 작업은 서서 하지 않고 앉아서 수행한다.
   - 작업 환경을 조정하여 무리한 자세를 피하고, 신체에 부담이 가지 않도록 한다.
5. **보조기구를 활용한다.**
   - 관절과 근육에 가해지는 부담을 줄이기 위해 지팡이, 워커, 잡기 쉬운 손잡이 도구 등을 사용한다.
6. **불필요한 움직임을 줄인다.**
   - 필요한 물건을 미리 손이 닿는 가까운 곳에 배치하여 움직임을 최소화한다.

- 이동 시 물건을 한 번에 운반하거나, 바퀴가 달린 카트를 이용한다.

7. 작업의 우선순위를 정한다.
   - 가장 중요한 작업과 활동에 에너지를 집중한다.
   - 덜 중요한 작업은 다른 사람의 도움을 받거나, 필요 시 생략한다.
8. 적절한 도구와 기술을 사용한다.
   - 에너지를 절약하기 위해 관절 보호용 기술(두 손 사용, 무리한 힘 사용 피하기 등)을 사용한다.
   - 전동 도구나 기계를 활용하여 작업을 쉽게 수행한다.
9. 체중을 관리한다.
   - 체중 감소는 관절에 가해지는 부담을 줄여 에너지 소비를 줄이는 데 도움이 된다.
   - 건강한 식단과 적절한 운동을 통해 체중을 유지하도록 한다.
10. 스트레스를 관리한다.
    - 스트레스는 신체적 피로를 악화시킬 수 있으므로, 이완 요법이나 스트레스 관리 기법을 사용한다.
    - 필요 시 심리적 지원을 통해 정서적 안정을 유지하도록 돕는다.

관절 보호 원칙과 에너지 보존 원칙 모두 관절염 환자의 신체적 부담을 줄이고 기능을 유지하며, 작업과 일상생활을 효율적으로 수행하도록 돕는 데 초점을 맞춘다. 이 두 가지를 비교해서 설명할 수 있다.

표 4-11 관절 보호 원칙과 에너지 보존 원칙 비교

	관절 보호 원칙	에너지 보존 원칙
목적	관절에 가해지는 부담을 줄이고 손상을 예방하며 기능을 유지	피로를 줄이고 에너지를 효율적으로 사용하며 일상생활을 지속할 수 있도록 도움
작업 계획	무거운 물건 들기를 피하고, 필요한 경우 양손을 사용하여 하중을 분산시킴	하루의 작업을 미리 계획하고, 중요한 작업을 에너지가 많은 시간대에 배치
작업 방식	관절의 중립 위치를 유지하며 작업하고, 큰 관절(어깨, 팔꿈치)을 사용하여 작은 관절(손목, 손가락)에 가해지는 부하 줄임	작업을 여러 단계로 나누고, 중간에 자주 휴식을 취하며 긴 작업을 한 번에 수행하지 않음
자세와 동작	관절에 무리가 가지 않도록 적절한 자세를 유지하고, 반복적인 동작을 피하며 관절의 과사용 방지	앉아서 할 수 있는 작업은 서서 하지 않으며, 작업 환경을 조정하여 신체에 부담 줄임
보조기구 사용	병따개, 굵은 손잡이 도구, 손목 지지대와 같은 관절 보호 기구를 활용	지팡이, 워커, 경량 조리도구, 바퀴 달린 카트 등 에너지를 절약할 수 있는 도구를 사용
불필요한 부담 줄이기	무리한 힘을 사용하거나, 불필요한 움직임을 피하며 작업 효율성을 높임	필요한 물건을 가까운 곳에 배치하고, 이동 시간을 줄이며 작업 동작을 단순화
작업 우선순위	관절에 부담을 주는 작업은 생략하거나 대체 동작을 사용하며, 덜 중요한 작업은 다른 사람에게 위임	에너지가 많이 드는 작업은 우선순위를 정해 가장 중요한 작업에 집중하고, 덜 중요한 작업은 생략하거나 도움

운동과 움직임	관절운동범위를 유지하기 위해 가벼운 스트레칭과 능동적 운동을 권장하며, 관절의 뻣뻣함을 방지함	스트레칭과 가벼운 운동을 통해 피로를 줄이고 신체의 활력을 유지하며 체중을 관리
통증 및 신호	통증이 느껴질 경우 즉시 작업을 멈추고 휴식을 취하며, 무리하지 않음	피로가 느껴지면 작업을 중단하고 충분한 휴식을 취하며, 스트레스를 관리해 신체적 부담을 줄임
환경 조정	작업 환경을 변경하여 관절에 가해지는 부담을 최소화	작업 도구와 물건의 배치를 최적화하여 이동과 작업 시간을 줄임

3. 운동 중재

관절염 환자를 위한 운동 중재는 관절의 움직임 유지와 근력 강화를 목표로 한다. 관절가동범위(ROM) 운동을 통해 관절의 유연성을 유지하며, 통증이 없는 범위 내에서 규칙적으로 운동하도록 지도한다. 근력 강화를 위해 가벼운 저항 운동을 실시하며, 관절에 과도한 부하를 피하도록 한다. 또한, 걷기나 수중 운동과 같은 저강도의 유산소 운동을 통해 관절에 부담을 주지 않으면서도 전반적인 신체 건강을 유지하도록 돕는다.

표 4-12 운동프로그램 종류

관절 가동범위 (ROM) 운동	관절염 환자의 관절 움직임 유지하고, 경직과 유연성 부족을 예방 통증을 줄이는 데 효과적이며, 능동적, 수동적, 그리고 보조적 운동 시행 ① 통증 없는 범위에서 운동 ② 규칙적으로 수행(매일 15분 정도 지속) ③ 환자의 상태에 맞춘 운동 강도를 설정 ④ 몸의 자세와 정렬을 유지 ⑤ 주의사항: 관절에 부종이 심하거나, 급성 염증이 있을 경우 운동을 중단
스트레칭	관절의 유연성을 유지하고 근육 경직을 완화하며 통증을 감소시킴 ① 관절에 통증을 유발하지 않는 범위에서 부드럽게 실시 ② 갑작스러운 움직임을 피하고, 스트레칭 후 천천히 원위치 ③ 스트레칭 중 천천히 심호흡하며 근육 긴장 풀어줌 ④ 하루 2-3회 30초 동안 동작을 유지하며 실시 ⑤ 주의사항: 급성 염증이 있는 경우 스트레칭을 피하거나 전문 의료인의 조언
근력 강화 운동	관절염 환자에게는 등척성 운동이 가장 적절한 운동 등척성 운동은 유산소 운동 프로그램 전에 동적 저항운동과 함께 이용 마이너(Minor)가 제시한 등척성 운동 ① 10초 이하로 수축을 유지한다. ② 최대 노력을 피한다. ③ 수축 중에 숨을 내쉬고 근육 이완 중에 숨을 들이마신다. ④ 한 번에 두 개 이상의 근육군 수축을 피한다.

	등장성 운동과 등속성 운동은 급성 염증이 없는 경우 실시 관절의 변형이 있는 경우 등장성, 등속성 운동시 보조기 착용 후 실시
유산소 (심폐지구력 운동)	등장성 지구력 운동을 함으로써 기능적 회복을 기대할 수 있음 반복성이 적으며 저항이 적은 등장성 운동 물속 걷기, 수영, 자전거 타기 등이 지구력을 향상시킬 수 있는 운동

4. 보조기와 보조도구

관절염 환자에게 보조기와 보조도구를 적용하는 것은 관절에 가해지는 부담을 줄이고, 일상생활의 독립성을 유지하며, 통증을 완화하는 데 중요한 역할을 한다. 아래는 관절염 환자에게 적합한 스플린트에 대한 설명이다(표 4-13).

표 4-13 관절염 환자를 위한 스플린트와 보조도구

<table>
<tr><td>손목 지지대
(Wrist Splint)</td><td colspan="2">자뼈쪽 치우침 자세 스플린트(Ulnar drift positioning splint)
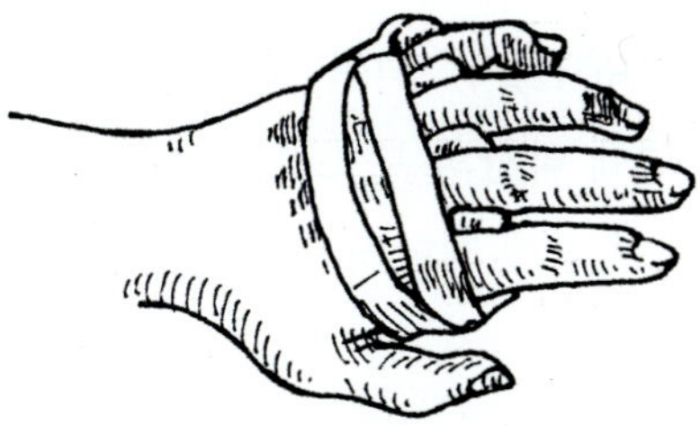
그림 4-3 자뼈쪽 편위를 위한 스플린트</td></tr>
<tr><td rowspan="2">손가락 스플린트
(Finger Splint)</td><td>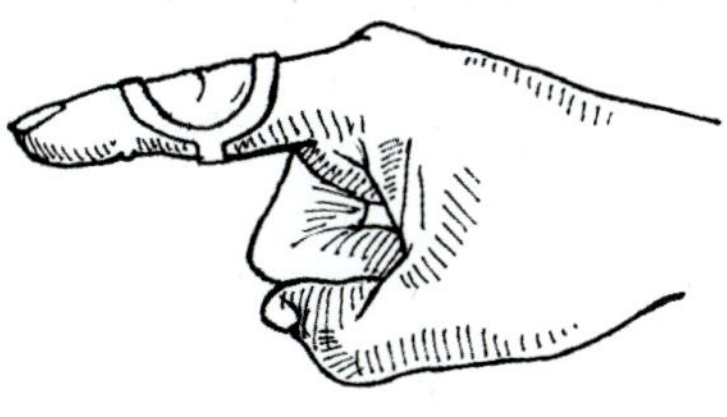
그림 4-4 백조목변형을 위한 스플린트</td><td>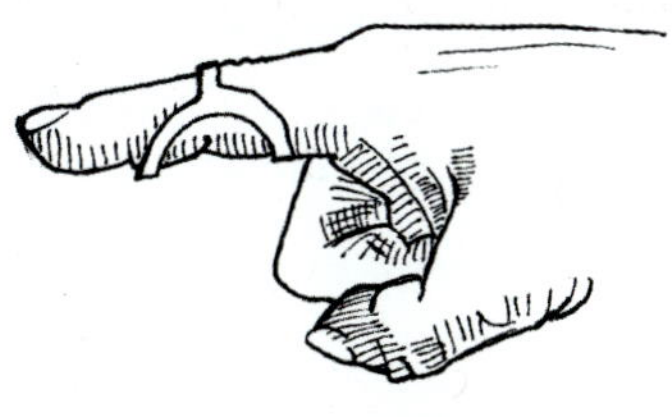
그림 4-5 단추구멍변형을 위한 스플린트</td></tr>
<tr><td colspan="2">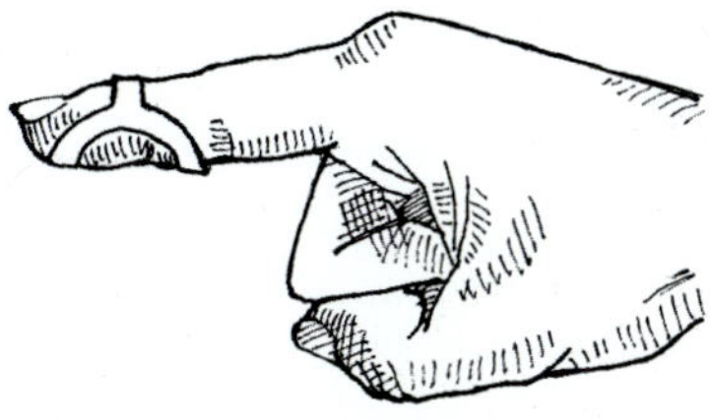
그림 4-6 망치손가락변형을 위한 스플린트</td></tr>
</table>

보조도구	손의 쥐기 향상 보조도구 : Built-up soft handles on tools 감소한 ROM에 대한 보상 : Dressing stick, Reachers 쉽게 작업수행을 할 수 있도록 추천 : Lightweight equipment, Electrical appliance 도구나 재료를 고정하는 도구 : Nonskid mats, Suction brushes 변형을 가중시키는 압력을 예방 : Extended faucet handles, Adapted key holer 장시간 동안의 지속적 등척성 근수축을 예방 : Book stand, Bowl holder 약하거나 상실된 운동 기능 보상 : Universal cuffs, Stocking devices 기타 사고 예방 : Bath grip Bars, Nonskid Mats for shower, Bathtub

제5절 사례

65세의 박○○ 환자는 약 5년 전부터 시작된 점진적인 무릎 통증으로 병원을 방문하였다. 초기에는 계단을 오르내릴 때 통증을 느꼈고, 시간이 지나면서 점차 통증이 악화되어 평지를 걷는 것조차 어려워졌다. 최근에는 아침에 일어나면 무릎 관절이 심하게 뻣뻣하고 움직이기 어려운 상태가 약 30분간 지속되며, 움직이기 시작하면 증상이 다소 완화된다고 보고하였다. 환자는 무릎 주변에 약간의 부종과 열감을 느꼈으며, 이러한 증상으로 인해 집안일 수행과 외출 등 일상생활이 크게 제한되고 있다.

질문

1. 이 환자의 주 호소 문제점은?
2. 사례에 제시된 문제를 평가하기 적합한 도구는?
3. 이 환자의 중재를 위해 필요한 치료접근법과 FOR은?

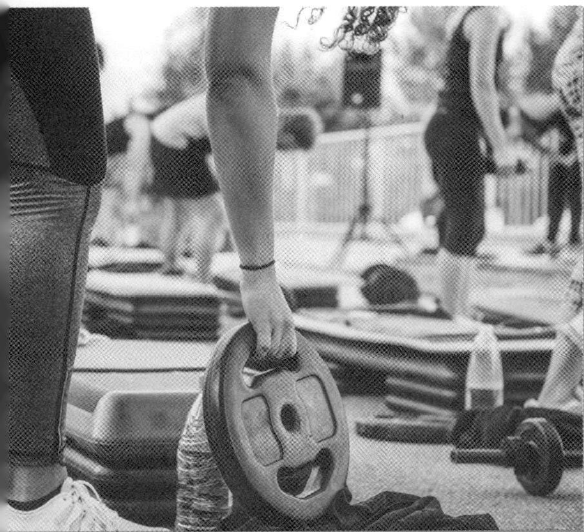

Musculoskeletal Occupational Therapy

05 엉덩관절 성형술

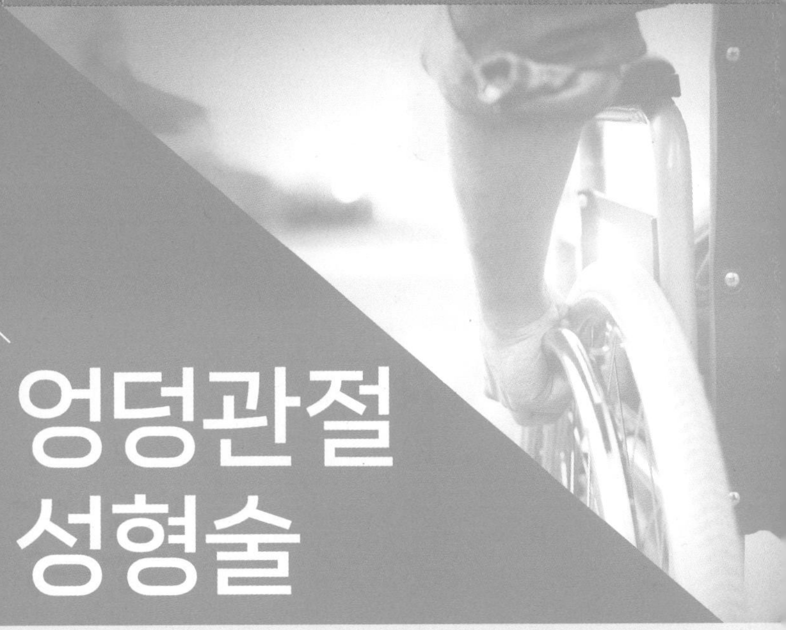

제5장

엉덩관절성형술

학습목표

1. 엉덩관절 골절의 원인과 이로 인해 작업참여에 제한이 발생하는 문제점을 설명할 수 있다.
2. 엉덩관절성형술의 목적, 방법, 그리고 예상되는 결과를 설명할 수 있다.
3. 엉덩관절 골절과 성형술에 따른 주요 의학적 주의사항을 이해하고, 환자 및 보호자에게 이를 교육할 수 있다.
4. 엉덩관절성형술 환자를 대상으로 적절한 일상생활활동 훈련 계획을 수립하고 실행할 수 있다.

핵심용어

엉덩관절성형술, 앞가쪽접근법, 뒤가쪽접근법, 엉덩관절 주의사항, 체중지지 제한, 일상생활활동, 보조도구

제1절 개요 및 정의

1. 골절의 일반적인 의학적 관리(General medical management of fractures)

1) 골절의 정의와 원인

골절은 뼈에 과도한 긴장, 압력, 전단력이 가해질 때 발생한다. 이러한 골절은 낙상, 사고, 골다공증 등 다양한 원인에 의해 일어날 수 있다.

2) 골절 치유 과정

골절이 발생하면 뼈모세포가 활성화되어 골절 부위를 복구하기 시작한다. 이 과정에서 혈액 공급이 원활해야 세포에 충분한 산소와 영양이 전달되어 회복이 진행된다. 골절 부위는 수술 후 핀, 금속판, 철사 등을 이용해 고정하며, 완전히 회복되기까지는 몇 개월이 걸릴 수 있다.

회복 기간은 다음과 같은 요인에 따라 달라진다:

- 환자의 나이와 건강상태
- 골절 부위의 위치와 형태
- 초기 골절의 전위 정도
- 골절 부위의 혈액 공급 상태

3) 골절 관리의 목적

골절 관리는 다음을 목표로 한다:

- 통증을 감소시킨다.
- 뼈의 바른 정렬을 유지한다.
- 골절 부위의 유합을 돕는다.
- 최적의 기능을 회복하도록 한다.

4) 골절 교정 방법

골절 부위를 교정하는 방법에는 크게 폐쇄적 교정법, 개방적 교정법 두 가지가 있다.

표 5-1 골절 교정 방법

교정방법	설명
폐쇄적 교정법 (Closed Reduction)	수술 없이 외부에서 힘을 가해 골절된 뼈를 정렬한다. 석고붕대, 보조기, 견인 등을 사용해 고정한다.
개방적 교정법 (ORIF: open reduction and internal fixation)	수술로 골절 부위를 열어 핀이나 나사로 뼈를 고정한다. 내부 고정 장치를 이용해 뼈의 정렬을 유지한다.

5) 체중지지 제한 단계

골절 회복에는 체중을 얼마나 지지할 수 있는지 단계별로 제한해야 한다. 체중지지 제한은 골절이 회복되는 속도에 따라 달라지며, [표 5-2]에 제시된 단계로 구분된다. 골절의 회복 상태에 따라 치료사가 적절한 체중지지 단계를 처방하며, 단계별 제한을 지키는 것이 중요하다.

표 5-2 체중지지 제한

체중지지 제한 단계	체중지지 제한 세부 내용
NWB (Non-weight bearing, 비체중지지)	• 손상된 다리에 전혀 체중을 지지하지 않는다.
TTWB (Toe-touch weight bearing, 발가락으로 체중지지)	• 발가락만 바닥에 닿아 균형을 유지하고 체중의 90%는 정상 다리에 지지한다. • 계란을 밟는다고 상상하도록 지도한다.
PWB (Partial weight bearing, 부분적인 체중지지)	• 체중의 50%를 손상된 다리에 지지한다.
WBAT (Weight bearing at tolerance, 견딜 수 있는 만큼 체중지지)	• 통증 없는 범위에서 환자가 스스로 체중을 지지할 수 있는 정도를 결정하게 한다.
FWB (Full weight bearing, 전체 체중지지)	• 손상된 다리에 100% 체중을 지지한다. • 골절 부위가 완전히 회복된 경우에 적용한다.

2. 엉덩관절 골절(Hip fractures)

엉덩관절 골절의 치료와 관리를 위해서는 골반의 해부학적 지식과 생리학적 이해가 필요하다. 엉덩관절의 정상 구조는 [그림 5-1]에 나타나 있으며, 전형적인 골절선은 [그림 5-2]에 제시되어 있다. 골절의 명칭은 손상 부위에 따라 달라지며, 의학적 치료를 위한 지침으로 사용된다. 예를 들어, 넙다리뼈목 골절은 넙다리뼈목 고정술을 통해 치료한다.

표 5-3 엉덩관절 골절 유형

골절유형	특징	치료 방법
넙다리뼈목 골절	• 60세 이상 여성에게 흔하며, 골다공증이 주요 원인 • 골다공증으로 인해 작은 충격에도 발생 • 혈액 공급이 불량할 경우 합병증 발생 위험	• 나사와 핀으로 고정 • 수술 후 6~8주 동안 체중지지 제한 필요

돌기사이 골절	• 큰돌기와 작은돌기 사이에서 발생하며, 혈액 공급에 큰 영향을 미치지 않음 • 주로 직접적 충격에 의해 발생	• 개방정복술과 내부고정(ORIF) • 수술 후 4개월 이상 체중지지 제한 필요
돌기아래 골절	• 작은돌기 아래 1~2인치 부위에서 발생하여 강한 외부 충격에 의해 발생 • 주로 젊은 환자에게 나타남	• 개방정복술과 내부고정(ORIF) • 넙다리뼈 내 금속정을 사용해 고정

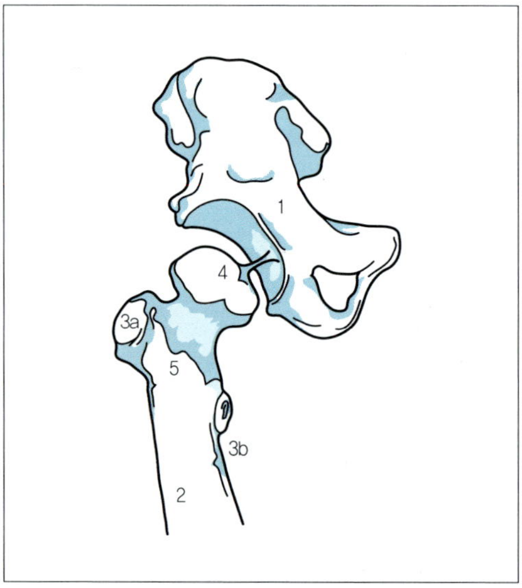

그림 5-1 정상 엉덩관절 해부학

1. 절구(acetabulum) 2. 넙다리뼈(femur)
3a. 큰 돌기(greater trochanter)
3b. 작은돌기(lesser trochanter)
4. 원형인대(ligamentum teres)
5. 돌기사이능선(intertrochanteric crest)

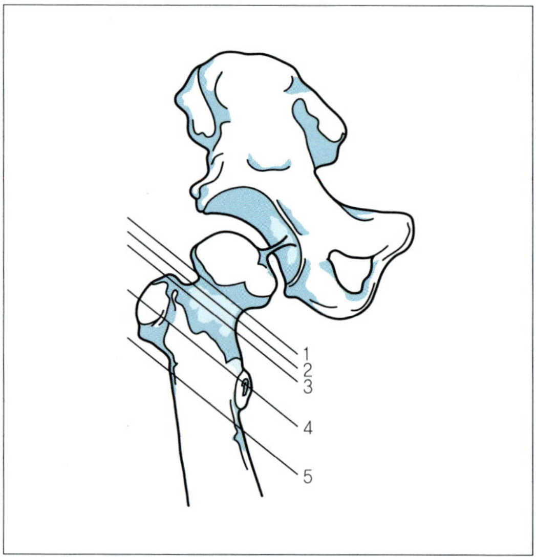

그림 5-2 넙다리뼈 골절의 유형

1. 넙다리뼈 머리밑(subcapital)
2. 목가로(transcervical)
3. 목바닥(basialr)
4. 돌기사이(intertrochanteric)
5. 돌기아래(subtrochanteric)

1) 넙다리뼈목 골절(Femoral neck fractures)

넙다리뼈목 골절(femoral neck fracture)은 주로 60세 이상의 여성에게 발생하며, 골다공증이 주요 원인이다. 뼈가 약해져 있어 작은 충격이나 비틀림에도 골절이 발생할 수 있다. 이 부위의 골절은 혈액 공급이 잘되지 않아 합병증이 생길 위험이 높다. 또한, 뼈가 얇아 금속 고정이 어려울 수 있다.

수술 방법은 환자의 나이와 건강상태에 따라 달라진다. 변위가 적을 경우 나사와 핀으로 뼈를 고정한다. 보통 수술 후 1~3일이 지나면 침상 밖에서 제한된 움직임을 시도할 수 있다. 골절이 회복되는 동안에는 목발이나 워커를 사용하며 6~8주 동안 체중지지를 제한해야 한다. 골절 유합이 지연되면 체중지지 제한 기간이 더 길어질 수 있다.

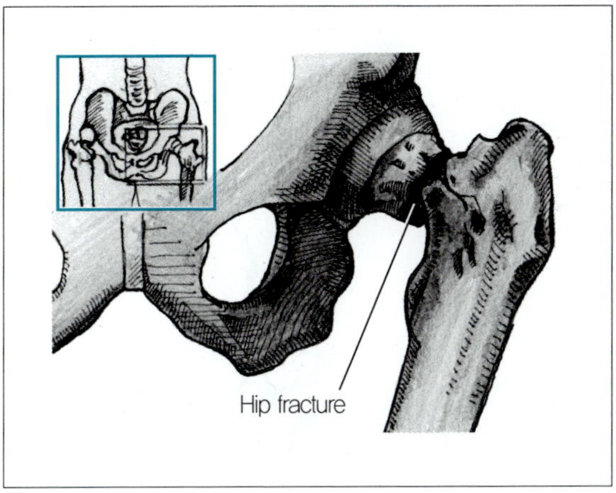

그림 5-3 넙다리뼈목 골절

2) 돌기사이 골절(Intertrochanteric fractures)

돌기사이 골절은 넙다리뼈의 큰돌기와 작은돌기 사이에서 발생하며, 엉덩관절의 피막이나 관절 주머니에는 영향을 주지 않는다. 주로 고령 여성에게 나타나며, 직접적인 충격이나 돌기에 가해지는 힘이 원인이 된다.

이 골절은 혈액 공급에 영향을 미치지 않아 치료가 비교적 원활하다. 치료로는 개방정복술과 내부고정(ORIF)을 시행하며, 수술 후 1~3일이 지나면 의사의 승인 하에 침상 밖으로 나올 수 있다. 그러나 골절이 완전히 회복될 때까지 약 4개월 동안 체중지지를 제한해야 한다.

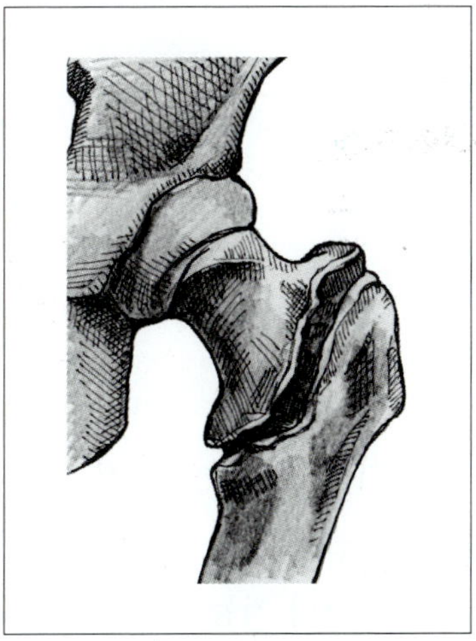

그림 5-4 돌기사이 골절

3) 돌기아래 골절(Subtrochanteric fractures)

돌기아래 골절은 작은돌기 아래 1~2인치 부위에서 발생하며, 주로 강한 외부 충격에 의해 일어난다. 이 골절은 60세 이하의 젊은 환자에게 흔하게 나타난다.

치료 방법으로는 개방정복술과 내부고정(ORIF)을 시행하며, 넙다리뼈 내 막대나 긴 옆면

못을 사용하여 뼈를 고정한다. 넙다리뼈 내 막대는 뼈의 축 중심에 부착되어 뼈가 일직선을 유지하도록 돕는다. 수술 후에도 고정이 필요하며, 작업치료사는 골절 부위 주변의 물렁조직 외상, 부종, 멍 등을 관찰하고 적절한 중재를 수행해야 한다.

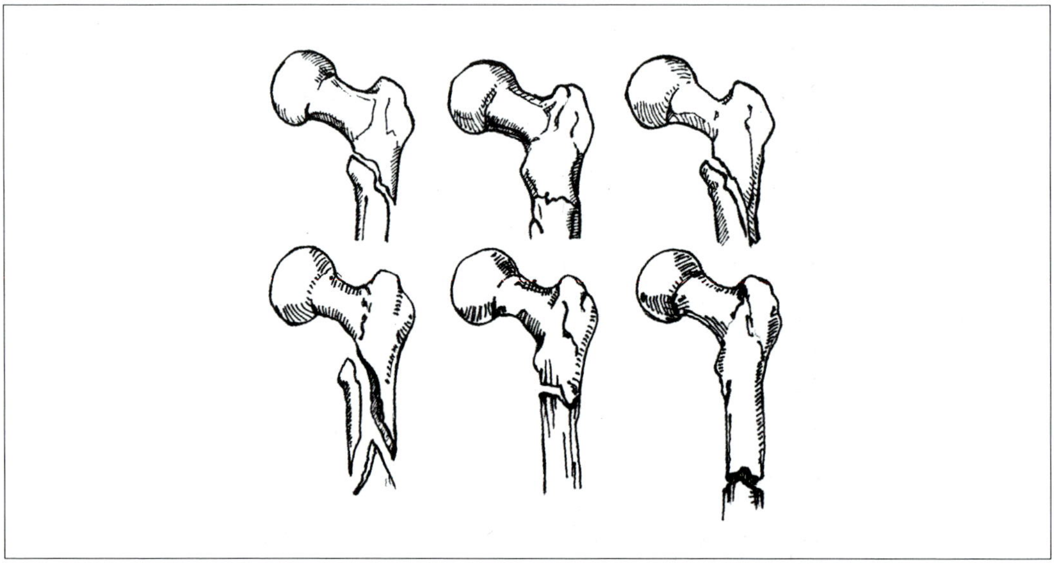

그림 5-5 돌기아래 골절

3. 엉덩관절성형술(Hip joint replacement)

엉덩관절성형술은 뼈관절염, 류머티즘 또는 다른 질병으로 인해 발생하는 엉덩관절의 통증과 기능 저하를 해결하기 위해 시행되는 수술이다. 코티손 주사와 같은 보존적 치료가 효과가 없을 때, 일상생활 수행 능력을 회복하기 위해 고려된다. 그러나 재활 프로그램을 따르지 않거나 기능 회복의 기대가 낮은 경우에는 적용되지 않는다.

수술 방법은 정형외과 의사의 수술 기법, 환자의 해부학적 구조, 관절 손상 정도, 과거 수술 이력에 따라 결정된다. 수술 접근법은 뒤가쪽 접근법과 앞가쪽 접근법 두 가지로 나뉜다. 수술 접근법에 따른 주의사항이 각각 제시된다. 수술 후 6~8주 동안 이러한 주의사항을 지키지 않으면 엉덩관절이 탈구될 수 있다. 작업치료사는 환자가 이러한 주의사항을 잘 지킬 수 있도록 교육하고, 치료 중재와 퇴원 계획을 세운다. [표 5-4]는 각 접근법에 따른 구체적인 주의사항을 정리한 것이다.

표 5-4 엉덩관절 주의사항(hip precautions)

수술 접근법	주의사항
뒤가쪽 접근법 (posterolateral approach, 후외측술)	엉덩관절 굽힘을 90도 이상 하지 않는다. 다리를 안쪽으로 돌리지 않는다. 다리를 교차하지 않는다(모음 금지).
앞가쪽 접근법 (anterolateral approach, 전외측술)	엉덩관절을 펴지 않는다(폄 금지). 다리를 바깥으로 돌리지 않는다. 다리를 교차하지 않는다(모음 금지).

제2절 평가

엉덩관절성형술이나 골반 골절 수술 후 작업치료는 보통 수술 1~3일 후 환자가 침상 밖으로 나올 준비가 되었을 때 시작된다. 환자의 나이, 건강상태, 수술 방법, 합병증 여부에 따라 시작 시기는 달라질 수 있다. 작업치료 평가 과정 및 내용은 [표 5-5]와 같다.

표 5-5 작업치료 평가 과정 및 내용

평가 과정	평가 내용
1. 작업치료 소개	• 환자에게 작업치료의 역할을 설명하여 신뢰 관계를 형성한다.
2. 면담	• 환자의 집안 환경과 사회적 네트워크를 파악한다. • 환자의 일상생활활동(ADL), 수단적 일상생활활동(IADL), 기능 상태와 목표를 확인한다.
3. 신체적 평가	• 관절가동범위(ROM), 근력, 감각, 협응 능력, 인지 기능을 평가한다. • 기능적 이동성과 통증 유무를 관찰하고 기록한다.
4. 기능평가	• 기본적 일상생활활동(ADL): 식사, 옷 입기, 화장실 사용 등 • 수단적 일상생활활동(IADL): 집안일, 외출, 쇼핑 등 • 기능적 이동성: 보행, 침상 이동 등

작업치료의 목표는 환자가 일상생활에서 최대한 독립적으로 활동할 수 있도록 하는 것이다. 환자에게 안전한 방법으로 일상생활을 수행하는 방법을 교육하는 것이 중요하다. 작업치료사의 역할은 [표 5-6]과 같다.

표 5-6 작업치료사의 역할

작업치료사 역할	내용
1. 평가 수행	• 환자의 신체적, 기능적, 심리적 상태를 평가하고 기록한다.
2. 기능 향상 중재	• 환자가 점진적으로 의미 있는 작업에 참여하도록 돕는다. • 엉덩관절과 체중지지 주의사항을 준수하며 일상생활활동을 훈련한다.
3. 보조도구 교육	• 적절한 보조도구 사용법을 소개하고 훈련한다.
4. 기록 및 계획	• 치료계획 수립, 중재 기록, 퇴원계획을 세운다.

제3절 치료

엉덩관절성형술 후 작업치료는 보통 수술 1~3일 후, 의사의 승인이 있을 때 시작된다. 작업치료의 목표는 환자의 독립성과 기능을 회복하기 위해 환자교육, 특정 훈련 기술, 일상생활활동(ADL) 훈련을 제공하는 것이다.

1. 환자교육(Client education)

엉덩관절성형술은 대부분 계획된 날짜에 진행되며, 작업치료사는 수술 전후로 환자와 보호자에게 교육을 실시한다. 주요 교육내용은 [표 5-7]과 같다.

표 5-7 환자 교육 주요 내용

항목	내용
낙상 예방	• 카펫이나 전화선 등 위험 요소를 제거한다. • 안전한 이동 기술과 보조도구 사용법을 소개하고 훈련한다.
수술 정보	• 수술 방법과 주의사항을 설명한다. • 회복 과정과 재활 계획을 소개한다.
지역사회 이동	• 대중교통 이용법과 지역사회 내 안전한 이동 전략을 소개하고 훈련한다.

2. 보조도구

엉덩관절성형술 후 적절한 보조도구를 사용하여 훈련을 진행한다(그림 5-6). 일상생활 보조도구는 [표 5-8]과 같다. 이러한 보조도구들은 훈련 중 제공되며, 환자가 올바르게 사용할 수 있도록 교육한다.

표 5-8 일상생활 보조도구

보조도구	내용
리처(Reacher)	바닥의 물건을 주울 때 사용한다.
양말 신기 보조도구	엉덩관절을 굽히지 않고 양말 신기가 가능하다.
긴 손잡이 스펀지	허리를 굽히지 않고 몸을 씻을 수 있다.
옷입기 막대	팔, 다리의 관절 움직임 범위가 제한되어도 옷을 입을 수 있도록 돕는다.
다리 들어 올리는 기구	침대에서 다리를 쉽고, 안전하게 움직이도록 돕는다.
높은 변기 의자	엉덩관절 굽힘을 최소화하며 앉을 수 있다.

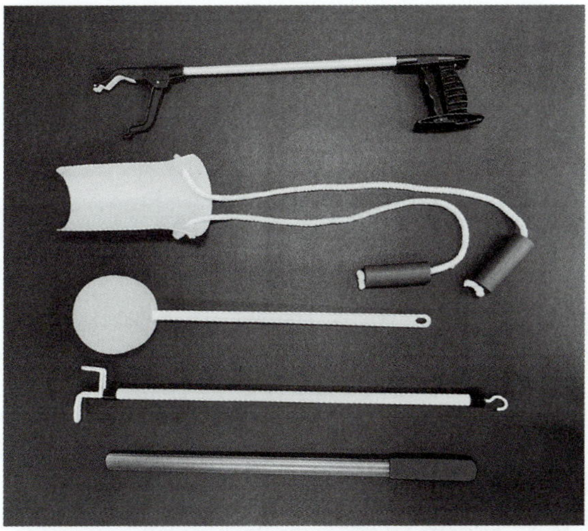

그림 5-6 일상생활 보조도구

리처(reacher), 양말신기보조도구, 긴 막대 목욕 스펀지,
옷 입기 막대, 긴 손잡이 신발주걱(위에서부터 차례대로)

3. 일상생활활동 훈련(Activities of daily living training)

엉덩관절성형술 후 일상생활활동(ADL) 훈련은 환자의 기능적 독립성을 증진하고, 수술 부위의 탈구(dislocation) 및 합병증 발생을 예방하기 위해 필수적이다. 수술 접근법에 따라 주의사항이 다르므로 환자의 상태에 맞는 보조도구(assistive devices) 사용과 적절한 활동 중재가 필요하다.

- **뒤가쪽 접근법(Posterolateral Approach)**: 모음(adduction), 안쪽돌림(internal rotation), 90도 이상 굽힘(flexion)을 금지한다.
- **앞가쪽 접근법(Anterolateral Approach)**: 모음(adduction), 가쪽돌림(external rotation), 과도한 폄(extension)을 금지한다.

침상 이동, 체위 변경, 의자 이동, 위생관리, 옷 입고 벗기, 가사활동, 그리고 보호자 교육 및 훈련이 있으며, 훈련방법은 다음과 같다.

1) 침상움직임(Bed Mobility)

엉덩관절성형술 후 침상에서의 적절한 움직임은 수술 부위의 안정성을 유지하고, 탈구 위험을 최소화하는 데 중요하다.

표 5-9 침상움직임 훈련

항목	내용
바로 누운 자세	• 다리 사이에 벌림 쐐기(Abduction Wedge)나 베개를 사용해 엉덩관절의 모음과 돌림을 방지한다.
옆으로 눕기	• 수술한 쪽을 아래로 누워 자도록 권장한다. • 수술한 쪽을 위쪽으로 하여 옆으로 누울 경우 다리 사이에 큰 베개를 끼워 엉덩관절이 모음되지 않도록 한다.
침대에 들어가고 나가기	• 수술받지 않은 다리 쪽으로 움직이면서 다리 들어 올리는 기구(leg lifter)를 사용하여 수술한 다리를 보조한다. • 엉덩관절이 모음, 돌림되지 않도록 주의한다.
침대 가장자리로 이동하며 앉기	• 팔꿈치와 손으로 상체를 지지하면서 천천히 다리를 침대 가장자리로 이동시킨다. • 다리가 침대 가장자리에 도달하면, 몸통을 천천히 옆으로 밀며 앉는 자세를 취한다. • 이동 중에 엉덩관절이 모음, 돌림되지 않도록 주의한다. 다리는 가능한 한 앞을 향하게 유지한다. • 앉을 때는 등을 곧게 펴고, 다리를 벌린 상태로 천천히 움직인다. • 수술 부위에 무리가 가지 않도록 천천히 움직이며, 급작스러운 자세 변경을 피한다.

2) 이동(Transfers)

이동 시 엉덩관절의 안정성을 유지하는 것이 중요하다. 각 상황에 맞는 이동 기법(transfer techniques)을 적용하면 탈구를 예방할 수 있다.

(1) 의자(Chair)

표 5-10 의자에서의 이동방법

항목	내용
앉기	• 팔걸이가 있는 견고한 의자에 앉는다. 수술한 다리를 앞으로 뻗고, 상체를 앞으로 숙이지 않도록 주의한다(그림 5-7).
일어나기	• 팔걸이를 잡고 체중을 상지에 분산시켜 앞으로 기대지 않게 주의하면서 일어서며, 수술한 다리를 편 상태로 유지한다.
주의사항	• 낮은 의자, 푹신한 의자, 흔들의자는 피하는 것이 좋다.

(2) 변기의자(Commode chair)

표 5-11 변기의자에서의 이동 방법

항목	내용
앉기	팔걸이 달린 변기의자에 앉고, 엉덩관절의 안쪽돌림을 피하며 천천히 앉는다.
일어나기	손잡이를 잡고 상체를 지지하며 일어난 후, 보행 보조기기(walker)를 사용해 균형을 유지한다.
뒤처리 및 물 내리기	환자는 엉덩관절의 안쪽돌림을 피하도록 주의하면서 앉은 자세에서 다리 사이로 뒤처리를 하거나 서서 뒤쪽으로 닦는다. 일어선 다음 변기 쪽으로 돌아서서 밸브를 누를 때도 엉덩관절 돌림을 피하도록 한다.
주의사항	변기의자의 높이와 각도는 앞쪽 다리가 뒤쪽 다리보다 조금 낮게 되도록 조절하는 것이 좋다. 변기 높이를 조정하여 무릎이 엉덩이보다 낮지 않게 한다.

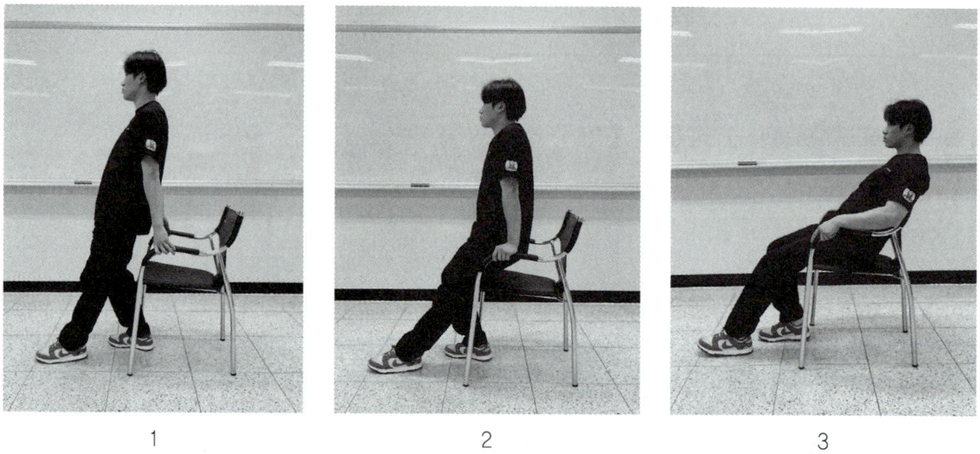

그림 5-7 의자이동기술

1. 환자의 수술한 다리는 펴고 팔걸이를 잡는다.
2.,3. 한쪽 팔에 약간 체중을 싣고, 수술한 다리를 편 채로 유지하면서 천천히 내려앉는다.

(3) 샤워장 또는 욕조(Shower stall or bathtub)

표 5-12 샤워장 또는 욕조에서의 이동 방법

항목	내용
들어가기	• 보행기나 목발을 사용하고, 엉덩관절을 굽히지 않고 무릎을 굽혀 수술한 다리를 먼저 욕조 안으로 넣은 후 반대쪽 다리를 넣는다.
미끄럼 방지	• 샤워장이나 욕조에 미끄럼방지 매트(non-slip mat)를 설치하고, 안전 손잡이를 사용한다.
균형 유지	• 균형 유지가 어렵거나 체중지지 주의사항을 적용해야 한다면 샤워 의자(shower chair)나 욕조 벤치(tub bench)를 사용한다.

3) 옷 입고 벗기(Dressing and undressing)

엉덩관절을 과도하게 굽히지 않기 위해 보조도구를 활용하는 것이 중요하다.

표 5-13 옷 입고 벗기 보조도구 사용법

보조도구	내용
리처(Reacher)	• 바지나 양말을 집어 올리거나 내릴 때 사용한다. 수술한 다리부터 옷을 입도록 한다.

옷입기 막대 (Dressing Stick)	• 옷을 끌어올리거나 내릴 때 허리와 엉덩관절을 굽히지 않도록 돕는다.
양말신기 보조도구 (Sock Aid)	• 양말이나 스타킹을 신을 때 엉덩관절을 굽히지 않고 신을 수 있도록 한다.
긴 손잡이 구두주걱 (Long-handled Shoe Horn)	• 신발을 신을 때 허리와 엉덩관절을 굽히지 않고 편리하게 신발을 신을 수 있게 돕는다.

4) 하지 씻기(Lower extremity hygiene)

안전하게 하지 위생 관리를 하기 위해 보조도구를 사용한다.

표 5-14 하지 씻기 보조도구 사용법

보조도구	내용
긴 손잡이 목욕 스펀지	• 발과 다리를 씻을 때 사용하여 엉덩관절을 굽히지 않는다.
비누에 끈 달기	• 비누가 미끄러져 바닥에 떨어지지 않도록 끈을 달아 사용한다.
리처와 수건	• 리처에 수건을 감아 발과 다리를 닦을 때 사용하여 엉덩관절의 과도한 굽힘을 방지한다.

5) 머리감기(Hair washing)

엉덩관절성형술 후 머리를 감을 때는 엉덩관절의 안전성을 유지하는 것이 중요하다. 환자는 스스로 샤워를 할 수 있을 때까지 머리감는 일은 다른 사람의 도움을 받는다.

표 5-15 머리감기 시 주의사항

활동	내용
도움을 받을 경우	• 다른 사람에게 도움을 요청하여 샤워나 머리감기를 수행한다.
혼자 머리감기	• 엉덩관절 주의사항(굽힘, 모음, 안쪽돌림 금지)을 지키며 세면대나 싱크대에서 의자에 앉거나 서서 머리를 감는다. • 세면대 높이를 조정하여 허리를 굽히지 않도록 한다. • 손잡이를 설치하여 균형을 유지한다.

6) 가사활동(Household activities)

가사활동 시에는 엉덩관절의 불안정한 자세를 피하고 보조도구를 적극 활용해야 한다.

안전하고 효율적인 가사활동 수행을 위한 지침은 [표 5-16]과 같다. 에너지 보존 기술(Energy Conservation Techniques)을 적용하여 피로를 최소화하고, 균형 유지 장치(예: 손잡이)를 주방과 작업 공간에 설치한다.

표 5-16 가사활동 시 주의사항

활동	내용
바닥 물건 집기	• 리처(reacher)를 사용하여 허리엉덩관절을 굽히지 않고 물건을 집는다.
바닥 청소	• 손잡이가 긴 청소도구를 사용하여 엉덩관절의 굽힘을 방지한다.
조리와 설거지	• 높은 의자에 앉아 허리와 엉덩관절을 펴고 조리대에서 작업한다. • 설거지는 싱크대에서 하거나 식기세척기를 사용한다.
물건 옮기기	• 앞치마 주머니, 바퀴 달린 카트, 보행기(walker) 가방, 허리에 매는 가방 등을 이용하여 가벼운 물건을 옮긴다.
냉장고 물건 보관	• 물건들은 높은 선반에 보관하고, 가벼운 물건들만 리처를 사용해 낮은 선반에 보관한다.
요리	• 허리를 굽히는 오븐보다는 가스레인지나 전자레인지를 사용한다. • 오븐 사용 시 엉덩관절 주의사항을 지키기 어려울 수 있다.

7) 보호자 교육 및 훈련(Caregiver education and training)

보호자는 환자의 재활 과정에서 중요한 역할을 담당한다. 보호자가 환자의 활동과 주의사항을 이해하고 지원할 수 있어야 한다. 보호자 교육 및 훈련 내용은 [표 5-17]과 같다.

표 5-17 보호자 교육 및 훈련

항목	내용
활동 주의사항 이해	• 보호자가 엉덩관절 주의사항을 숙지하고, 환자의 활동을 안전하게 조절하도록 교육한다.
적절한 활동 조절과 격려	• 환자가 일상생활활동을 독립적으로 수행하도록 격려하고, 필요 시 적절한 도움을 제공한다.
보조도구 사용법 교육	• 보호자가 환자의 보조도구 사용법을 이해하고 올바르게 사용할 수 있도록 한다.

8) 일상생활활동 훈련 시 주의사항(Precautions for activities of daily living training)

엉덩관절성형술 이후 일상생활활동 훈련 시 다음의 주의사항을 반드시 지켜야 한다(표 5-18). 이는 엉덩관절 탈구를 예방하고 수술 부위의 안정성을 유지하기 위함이다. 일상생활 시 반복 교육을 통해 환자가 주의사항을 습관화하도록 한다.

표 5-18 일상생활활동 시 주의사항

주의사항	내용
다리 교차 금지	• 앉거나 서거나 누울 때 다리를 교차하지 않는다.
허리 및 엉덩관절 과도한 굽힘 금지	• 손이 무릎 아래로 내려가지 않도록 하며, 보조도구를 사용하여 물건을 집는다(그림 5-8).
앉고 일어날 때 몸통 굽힘 금지	• 의자에서 앉거나 일어날 때 몸통이 다리 위로 굽혀지지 않도록 한다(그림 5-9).
낮은 의자와 변기 사용 금지	• 낮은 의자나 푹신한 의자에 앉지 않도록 주의한다(그림 5-10, 5-11).
다리 안쪽돌림과 교차 금지	• 다리를 안쪽으로 돌리거나 교차하지 않으며, 베개를 사용하여 다리를 지지한다(그림 5-12, 5-13). • 자세 유지 보조도구(예: 벌림 보조기)를 활용하여 안전한 자세를 유지한다.

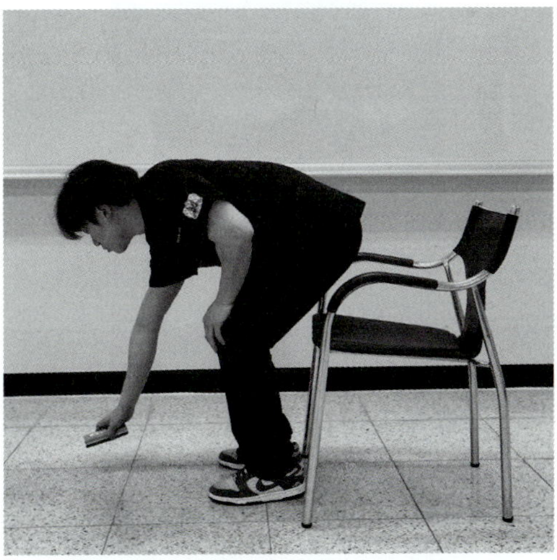

그림 5-8 주의사항 : 엉덩관절을 굽혀 바닥의 물건을 집지 않기

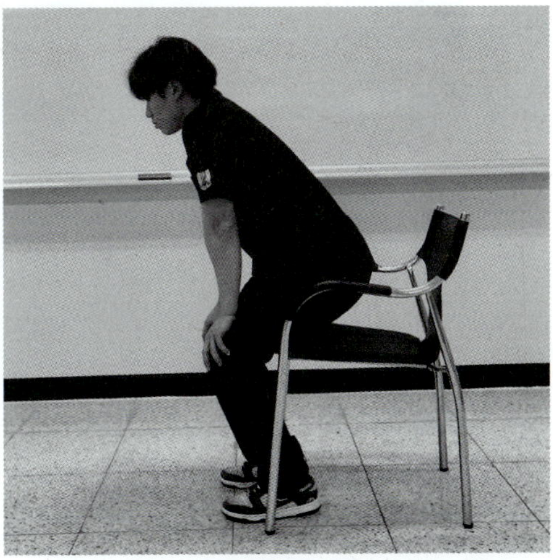

그림 5-9 주의사항 : 의자에서 일어날 때 무릎을 손으로 짚지 않기

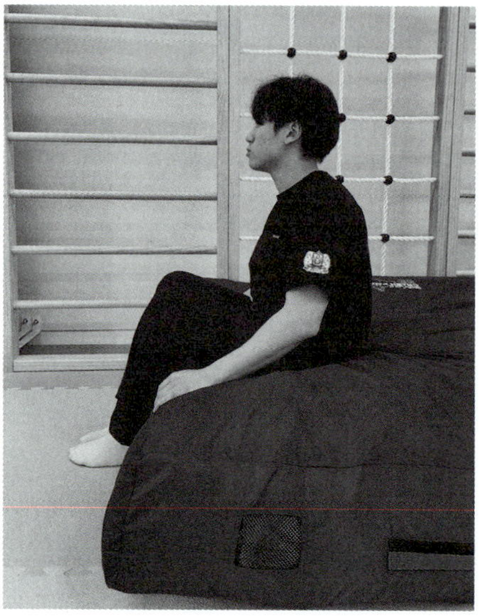

그림 5-10 주의사항 : 푹신한 의자에 앉지 않기

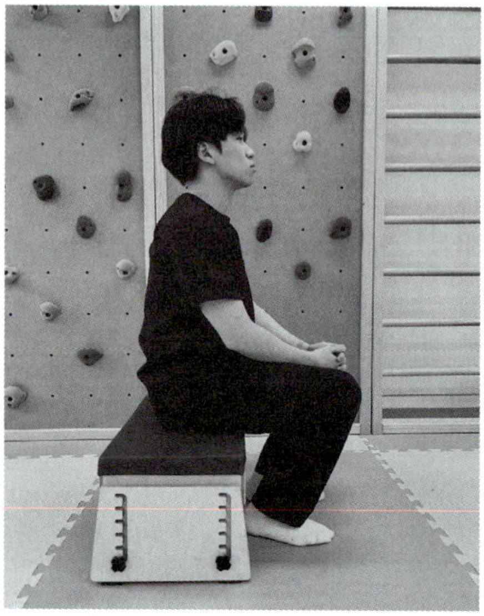

그림 5-11 주의사항 : 낮은 의자에 앉지 않기

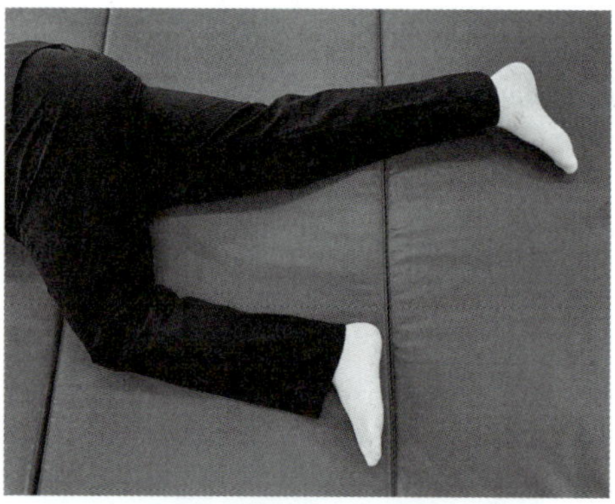

그림 5-12 주의사항 : 수술한 다리를 위로 하고 옆으로 눕지 않기

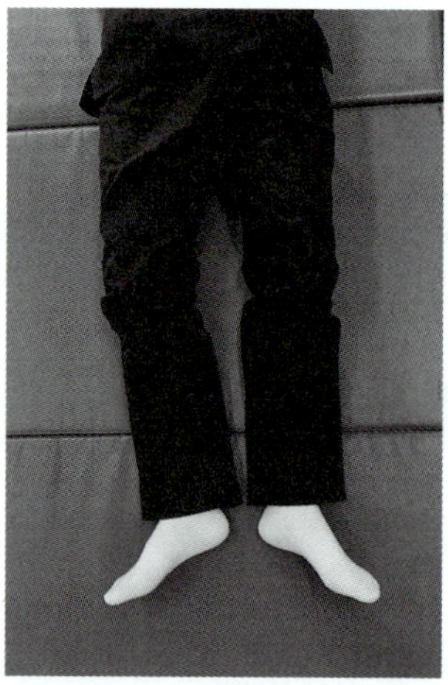

그림 5-13 주의사항 : 다리를 돌린 채로 눕지 않기

9) 환경 수정(Environmental modifications)

엉덩관절성형술 환자가 안전하고 독립적인 일상생활을 유지할 수 있도록 환경을 수정하는 것은 필수적이다. 환경 수정 방안은 엉덩관절성형술 환자의 독립성과 안전성을 보장하

며, 낙상 및 탈구 위험을 최소화하는 데 필수적이다. 작업치료사는 환자의 상태와 회복 단계에 따라 맞춤형 환경 수정 계획을 수립하고, 정기적으로 이를 평가 및 개선해야 한다. 다음은 환자의 회복 단계와 일상생활활동(ADL)에 맞춘 구체적인 환경 수정 방안이다.

(1) 침실

① 침대 높이 조정

- 침대 높이는 환자의 무릎 높이와 일치하도록 조정하여 앉았다가 일어나기 쉽도록 한다.
- 너무 낮거나 높은 침대는 탈구 위험을 높일 수 있으므로 주의한다.

② 침대 옆 손잡이 설치

- 침대 옆에 이동 보조 손잡이를 설치하여 안정적으로 침대에 들어가고 나올 수 있도록 지원한다.

③ 다리 사이 벌림 보조기 사용

- 잠잘 때 다리 사이에 벌림 베개나 보조기를 배치해 엉덩관절 모음(adduction)을 방지한다.

(2) 욕실

① 미끄럼 방지 장치 설치

- 욕실 바닥과 샤워 공간에 미끄럼 방지 매트를 깔아 낙상 위험을 줄인다.

② 높은 변기 의자 사용

- 변기의 높이를 조절하거나 변기 덮개 위에 높이 조절 의자를 설치하여 무릎이 엉덩이보다 낮아지지 않도록 한다.

③ 안전 손잡이 설치

- 변기, 샤워실, 욕조 주변에 안전 손잡이를 설치하여 이동 중 안정성을 보장한다.

④ 샤워 의자와 욕조 벤치 배치

- 샤워 시 높이가 높고 안정적인 샤워 의자 또는 욕조 벤치를 배치하여 앉은 상태에서 샤워가 가능하도록 한다.

⑤ 손잡이 있는 샤워 호스 사용

- 길이 조절이 가능한 샤워 호스를 설치하여 환자가 편안하게 사용할 수 있도록 한다.

(3) 주방

① 조리대 높이 조정

- 요리나 설거지를 할 때, 허리를 굽히지 않도록 조리대 높이를 조정한다.

② 물건 배치 최적화

- 자주 사용하는 물건은 허리와 어깨 높이 사이에 보관하여 허리를 굽히거나 지나치게 손을 뻗는 동작을 피하도록 한다.

③ 바퀴 달린 카트 활용

- 무거운 물건을 들지 않아도 되도록 바퀴 달린 카트를 제공하여 물건을 손쉽게 옮길 수 있도록 한다.

④ 미끄럼 방지 패드 사용

- 작업 공간에 미끄럼 방지 패드를 깔아 환자가 안정적으로 요리나 정리 작업을 할 수 있게 한다.

(4) 거실

① 의자 선택

- 낮은 의자, 푹신한 소파, 흔들의자 사용은 피하고, 팔걸이가 있는 견고한 높이의 의자를 배치한다.
- 앉을 때 엉덩관절이 90도를 넘지 않도록 조절한다.

② 가구 배치

- 이동 경로를 방해하지 않도록 가구를 재배치하여 환자가 보행 보조도구를 사용해 쉽게 이동할 수 있도록 한다.

③ 전선 및 장애물 제거

- 걸려 넘어질 수 있는 전선, 카펫, 기타 장애물을 제거하여 안전한 이동 환경을 만든다.

(5) 계단

① 양쪽 손잡이 설치

- 계단 양쪽에 손잡이를 설치해 환자가 계단을 오르내릴 때 균형을 유지할 수 있도록 한다.

② 계단 이동 보조도구 사용

- 필요시 계단을 오르내릴 때 보조도구(예: 지팡이, 목발 등)를 사용하도록 교육한다.

③ 조명 설치

- 계단 주변에 충분한 조명을 설치해 어두운 환경에서 낙상을 방지한다.

(6) 기타 환경 수정

① 보조도구 활용

- 리처(Reacher), 긴 손잡이 목욕 스펀지, 긴 손잡이 구두주걱 등 허리와 엉덩관절 굽힘을 최소화할 수 있는 보조도구를 적극 활용하도록 한다.

② 조명 개선

- 어두운 공간에는 조명을 추가로 설치하여 이동 시 환자가 안전하게 시야를 확보할 수 있도록 한다.

③ 문턱 제거

- 방 사이 문턱을 제거하거나 낮춰 환자가 보행 보조도구를 사용할 때 걸리지 않도록 한다.

(7) 사회적 환경 수정

① 가족 및 보호자 교육

- 보호자가 환자의 활동을 지원하고 환경 수정을 유지할 수 있도록 교육을 제공한다. 예를 들어, 의자 높이 조정, 물건 배치 최적화, 보조도구 사용법 등을 숙지하도록 한다.

② 교통수단 접근성 보장

- 환자가 외출 시 계단 없이 출입할 수 있는 차량이나 리프트가 있는 교통수단을 이용할 수 있도록 지원한다.

제4절 사례

김○○는 두 명의 어린 손주를 둔 65세 여성으로, 퇴행성 골관절염(osteoarthritis)으로 인한 우측 엉덩관절 통증을 수년간 경험하였다. 최근 앞가쪽 접근법(anterolateral approach)을 이용해 우측 엉덩관절성형술을 받았다. 김○○는 활동적인 생활을 유지하고 있으며, 주 3회 사교댄스 모임에 참여하고, 손주들을 돌보며, 노인정 대표로 활동하고 있다. 이러한 활동들은 남편과 사별한 이후 사회적 연결감을 유지하고 목표의식을 갖는 데 중요한 역할을 한다.

김○○는 2층 주택에 혼자 거주하며, 딸과 손주들은 도보로 20분 거리에서 살고 있다. 최근 사교댄스 중 오른쪽 다리 움직임과 체중 지지 시 심한 통증을 호소하고, 계단을 오르내릴 때 낙상에 대한 두려움을 느끼고 있다. 이러한 문제로 인해 노인정 방문 횟수가 줄어들었으며, 독립적 이동과 활동성 회복을 희망하여 작업치료에 의뢰되었다.

질문

1. 이 환자의 주 호소 문제점은?
2. 사례에 제시된 문제를 평가하기 적합한 도구는?
3. 이 환자의 중재를 위해 필요한 치료접근법과 FOR은?

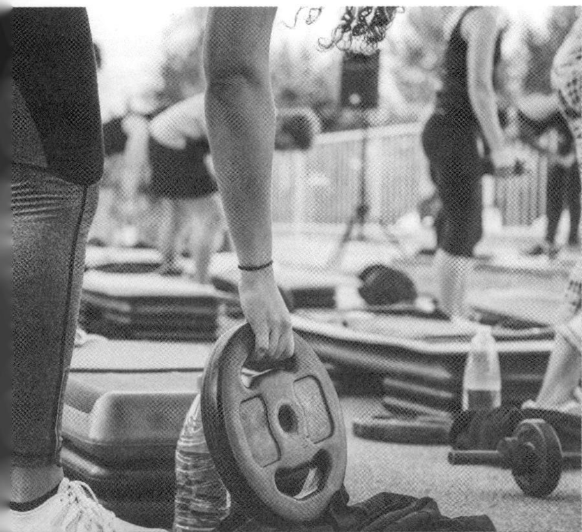

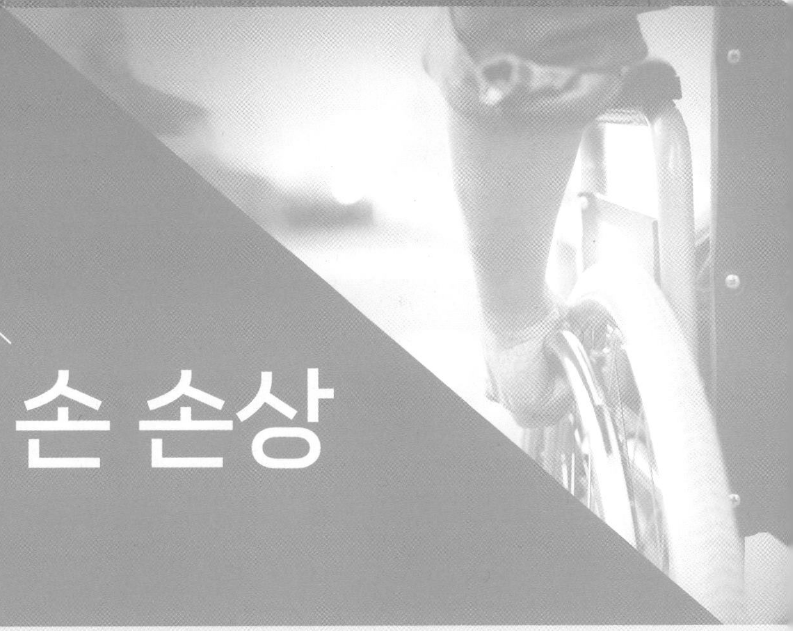

Musculoskeletal Occupational Therapy

06 손 손상

제6장

손 손상

학습목표

1. 손 손상의 개념 및 정의를 이해하고 설명할 수 있다.
2. 손 손상의 평가의 범주와 검사들을 이해하고 각 검사들에 따라 시행하는 방법을 설명할 수 있다.
3. 손 손상의 종류에 따른 치료방법을 이해하고 설명할 수 있다.
4. 손 손상의 사례에 대해 이해하고 설명할 수 있다.

핵심용어

손 손상, Colles 골절, Scaphoid 골절, 말초신경 손상, 힘줄 손상

제1절 개요 및 정의

1. 개요

손은 인간이 삶의 다양한 활동을 수행하는 데 핵심적인 역할을 담당하는 신체 부위로, 하루 동안 수많은 움직임(폄, 굽힘, 쥐기, 맞섬 등)을 통해 다양한 목적을 달성한다. 손은 감각 입력을 통해 주변 환경에서 정보를 수집하며, 위험으로부터 보호하는 역할도 수행한다. 일상생활 및 사회적 상호작용에서 의사소통과 자기표현의 중요한 수단으로 사용된다.

이 장에서 손 손상 관련된 일반적 검사, 말초신경 관련 징후 검사, 기능적 평가 그리고 손 손상별 치료방법, 손 손상 환자 사례에 대해 다루고자 한다.

2. 정의

손 손상이란 외부적 요인(외상) 또는 내부적 요인(질환, 과사용 등)에 의해 손의 구조나 기능에 변화가 발생하여 개인의 활동 및 삶의 질에 부정적인 영향을 미치는 상태를 의미한다. 손 기능의 상실은 작업, 일상생활, 놀이 및 여가 활동 등 개인의 삶의 질에 크게 영향을 미친다.

제2절 평가

손 손상의 평가는 병력, 통증 양상, 이학적 검사, 상처의 상태, 흉터, 부종, 관절가동범위, 쥐기와 잡기, 도수근력검사 등의 일반적 검사와 말초신경 관련 징후 검사 및 기능적 평가들이 주의깊게 시행되어져야 한다.

1. 일반적 검사

검사명	내용
1. 병력	주된 증상, 기능 장애, 과거력, 생활 및 직업 환경에서의 어려움, 환자가 기대하는 기능적 목표를 포함하여 전반적인 환자의 상태를 파악
2. 통증 양상	급성 및 만성 통증의 평가. 통증 부위를 그림으로 표시하고, 주관적 등급 스케일로 통증의 정도를 표현
3. 이학적 검사	자세나 손 사용 패턴 관찰로 정보를 얻으며, 몸쪽에서 발생한 문제가 먼쪽 증상에 영향을 미치는지 확인. 예: 목검진(cervical screening)
4. 상처	상처의 깊이, 길이, 넓이, 색깔, 냄새 등을 평가. 상처의 색은 치유 상태를 나타내며 빨강(치유중), 노랑(삼출액 있음), 검정(괴사 조직)으로 구분
5. 흉터	관절가동범위 제한 여부를 관찰. 흉터가 관절을 가로지르는 경우 구축 발생 가능성이 있으므로 세심한 관리 필요
6. 부종	부피 측정기 또는 줄자, 링 등을 이용해 부종의 양상을 평가. 정확한 측정을 위해 물이 고르게 채워지고 측정 부위가 수평을 유지해야 함
7. 관절가동범위	각도계를 사용하여 능동적/수동적 관절가동범위를 측정. 손상받지 않은 쪽과 비교하여 평가

8. 쥐기와 잡기	악력계를 통해 쥐기 힘을 평가. 손상받지 않은 쪽과 비교하며, 집기척도기를 이용해 측면 잡기, 세 손가락 잡기, 손 끝 잡기 등을 측정
9. 도수근력검사	상지 근력 평가에 사용되며 손 손상의 진행 상태 및 회복 상황을 파악. 숙련된 작업치료사가 등급화된 평가방법으로 수행

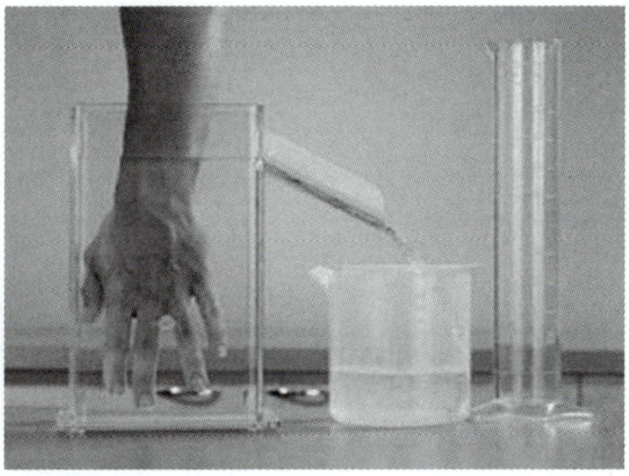

그림 6-1 volumeter

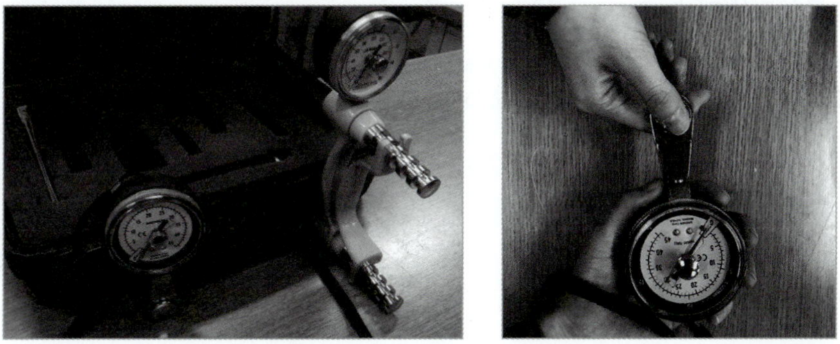

그림 6-2 상지기능평가 도구세트

2. 말초신경 관련 징후 검사

말초신경 손상으로 인한 운동 변화의 원인으로는 축삭절단, 신경절단 등이 있는데 이러한 경우 마비로 인해 근소모가 나타나게 된다. 손상 후 4~6주 후 증상이 뚜렷해지며, 불균형으로 인한 기형 및 관절의 구축이 발생된다. 감각에서도 변화가 나타나는데 특히 통증,

촉각, 온도, 입체인지지각, 두점 분별검사를 통해서 주의깊게 관찰되어져야 한다.

1) 팔렌 검사(Phalen's test)

손등을 맞대어 손목을 90° 이상 굽혀 1분간 유지하며, 정중신경 분포 부위에서 울림 같은 반응을 확인. 리버스 팔렌 검사: 기도 자세로 동일 방법 수행

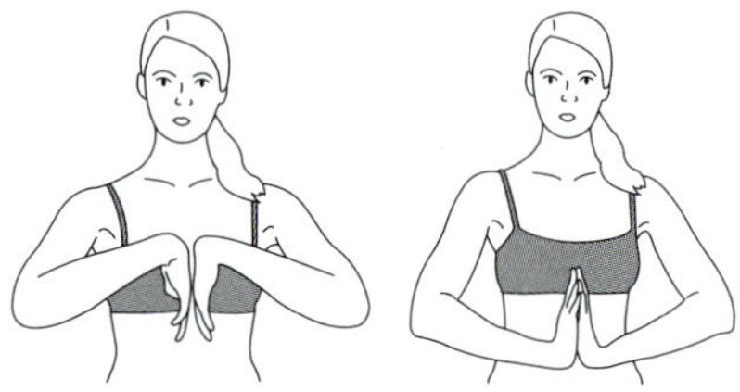

팔렌검사(phalen's test)

2) 손목터널 압박 검사(Carpal compression test)

손목터널(carpal tunnel)에 30초간 압력을 가하여 정중신경 분포 부위에서 저림이나 찌릿한 반응이 나타나면 양성으로 기록

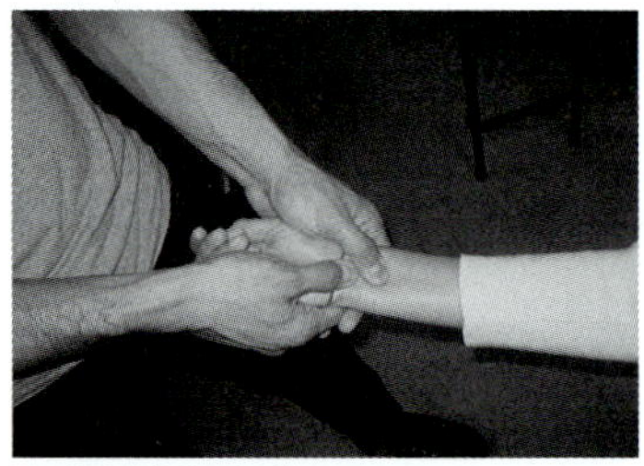

손목터널 압박 검사(carpal compression test)

3) 팔꿈치 굽힘 검사(Elbow flexion test)

팔꿈치를 완전히 굽힌 상태로 3~5분 유지하며 자뼈신경 분포 부위에서 저림이나 찌릿한 반응이 나타나면 양성으로 기록

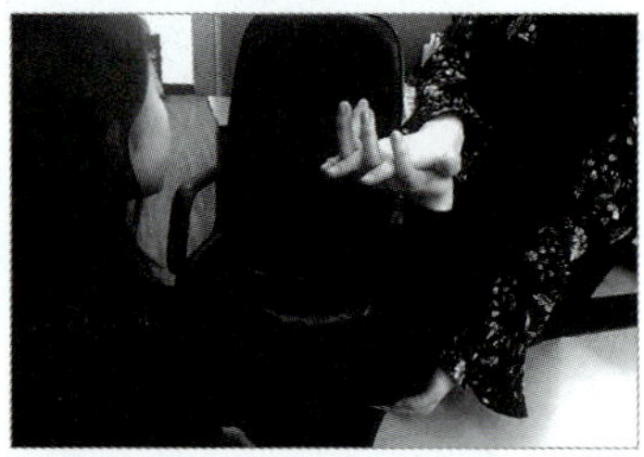

팔꿈치 굽힘 검사(elbow flexion test)

4) 각각의 말초신경에 따른 간단한 검사

(1) 자뼈신경(Ulnar nerve)

① 프로멘트 징후(Froment's sign): 엄지와 검지로 종이를 잡고 당겼을 때 빠지거나 엄지모음근 부재 시 발생

② 와텐버그 징후: 소지의 모음이 되지 않을 경우 관찰

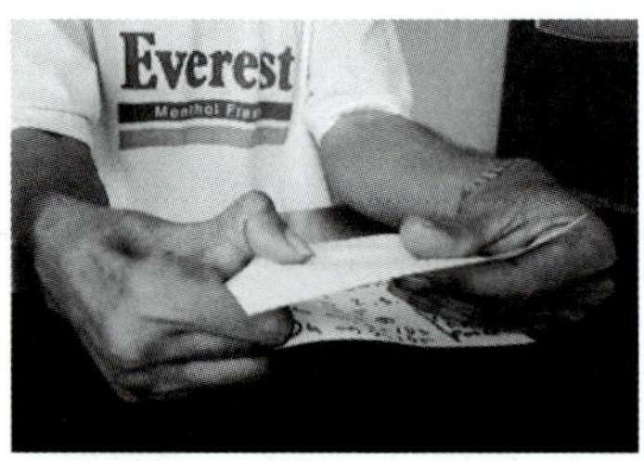

프로멘트 징후(froment's sign)

(2) 노뼈신경(Radial nerve)

손목과 손가락의 폄이 제대로 되지 않아 손목하수(wrist drop)가 발생하면 노뼈신경 손상을 의심

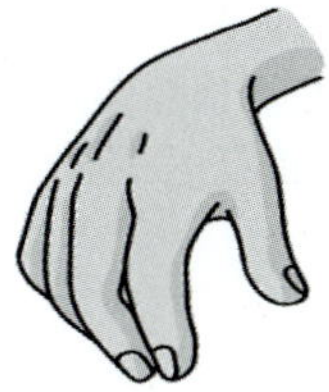

손목하수(wrist drop)

(3) 정중신경(Median nerve)

손가락 굽힘 및 엄지의 맞섬이 어려울 경우 정중신경 손상을 의심

(4) 기타 손상

① 진스 징후(Jeanne's sign) : 검사방법은 프로멘트 징후와 같으며 증상은 프로멘트 징후와는 달리 엄지에서의 폄이 나타남(그림의 왼손)

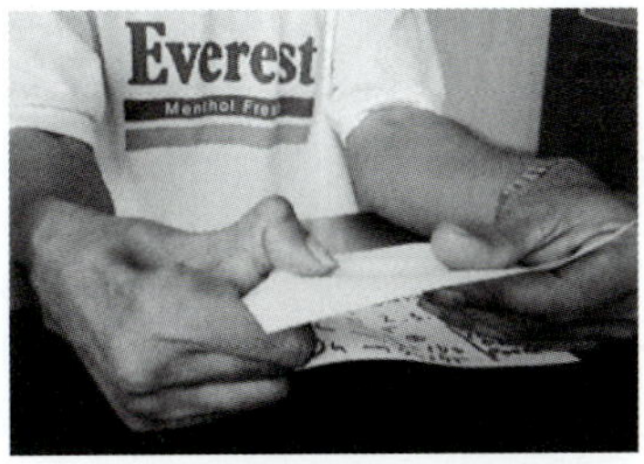

진스 징후(Jeanne's sign)

② 와텐버그 징후(Watenberg's sign) : 손바닥을 책상에 대고 손가락을 모음시켰을 때 소지에서의 모음이 되지 않는 증상

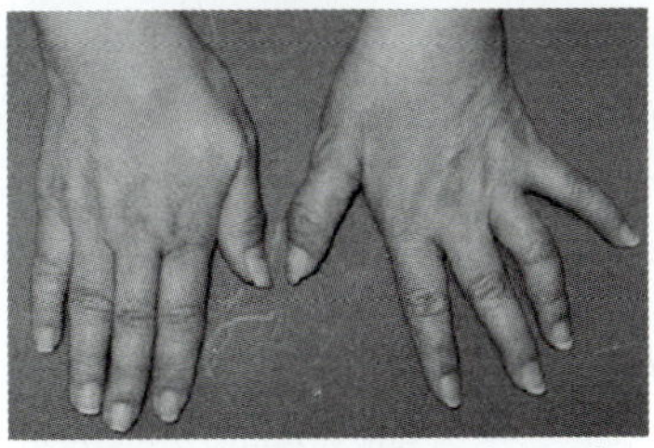

와텐버그 징후(Watenberg's sign)

(5) 감각의 국소화(Sensory mapping)

- 손에서의 세부적인 섬세한 감각을 평가하는 것으로서 손을 편안한 상태로 두고 조용한 환경에서 시행
- 지우개나 면봉으로 손 부위 감각을 평가하며 신경 재생 상황 관찰. 몸쪽에서 먼쪽으로 진행

(6) 교감신경 기능(Sympathetic function)

땀, 혈관, 피부 변화 등으로 신경 회복 평가. 주름 검사와 닌히드린 검사 사용

(7) 신경 압박과 신경 재생(Nerve compression and nerve regeneration)

- 압박 요인 관찰 및 티넬 징후(Tinel's sign)를 통해 신경 재생 속도(하루 1mm)를 평가
- 이러한 신경재생 정도는 티넬 징후(Tinel's sign)에 의해 평가

(8) 진동(Vibration)

- 신경의 회복에 대한 정도를 평가하기 위해 터닝 포크(turning fork) 등을 사용하여 진동 감각을 평가

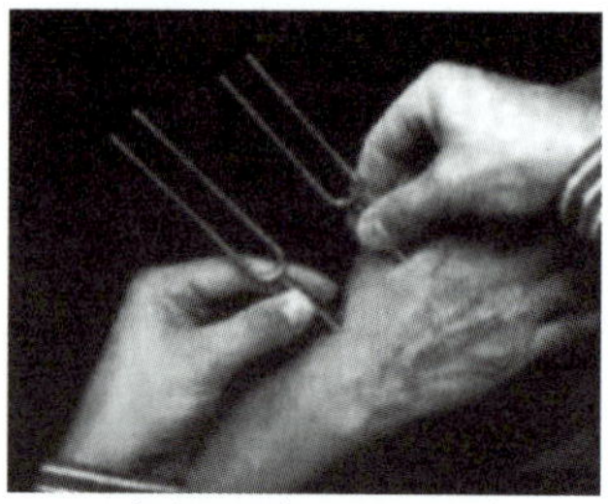

터닝 포크(turning fork)

(9) 압각(Touch pressure)

- 끝부분에 지우개가 달린 연필 등을 사용하여 측정하며 가볍게 눌러주면서 감각의 변화가 일어날 때에 기록. 숙련된 치료사에 의해서 가벼운 자극과 무거운 자극으로 구별하여 기록
- 접촉감지 검사도구(semmens-weinstein monofilament)는 압각의 역치를 평가하는 데 있어 이상적인 평가도구로서 일반적으로 측정도구 중 압각평가에 있어서 가장 섬세하다는 장점
- 그 구성은 20개의 나일론 재질의 단일 필라멘트로 구성되어져 있으며 각각의 지름이 다름. 정상적인 손끝에서의 감각은 2.44~2.84 탐침

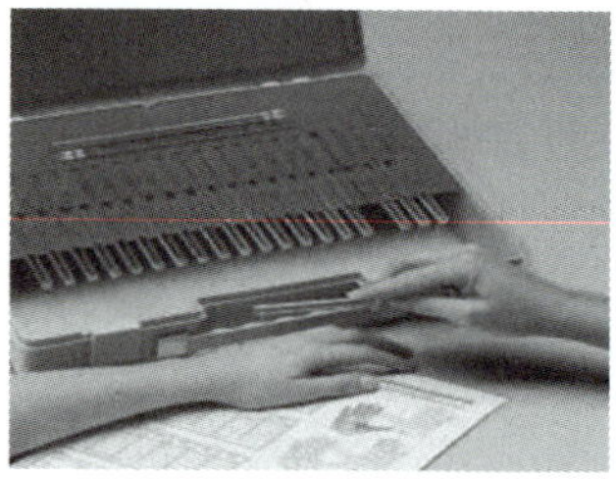

접촉감지 검사도구
(semmens-weinstein monofilament)

(10) 두점분별감각(Two point discriminator)

- 두 자극을 동시에 환자의 손에 가할 때에 분명한 자극을 지각하는가에 대한 검사
- 두 자극을 동등하게 가벼운 압력을 가하여 적용하고 검사영역의 장축을 따라 동시에 적용되는 것이 일반적
- 치료사는 두 자극간의 거리를 조절하여 환자의 수행능력을 검사. 정상 값은 성별에 관계없이 연령이 증가할수록 증가하는 경향을 보이며 가장 최소값은 10~30세에서 주로 나타남. 여성이 남성보다 더 작은 경향을 보이며 우세측에 따른 차이는 거의 나타나지 않음

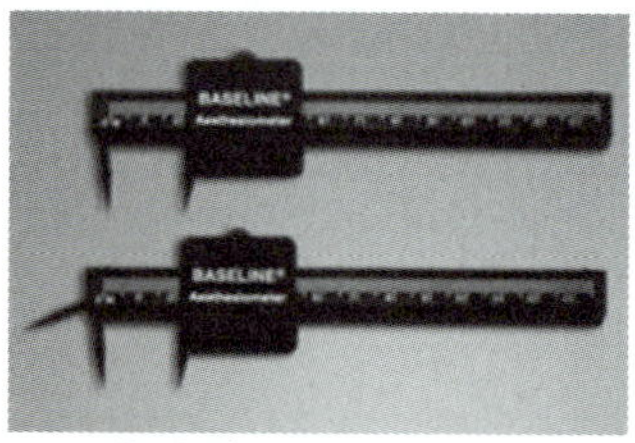

촉각계(aesthesiometer)

(11) 수정된 Moberg 집어올리기 검사(Modified moberg pick up test)

사물의 재인식 능력을 평가하는 검사로서 감각기능의 최종단계에 대한 평가. 주로 정중신경 손상이나 정중신경과 자뼈신경의 복합적 손상이 주요 대상. 평가의 과정은 다음과 같다.

단계	설 명
1	10여개 정도의 물건을 두고 환자가 물체를 보면서 작은 통에 한번에 하나씩 담도록 한다.
2	눈으로 보면서 반대측 손을 사용하여 반복한다.
3	시야를 가린 후 양측 각각을 반복한다.
4	시야를 차단한 후 물건이 무엇인지 질문한다.

3. 기능적 평가(Functional assessment)

손 기능은 환자의 일상생활 및 직업적 활동, 여가 활동 등에서 많은 일들을 수행한다. 단순하게 손에서의 근력, 관절가동범위, 감각, 통증 등에 대한 평가만으로는 그들의 실제적인 환경 속에서의 수행능력을 측정할 수 없다. 따라서 작업치료사들은 손의 장애의 결과가 그들의 일상생활에 어떠한 영향을 주었는지에 대해서 파악해야 할 필요가 있다. 이는 작업치료사의 임상적 관찰과 표준화된 평가도구들에 의해서 이루어진다.

평가도구	목적 및 대상	방법	
1) **미네소타 손 조작검사** (Minnesota rate of manipulation test)	직업능력 평가를 위한 손 기민성(manual dexterity)	서있는 상태에서 평가를 시행하며 각각의 디스크를 집고 뻗고 조작하고 놓는 과정의 반복 시행	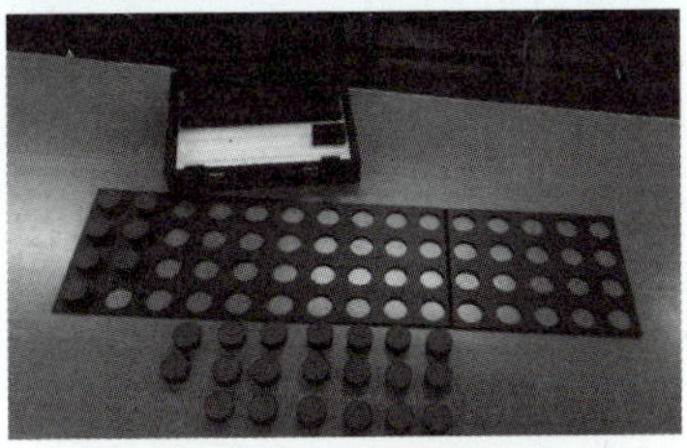 미네소타 손 조작 검사 (minnesota rate of manipulation test)
2) **박스 앤 블록 검사** (Box and block test)	협응능력에 이상이 있는 성인 및 아동의 손 민첩성 평가	각각의 하나의 박스에서 다른 박스로 2.54cm의 블록을 1분 내에 옮기는 것으로 측정, 우세손부터 먼저 실시	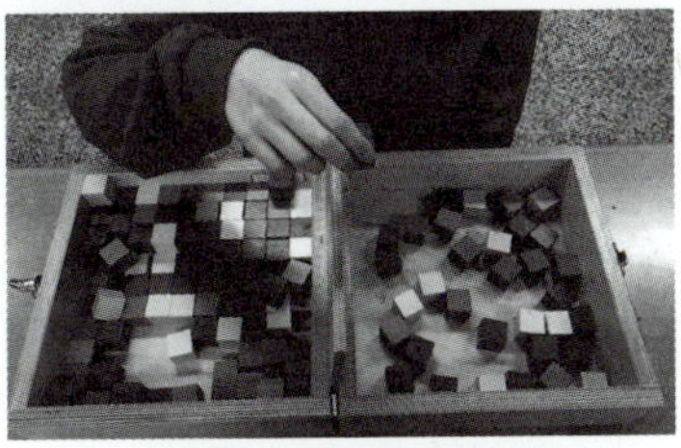 박스 앤 블록 검사 (box and block test)
3) **퍼듀 페그보드 검사**(Purdue pegboard test)	산업 현장에서의 직업적 손기능을 발휘할 수 있는지를 평가	총 25개의 두 줄로 구성된 구멍들에 핀(pin), 칼라(collar), 워셔(washer) 끼우기 등을 앉아서 시행하며 왼손, 오른손, 양손을 사용하여 30초 동안 끼운 수를 계산하는 방법과 60초 동안 조립한 수를 계산하는 방법으로 실시	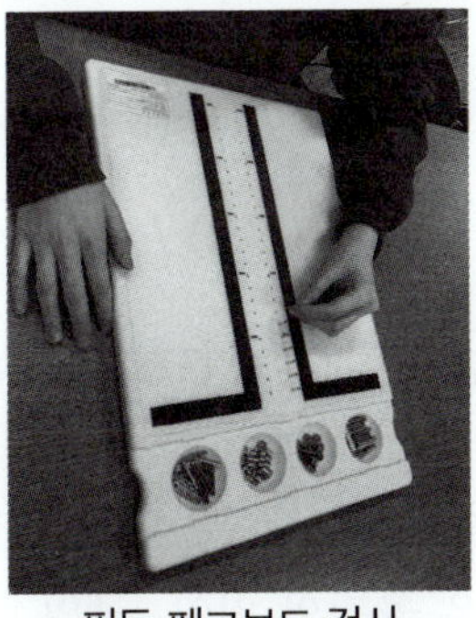 퍼듀 페그보드 검사 (purdue pegboard test)

4) 9홀 페그보드 검사(Nine-hole peg test)	신체장애를 가진 환자들의 손가락의 민첩성 평가	5인치 정도의 네모 판에 있는 9개의 구멍에 나무 핀을 놓고 제거하는 데 걸리는 시간의 측정	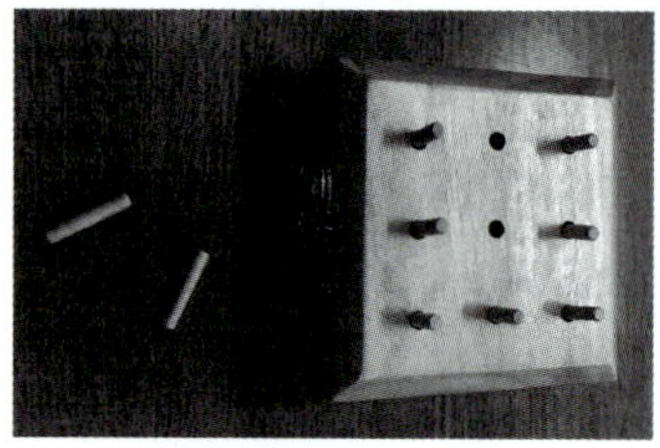 9홀 페그보드 검사 (nine-hole peg test)
5) 젭슨-테일러 손 기능 검사(Jebsen-taylor hand function test)	아동과 성인을 대상으로 모의 ADL상황에서의 손 기능을 평가	글쓰기, 카드 뒤집기, 작은 물건 집어올리기, 먹기, 적목 쌓기, 가벼운 물건 들어 올리기 등의 총 7가지 하위항목으로 구성되어져 있으며 각각 항목당 수행한 시간을 기록	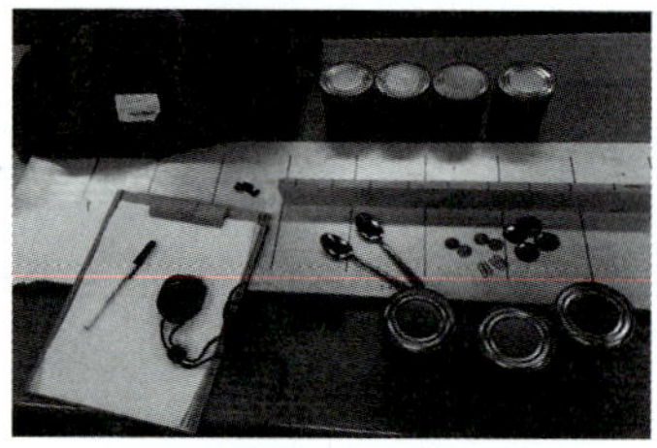 젭슨-테일러 손 기능 검사 (jebsen-taylor hand function test)
6) 템파(TEMPA)	60세 이상의 손 손상 환자를 대상으로 한 상지 수행 검사	모의 일상생활 활동을 반영하는 양손 5개, 한 손 4개, 총 9개의 작업으로 이루어져 있으며 각각 속도, 기능 등급, 작업 분석 등의 총 3개 하위점수에 따라 측정	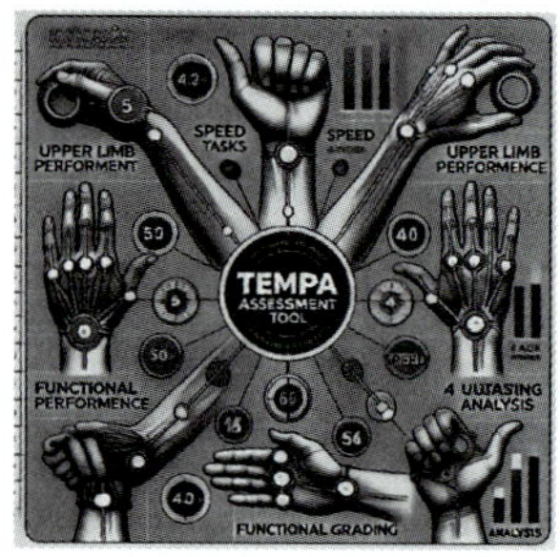

제3절 치료

1. 골절(Fracture)

골절은 외부적인 힘에 의하여 뼈 조직이 부러지거나 갈라진 상태를 말하는 것으로서 그 증상은 골절의 원인, 부위, 정도, 종류 등에 따라서 다양하게 나타나지만 대부분의 경우 부종, 근육 경직, 통증 등이 나타나며 뼈의 모양이나 위치가 변하여 전체적인 변형이 일어나는 질환을 말한다. 본 챕터에서는 손과 손목의 골절 중심으로 설명하고자 한다.

구분	설명
골절의 정의	외부적인 힘에 의해 뼈 조직이 부러지거나 갈라진 상태로, 부종, 근육 경직, 통증, 뼈 모양 변형 등이 주요 증상으로 나타남
골절 발생 시 치료 방법	• 비수술적 방법: 내부 또는 외부 고정을 통해 해부학적 자세 유지 • 수술적 방법: 손상 방지 및 뼈 정렬을 위한 수술적 접근
작업치료 시작 시점	일반적으로 발병 후 3~5주 후 시작
초기 관리 방법	• 손상받지 않은 손가락의 능동적 활동을 통해 기능 유지 • 이차적 부종 발생 가능성 관찰 및 관리 • 부종 발생 시 손을 심장보다 높게 유지
뼈 안정성 확보 후 관리	• 담당 의사와 상담을 통해 손상 부위의 움직임 결정 • 힘줄 유착 방지, 혈관 및 림프선 자극으로 부종 감소 유도
관절 내 골절 정의	관절 내 연골 손상으로 인한 통증 및 뻣뻣함 발생
주요 골절 종류	• 콜리스(Colles) 골절: 넘어짐 등으로 인해 발생하며, 노뼈 머리(radius head)가 주요 손상 부위 • 손배뼈(Scaphoid) 골절: 먼쪽 골절 시 혈액 공급 부족으로 재접합 어려움

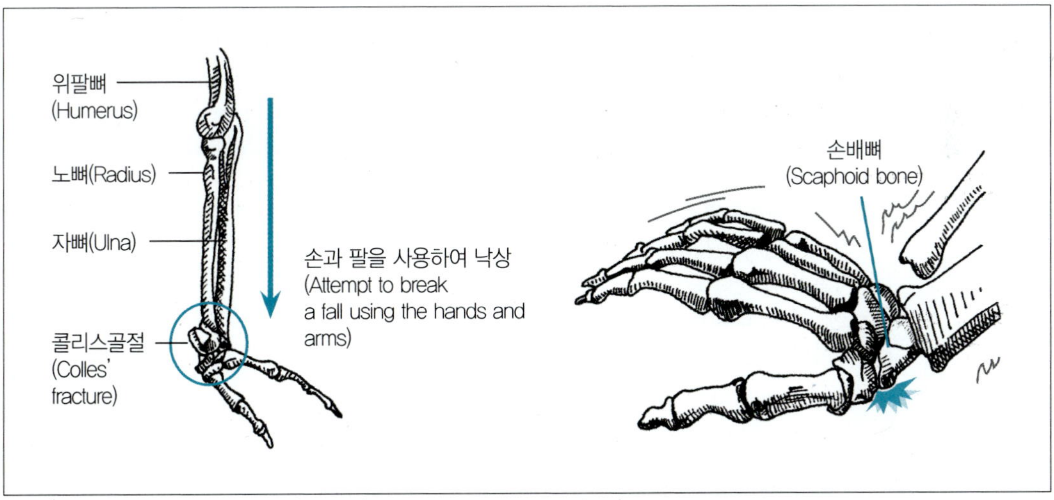

그림 6-3 콜리스(Colles) 골절/손배뼈(Scaphoid) 골절

2. 신경 손상(Nerve injury)

손에서의 신경 손상은 신경 구조가 손상이나 질병으로 인해 여러 복합적인 증상이 나타나는 것이다. 그러한 신경 손상은 다음과 같은 세 가지 원인으로 분류할 수 있다.

종류	설 명
신경압박 (neurapraxia)	신경에서의 압박, 충격, 견인 등이 원인이 되어 일종의 신경에 타박상이 발생한 것으로 기능의 회복은 별다른 치료 없이도 몇 주 내에 일어난다.
축삭절단 (axonotmesis)	신경섬유에서의 말단에서 손상이 일어나는 것으로 내부적 기관에서의 문제는 없다. 보통 6개월 이내에 회복이 가능하며 수술은 권장되지 않는다.
신경절단 (neuromesis)	신경과 섬유조직 모두에서 문제가 발생한 것으로 완전한 분리를 의미한다. 수술이 필수적이다.

1) 말초신경 손상(Peripheral nerve injury)

주로 뼈의 골절이나 신경의 찢김이나 파열, 분쇄되는 손상으로 발생하게 되는데 이러한 신경에서의 손상은 각각의 지배부위에서의 감각소실과 운동에서의 문제점들을 발생시키게 된다. 작업치료사는 해당 손상받은 신경의 지배부위 및 기능을 숙지하고 있어야 한다.

(1) 노뼈신경(Radial nerve)

노뼈신경은 주로 아래팔 및 수부의 폄근(extensors)들에 신경지배를 하고 있는 신경이다.

구분	설명
지배 근육	• 손뒤침근(supinator) • 긴·짧은노쪽손목폄근(extensor carpi radialis longus & brevis) • 긴·짧은엄지폄근(extensor pollicis longus & brevis) • 자쪽손목폄근(extensor carpi ulnaris) • 손가락폄근(extensor digitorum) • 긴엄지벌림근(abductor pollicis longus)
손상 시 증상	• 근육 마비 및 약화 • 감각 이상: 엄지 등쪽, 집게손가락, 가운데 손가락, 네번째 손가락의 몸쪽 노쪽 절반, 위팔 뒤쪽 및 아래팔 • 대표 증상: 손목하수(wrist drop)
기능적 장애	• 손목과 손가락의 폄 장애 • 엄지손가락의 벌림 및 폄 장애
치료 목표	• 신경손상으로 인한 구축 예방
보조기 사용	• 콕업 스플린트(cock-up splint): 손목의 폄 유지 • 동적 스플린트(dynamic splint): 손가락과 엄지의 움직임을 보조

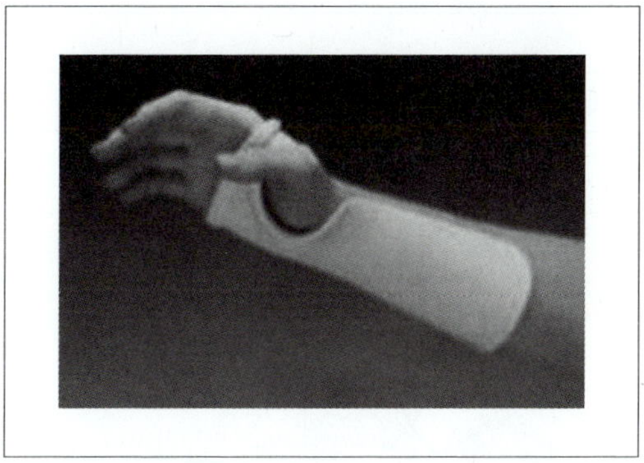

그림 6-4 콕업 스플린트(cock-up splint)

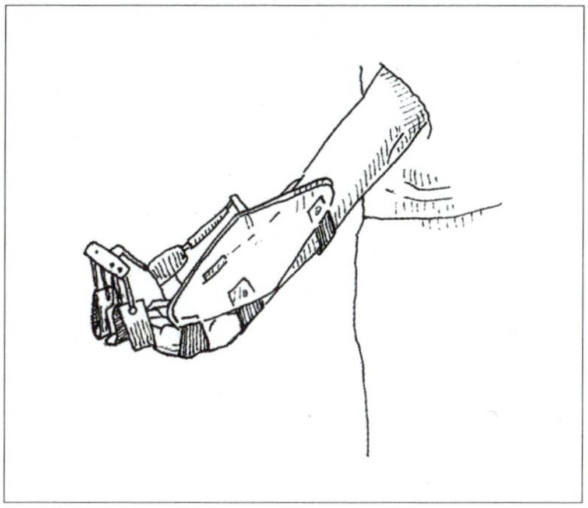

그림 6-5 동적 스플린트(dynamic splint)

(2) 정중신경(Median nerve)

정중신경은 주로 아래팔 및 수부의 굽힘근(flexors)들에 신경지배를 하고 있으며 엄지, 검지, 중지의 바닥면에 대한 감각지배를 하고 있어 흔히 손의 눈이라고 불리어지고 있는 신경이다.

구분	설명
지배 근육	• 원엎침근(pronator teres) • 네모엎침근(pronator quadratus) • 노쪽손목굽힘근(flexor carpi radialis) • 얕은손가락굽힘근(flexor digitorum superficialis) • 깊은손가락굽힘근(flexor digitorum profundus, 일부) • 긴엄지굽힘근(flexor pollicis longus) • 짧은엄지벌림근(abductor pollicis brevis) • 엄지맞섬근(opponens pollicis) • 벌레근(lumbricales, 1·2번째) • 긴손바닥근(palmaris longus)
감각 지배 부위	• 엄지, 검지, 중지의 손바닥면 • 네 번째 손가락의 노뼈쪽 절반(손바닥면) • 검지와 중지의 등쪽 면 • 약지의 몸쪽 손가락뼈사이관절 먼쪽 노뼈쪽 절반(등쪽 면)
손상 시 증상	• 움직임 손상 및 감각 이상 • 대표적 증상: 원숭이 손(monkey hand) 엄지두덩근육의 위축으로 엄지와 시지를 이용한 맞섬(opposition) 동작 불가능

기능적 장애	• 엄지와 다른 손가락 간의 맞섬 동작 불가 • 손바닥의 움직임 제한
치료 목표	• 손 기능 회복 및 구축 예방
보조기 사용	• 엄지보조기: 손바닥 모음과 약간의 맞섬 자세를 유지하여 손 기능 증진

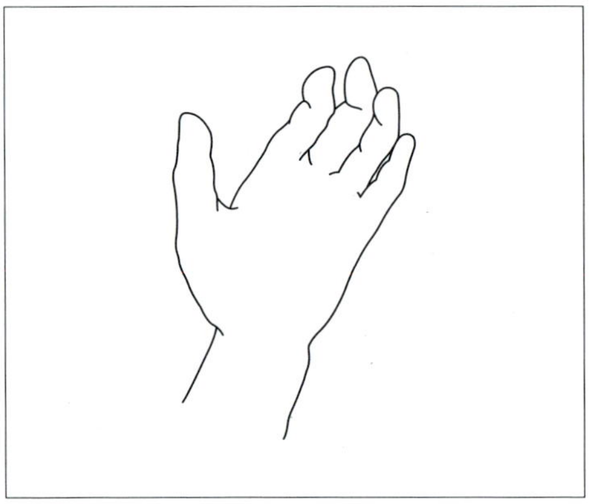

그림 6-6 원숭이 손(monkey hand)

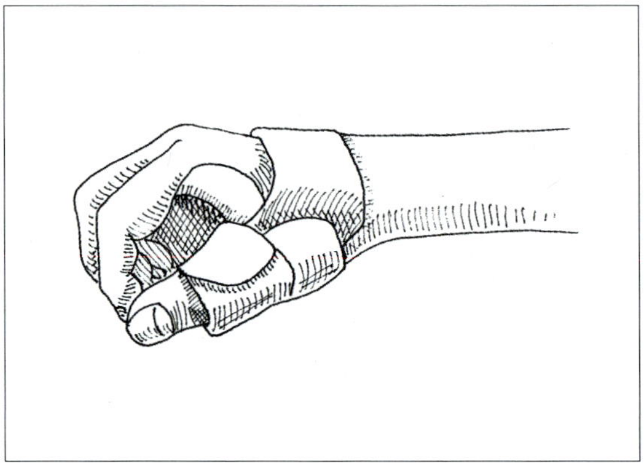

그림 6-7 맞섬 보조기(opponens splint)

(3) 자뼈신경(Ulnar nerve)

자뼈신경은 주로 아래팔 약지와 소지의 굽힘근(flexors)들과 손의 내재근에 신경지배를 하고 있으며 약지와 소지의 등쪽면 및 바닥면에 대한 일부 감각지배를 하고 있는 신경이다.

구분	설명
지배 근육	• 자쪽손목굽힘근(flexor carpi ulnaris) • 깊은손가락굽힘근(flexor digitorum profundus, 일부) • 바닥쪽뼈사이근(palmar interosseous) • 등쪽뼈사이근(dorsal interosseous) • 새끼벌림근(abductor digiti minimi) • 새끼맞섬근(opponens digiti minimi) • 엄지굽힘근(flexor pollicis) • 엄지모음근(adductor pollicis) • 벌레근(lumbricales, 3·4번째)
감각 지배 부위	• 소지의 손바닥과 등쪽면 • 약지의 손바닥과 등쪽면의 자뼈측 절반
손상 시 증상	• 움직임 손상 및 감각 이상 • 대표적 증상: 갈퀴손(claw hand) 약지와 소지의 손허리손가락관절과 손가락뼈사이관절의 굽힘 경향 발생

기능적 장애	• 손허리손가락관절의 굽힘 과도화 및 내재근 마비
치료 목표	• 정상적인 손허리손가락관절의 관절가동범위 유지 • 손허리손가락관절의 과도한 폄 방지
보조기 사용	• 너클 밴드 스플린트(knuckle bender splint): 손허리손가락관절의 굽힘 유지 및 손허리손가락관절의 과도한 폄 방지

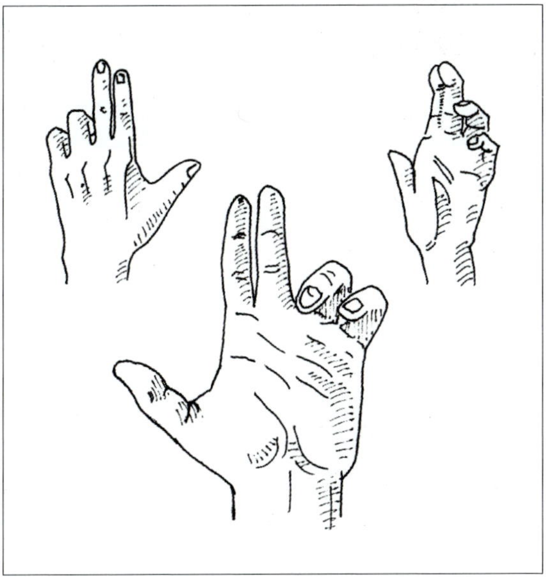

그림 6-8 갈퀴손(claw hand)

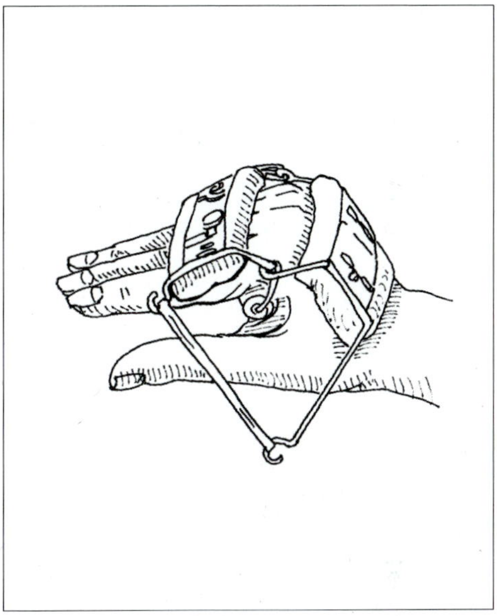

그림 6-9 너클 밴드 스플린트 (knuckle bender splint)

2) 수술 후 관리(Postoperative management)

신경복구술 이후 손의 신경은 많은 장력(tension)이 발생한다. 이러한 상태를 관리하기 위해 올바른 자세가 요구되며 약 2~3주간 고정이 필요하다.

사용하지 않아 발생할 수 있는 구축을 예방하기 위해 4~6주간 완전한 신장을 위한 능동적 운동이 필요하다. 보조기를 사용하였을 경우 약화된 근육의 움직임 유도 및 근력 강화와 기능 회복을 위해 제거하는 것이 좋다.

신경이 재생됨에 따라 그에 맞는 보조기의 변경과 치료방안의 강구를 위해 정기적인 근육과 감각, 기능에 대한 평가를 시행하여야 한다.

3. 힘줄 손상(Tendon injuries)

1) 굽힘근 힘줄 손상(Flexor tendon injury)

굽힘근 힘줄 손상은 매우 복잡하고 정교한 손의 굽힘근 기전에 대한 자세한 이해가 필요하다. 굽힘근은 엄지를 제외한 나머지 손가락에서 5개의 영역으로 나누어지며 엄지에서는 3개의 영역으로 나누어진다.

구분	설명
손상의 특징	• 굽힘근 힘줄 손상은 단독으로 발생하거나 골절 및 압착 등 외부적 요인에 의해 발생 • 3구역은 "노 맨스 랜드(No Man's Land)"라 불리며 복구가 어려운 영역
치료 목표	• 힘줄의 유동성 촉진 및 유착 형성 최소화
올바른 자세	• 손목 30° 굽힘, 손허리손가락관절 70° 굽힘, 손가락뼈사이관절은 능동적 폄과 수동적 완전 굽힘 유지 • 등쪽 고정 보조기 사용
클레이네르트 프로토콜	• 3주간 보조기를 착용하며 고무줄로 손가락 굽힘 운동 • 손가락 폄은 능동적으로, 굽힘은 고무줄의 도움으로 수행 • 하루 깨어있는 동안 10회 반복
듀란과 하우저 테크닉	• 수술 3일 후 시작 • 손허리손가락관절 70° 굽힘과 손목 굽힘을 유지하며 6~8회 수동 굽힘·폄 반복운동 (3 ~5mm 내 움직임 범위) • 4주 후 보조기를 제거하고 고무줄 부착
고정기법 (Immobilization)	• 수술 후 3~4주간 완전 고정 • 단점: 힘줄 파열 가능성 • 협조적이지 않은 환자나 어린 환자에게 적합
급성기 이후 운동	• 힘줄 미끄러짐 운동: 얕은·깊은 손가락 굽힘근의 움직임 촉진 • 추천 자세: 갈고리 쥐기, 주먹 펴기, 주먹 쥐기 • 각각 10회 반복, 하루 2~3회 실시
운동 보조 기구	• 고정 보조기(blocking splint) 사용 • 반대편 손으로 잡아주며 운동 가능
6~8주 후 관리	• 수동적 폄 시작 • 몸쪽손가락뼈사이관절 굽힘 구축 예방을 위해 원통형 석고 스플린트 사용 가능 • 동적 폄을 돕기 위해 스프링손가락보조기 사용

8주 이후 관리	• 저항 운동 및 활동 가능하나 과도한 저항은 피해야 함 • 추천 활동: 점토 작업, 목공예, 매듭 활동 • 스포츠 관련 활동은 어려움
8개월 이후	• 강한 저항 운동 및 활동 가능 • 일상생활 및 스포츠 활동에 복귀 가능

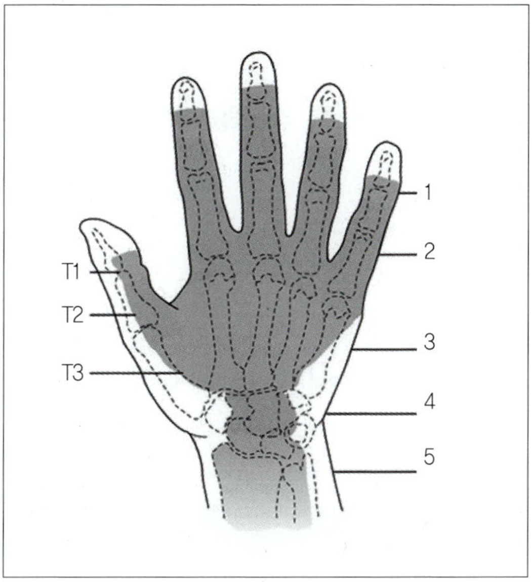

그림 6-10 굽힘근 힘줄 영역

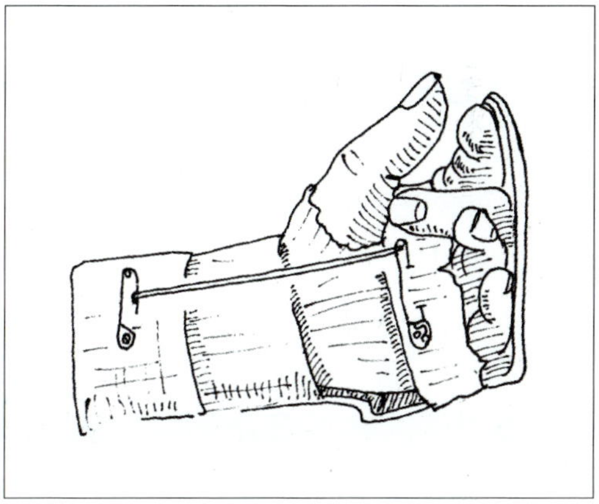

그림 6-11 등쪽 고정 보조기 (dorsal blocking splint)

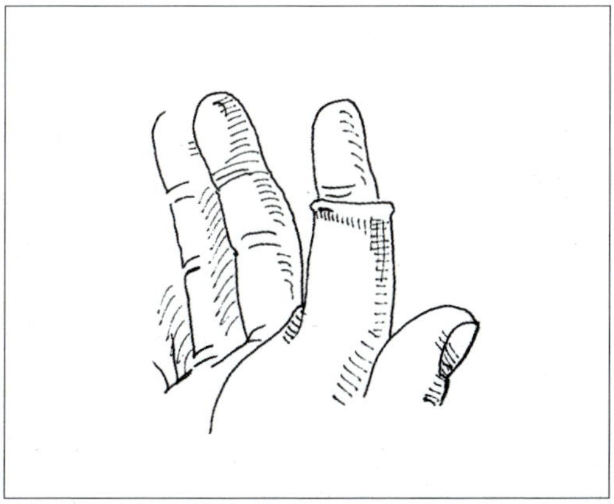

그림 6-12 고정 보조기(blocking splint)

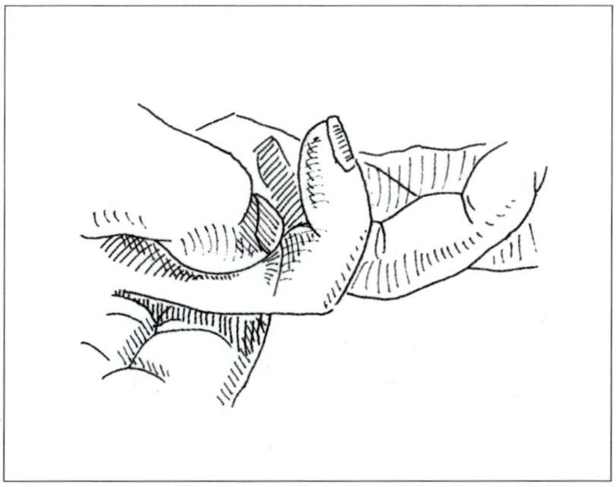

그림 6-13 반대편 손으로 손허리손가락관절의 제한

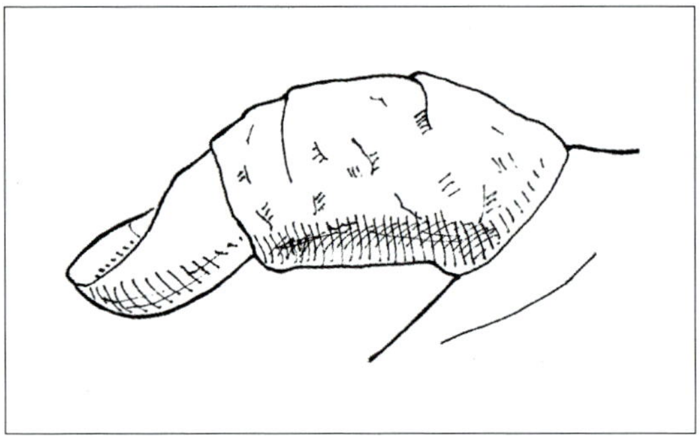

그림 6-14 원통형 석고 스플린트

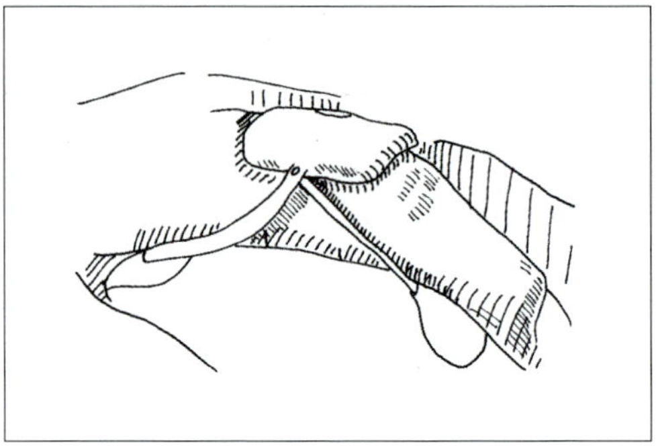

그림 6-15 스프링손가락보조기

2) 폄근 힘줄 손상(Extensor tendons injury)

폄근 힘줄 손상은 매우 복잡하고 정교한 손의 폄근 기전에 대한 자세한 이해가 필요하다. 폄근은 엄지를 제외한 나머지 손가락에서 7개의 영역으로 나누어지며 엄지에서는 5개의 영역으로 나누어진다.

구분	설명
손상 구역	• 손가락: 7개의 영역 • 엄지: 5개의 영역
1, 2구역 손상	• 대표적 증상: 망치손가락 변형(mallet finger deformity) • 특징: 먼쪽 손가락뼈사이관절에서 폄근 지체 발생 • 치료: 6~8주간 폄 상태 유지 보조기 착용
3, 4구역 손상	• 대표적 증상: 단추구멍 변형(boutonniere deformity) • 특징: 몸쪽 손가락뼈사이관절 굽힘 및 먼쪽 손가락뼈사이관절 과다 폄 • 치료: 6주간 폄 상태 스플린트 적용 및 능동·수동 굽힘 운동
5, 6구역 손상	• 초기 조절된 움직임 또는 고정을 통해 치료 가능 • 환자 상태에 따라 프로그램 조정 가능
7구역 손상	• 주로 유착으로 인한 제한 발생 • 치료를 위한 올바른 자세와 움직임 계획은 담당 의사와 협의 필요
치료 목적	• 손가락 변형 예방 및 기능 회복
운동 및 보조기 사용	• 각 손상 구역에 맞는 보조기 및 운동 프로그램 적용

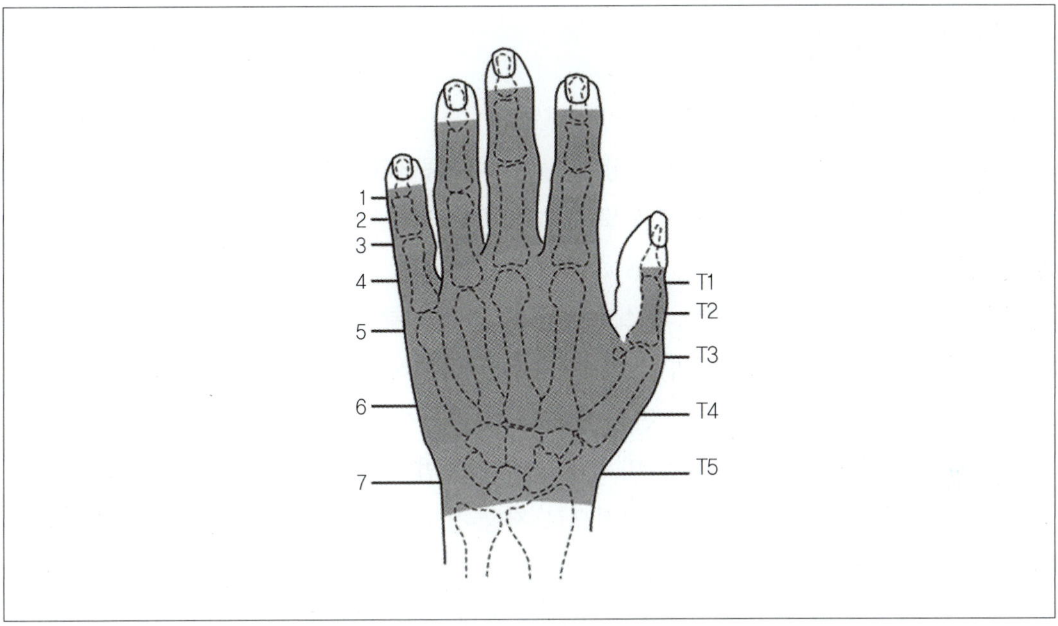

그림 6-16 폄근 힘줄 구역

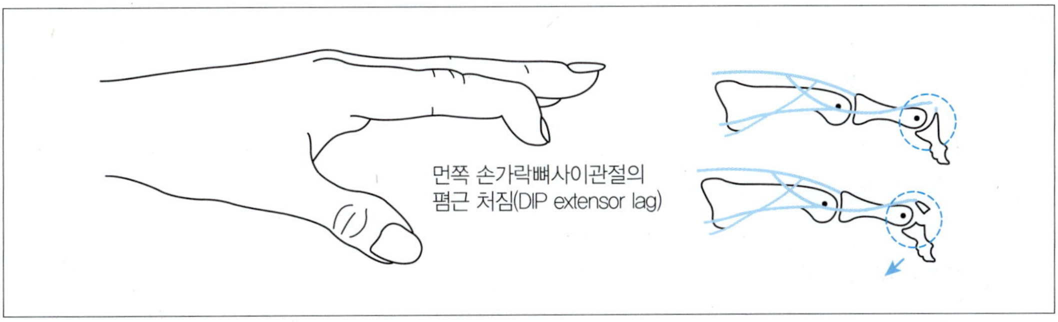

그림 6-17 망치손가락 변형(mallet finger deformity)

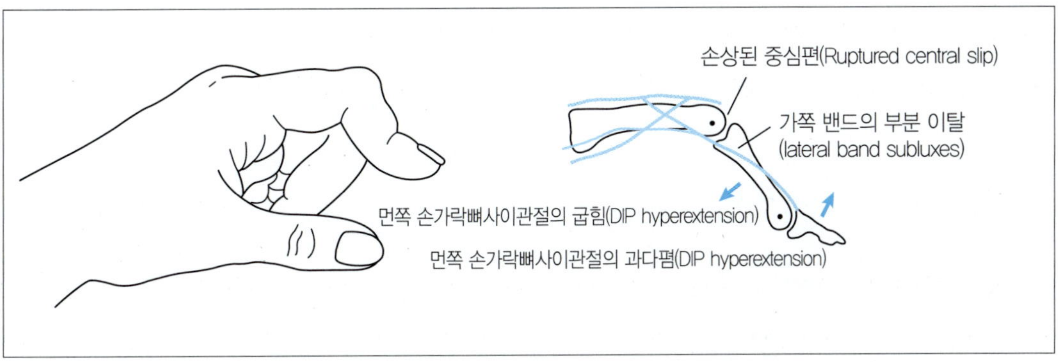

그림 6-18 단추구멍 변형(boutonniere defomity)

제4절 사례

김○○ 씨는 45세로, 가구 제조 공장에서 일하는 숙련된 작업자입니다. 작업 도중 발판이 미끄러지며 균형을 잃었고, 왼손으로 땅을 짚으며 넘어지면서 콜리스(Colles) 골절을 입게 되었습니다.

초기 치료 목표는 보호를 위한 캐스트로 인해 관절 구축과 변형을 예방하는 것이었습니다. 치료사는 다치지 않은 부위의 관절가동범위를 유지하기 위해 운동 프로그램을 제공했으며, 캐스트 사용 시 주의사항 및 관리 방법을 환자와 가족에게 교육했습니다.

중간 치료 단계에서는 손의 능동 및 수동 관절가동범위 회복, 근력 강화, 협응능력 개선을 목표로 하였습니다. 치료사는 점진적으로 저항 강도를 조절하며, 치료 목적에 부합하는 기능적 활동을 포함한 프로그램을 진행했습니다.

마지막 치료 단계에서는 직업 복귀를 목표로 최대 저항 운동을 포함한 고강도 훈련을 실시했으며, 실제 가구 제조 공정과 유사한 환경에서 작업 시뮬레이션을 통해 환자의 기능적 적응을 돕는 프로그램을 운영하였습니다.

질문

1. 이 환자의 주 호소 문제점은?
2. 사례에 제시된 문제를 평가하기 적합한 도구는?
3. 이 환자의 중재를 위해 필요한 치료접근법과 FOR은?

Musculoskeletal Occupational Therapy

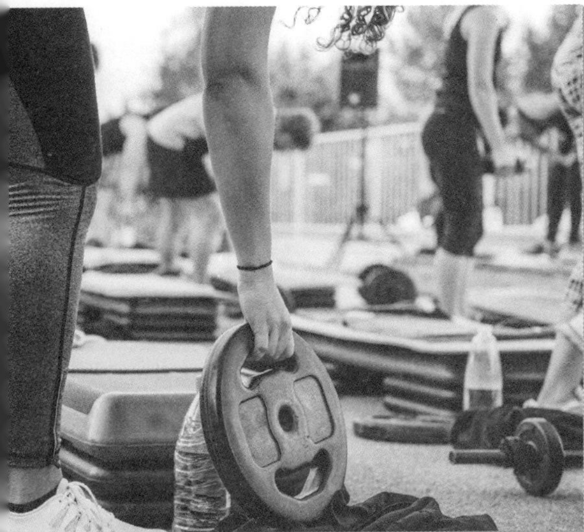

07 요통

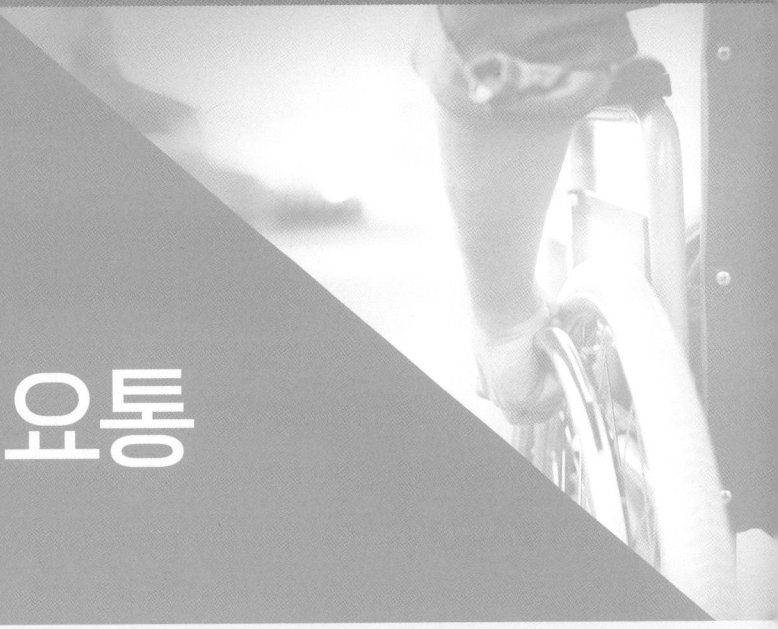

제7장
요통

학습목표

1. 척추의 해부학적 구조와 신체역학과의 관계에 대해서 알 수 있다.
2. 일상생활활동 수행 시 요통을 예방할 수 있는 자세에 대해서 알 수 있다.
3. 요통의 평가와 중재 시 작업치료사의 역할을 이해할 수 있다.

핵심용어

신체역학, 에너지보존, 요추의 안정화, 요통예방교육

제1절 개요

1. 요통의 정의

요통(low back pain; LBP)은 허리가 아픈 증세를 통틀어 이르는 말로, 근골격계 통증 질환 중 가장 다빈도로 발생하며, 현대사회에서 흔하게 볼 수 있는 질환 중 하나이다. 요통은 근력약화, 운동량 부족 및 장시간에 걸친 나쁜 자세에서의 작업 등이 주 원인으로 알려져 있으며 허리에 부하를 가중시키고, 지나친 긴장을 초래하여 통증을 유발한다.

성인 인구의 약 80% 이상이 일생 중 한 번 이상 요통을 경험하며, 많은 사람들이 요통으로 인해 자신의 직업 및 일상생활활동에 지장을 받고 있어 효과적인 관리가 필요하다. 급성 요통 환자의 90%는 3개월 이내에 대부분 호전되지만, 많은 경우 증상이 재발하고 기능적 장애를 경험한다. 따라서 통증이 지속되거나 악화될 경우에는 적절한 진단과 치료를 받는 것이 필요하다.

대부분의 요통 환자들은 허리구조에 대한 전문지식이 부족하고 증상을 완화할 수 있는 능력이 없으므로 환자 스스로 예방하는 일은 어려울 수 있다. 급성 혹은 만성 요통환자 치료에서 중요한 것은 가능한 빨리 직장으로 복귀하는 것과 일상생활을 회복하는 것이다. 작업치료사는 환자가 집과 직장에서의 역할을 수행하기 위해 변형된 방법과 적절한 신체역학을 사용하여 요통을 예방하고, 관리할 수 있도록 교육한다. 일상생활활동과 업무-관련 과제의 양과 유형을 점진적으로 증가시키며, 일상적인 활동으로 복귀하기 전 재발에 대한 예방법과 안전과 관련된 주의 사항을 교육해야 한다. 환자들은 작업할 때 바른자세와 행동을 통하여 요통이 있음에도 불구하고 문제없이 생활할 수 있으며, 재발이나 증상의 악화를 예방할 수 있다. 요통 환자를 치료하기 위한 다중적인 접근은 작업 기능을 향상시키고 통증을 의미 있게 감소시킬 수 있다.

2. 척추의 해부학적 구조

작업치료사는 요통을 일으키는 근본적인 문제를 확인하기 위해 척추의 정상적인 해부학적 구조를 이해해야 한다. 그리고 올바른 신체역학에 대한 근거들을 환자에게 교육하기 위해 척추의 기본 정보를 전달하는 것이 필요하다.

1) 척주와 허리뼈

척주(vertebral column)는 척추(vertebrae)와 추간판(intervertebral disk)으로 구성되어 있으며 몸통의 지주를 이루고 머리뼈와 골반을 연결한다. 척주는 직립보행을 가능하게 하며, 척수를 보호하고 척수신경이 지나가는 길을 만들어준다. 인체의 허리부위는 5개의 척추뼈로 구성되어 있으며, 뼈 위에 또 다른 뼈가 차곡차곡 쌓여있는 형태로 되어 있다. 각 뼈들의 앞쪽에는 몸통이라고 불리는 견고한 부분이 있고 뒤쪽에는 하나의 구멍이 있다(그림 7-1).

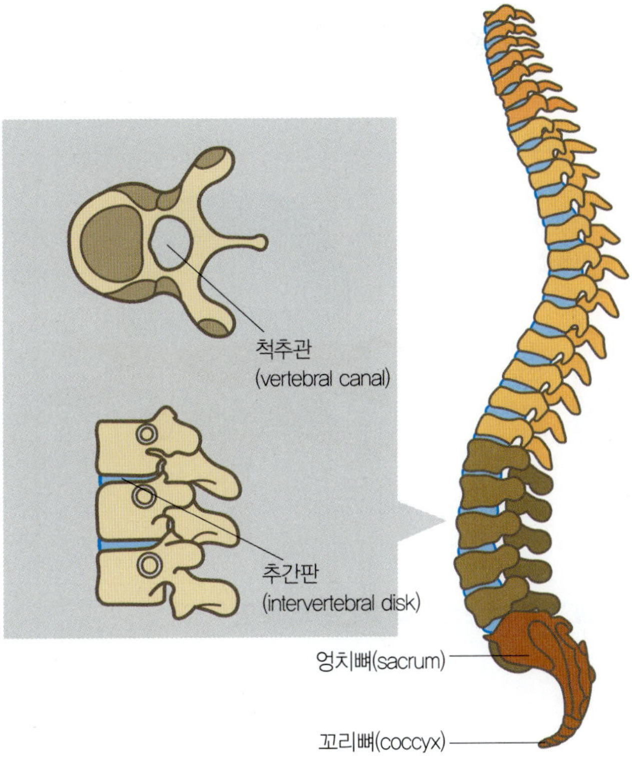

그림 7-1 척주와 허리뼈의 구조

병렬로 이어진 척추를 들여다보면 보이는 구멍들은 척추관을 형성하게 된다. 척추관은 신경다발의 보호통로가 되며 이것은 머리로부터 골반까지, 척수의 해당되는 길이까지 뻗어 있다. 일반적으로 추간판(디스크)이라고 불리는 특별한 연골이 척추와 척추를 분리시키고 있다. 디스크는 척수 바로 앞에 있으며, 추체사이에 위치하고 있다. 모든 디스크는 가운데에 유연한 반액체 상태의 속질핵과 바깥층은 섬유테로 구성되어 있는데, 이것은 충격을 흡수하는 작용을 한다(그림 7-2).

인간의 척추는 일어나 있는 동안 혹은 작업시간 중에는 대부분 기립자세를 취하게 되어 있다. 똑바로 서 있는 자세에서 허리뼈는 그 윗부분의 몸무게를 지지해야 하며, 앉아 있는 경우에도 골반으로 이 무게를 전달하고, 서 있거나 걷거나 뛰는 경우에는 발로 전달하게 된다. 따라서 허리뼈는 몸의 상체와 하체를 연결하는 역할을 하며 척수를 보호하고, 몸무게를 지지하는 중요한 역할을 한다. 인간의 성장과정은 동물의 수평자세로부터 인간의 수직자세로 발달되며 척추는 무거운 무게를 지지할 수 있는 지주로써 작용한다. 이 밖에 척추 자체는 일련의 커브를 발달시키면서 척추가 좀 더 충격을 잘 흡수하고 유연성을 가질 수 있도록 발달된다.

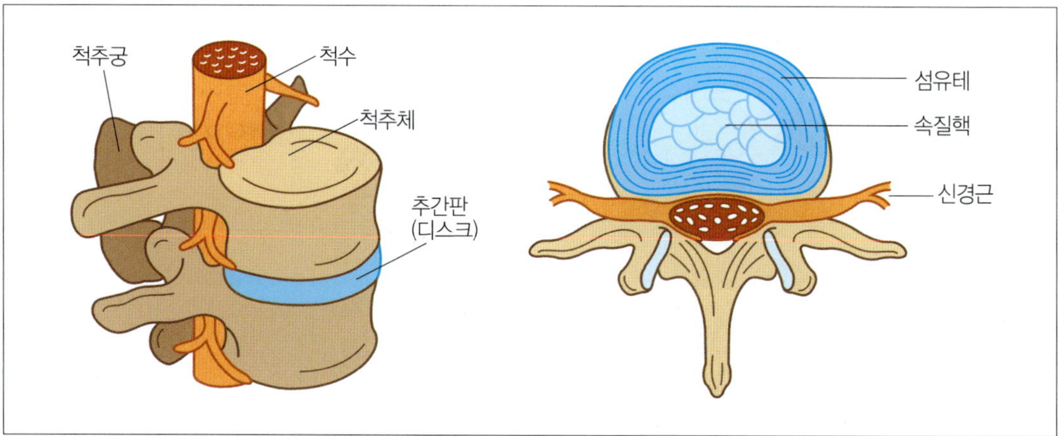

그림 7-2 척수신경과 추간판의 모양

2) 척수신경과 근육

몸통 사이에는 양옆으로 작은 구멍이 있는데 이 사이로 신경이 척추관을 지나가며 왼쪽 혹은 오른쪽 척수신경을 구성하게 된다. 척수신경은 근력과 피부감각을 담당하게 된다. 다시 말해 우리가 통증이나 압박 및 온도감각을 느낄 수 있고 몸을 움직일 수 있는 것은 이러한 신경의 역할 때문이다.

근육은 허리관절 위에 덮여 있는데, 이것은 몸통 위쪽에서부터 골반부까지 걸쳐 있다. 개개의 몸통에서 근육의 끝부분은 힘줄로 바뀌어 다른 뼈와 연결된다. 근육이 수축하면 한 관절 혹은 한 관절 이상이 움직임을 일으키게 된다.

가로돌기사이근(intertransversarii), 가시사이근(interspinalis), 뭇갈래근(lumbar multifidus) 가장긴근(lumbar longissimus)과 엉덩갈비근(iliocostalis)은 허리뼈 근육을 형성한다. 이 근육들은 척추의 폄을 도와주며, 특히 가장긴근과 엉덩갈비근은 옆 굽힘을 도와줄 수 있다. 배가로근(transvers abdominis)과 배속빗근(oblique internus abdominis)과 같은 복부 근육은 척추의 안정성에 도움을 준다.

3. 요통의 원인

척추의 역할은 우리 몸의 기둥으로서 온몸의 하중을 지탱하고 동시에 굽힘과 폄, 회전 등 여러 가지 운동을 하기 때문에 과부하에 의한 손상이나 퇴행성 변화를 필연적으로 동반하게 된다. 이러한 운동에 관련된 구조물은 주로 근육, 인대, 디스크, 후관절 등이며 이 네 구조물의 변화가 요통의 원인 중 대부분을 차지하게 된다. 요통의 가장 흔한 원인으로는 나쁜 자세, 운동 부족, 비만, 근력과 지구력의 저하, 신체 메커니즘의 부정확한 사용, 노화로 인한 문제 등을 들 수 있으며, 척주를 구성하고 있는 뼈, 디스크, 인대, 힘줄, 신경, 혈관, 그 밖의 다른 조직들 모두가 기계적인 손상을 받으면 요통을 야기할 수 있다.

4. 요통의 진단

1) 지속 기간에 따른 분류

(1) 일과성 요통

일과성 요통은 인간이면 누구든지 경험하게 되는 통증이며 방바닥에 오래 앉아 있을 때 허리가 뻐근한 것과 같이 어느 한 자세를 오래 취하면 발생하는 것으로 일반인들도 큰 신경을 쓰지 않고 지내며 실제 아무런 장애를 유발하지 않는다.

(2) 급성 요통

급성 요통은 무거운 물건을 들다가, 심지어는 앉았다가 일어서는 과정에서 허리를 삐끗하여 발생하기도 한다. 이런 경우는 허리의 근육이나 인대의 손상으로 생각되는데 이러한 경우 몇 일간은 꼼짝하기도 어려울 정도로 통증이 심하여 응급실로 실려 오는 경우가 종종 있다. 환자들이 이때 가장 불안해 하지만 급성 요통은 2~3주가 지나면 견딜 수 있을 정도로 호전이 된다. 90%의 환자가 6주 이내에 다시 직장에 복귀할 수 있을 정도로 예후는 좋다.

(3) 만성 요통

만성 요통은 3개월 이상 지속되는 요통으로서 크게 두 가지로 나눌 수 있다. 첫 번째는 급성 요통에서 3개월 이상 회복되지 못한 경우가 있다. 두 번째로는 급성통증의 과정을 겪지 않고 서서히 시작되어 지속적으로 통증이 있는 경우가 있다. 이 경우 급성통증을 겪기도

한다. 만성 요통 환자는 전 요통 환자의 5~10%에 불과하나 이들이 사용하는 의료비는 전 요통 환자가 사용하는 의료비의 70~80%에 이른다. 만성 요통의 원인은 직업적인 요인, 운동 부족, 노화 현상, 정신적인 스트레스, 심리적인 요인 등 여러 가지가 복합적으로 작용하기 때문에 정확한 진단이 어려울 뿐만 아니라 어느 한 가지를 해결한다고 해도 쉽게 사라지지 않는다. 환자는 어떤 동작 하나도 요통을 염두에 두기 때문에 자신 있게 수행하기가 어려우며, 이로 인하여 심한 기능장애를 겪게 된다.

2) 일반적인 요통 진단

(1) 궁둥신경통(Sciatic pain)

궁둥신경통은 궁둥신경과 관련된 부위인 엉덩이, 종아리, 발 등을 따라 나타나는 통증이다. 대부분 하부 척추의 추간판 탈출증에 의해 발생하며, 드물게 종양에 의해 발생하는 경우도 있다. 궁둥신경통의 증상은 허리에서 시작하여 엉덩이, 허벅지, 발까지 뻗치는 쑤시거나 타는 듯한 통증이다. 침범된 다리에 저린 감각, 근력 약화 증상 등이 나타나기도 한다(그림 7-3).

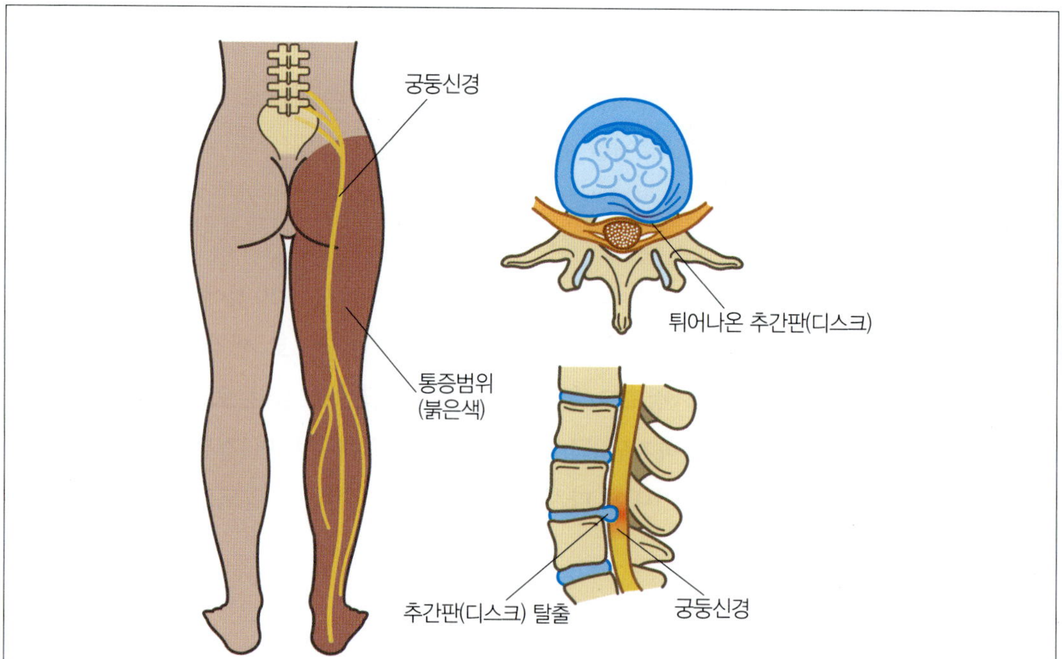

그림 7-3 궁둥신경통

(2) 척추관협착증(Spinal stenosis)

척추관협착증은 척추사이구멍의 공간이 좁아짐으로 인해 척수신경이 척추에서 들어오고 나가는 통로가 줄어들어 허리의 통증을 유발하거나 다리에 복합적인 신경증세를 일으키는 질환을 말한다. 가만히 서 있거나 걸을 때 요통이나 불편함이 있어 한쪽 다리 또는 양쪽 다리에 영향을 미치게 된다(그림 7-4).

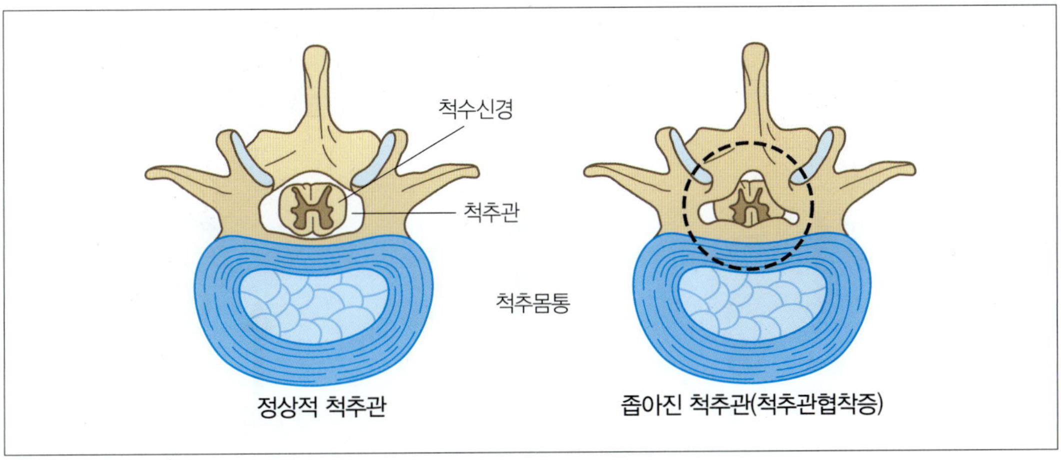

그림 7-4 척추관협착증

(3) 후관절통증(Facet joint pain)

후관절통증은 척추뼈를 서로 연결하는 후관절 부위의 관절염 혹은 염증으로 인해 발생하며 통증이나 기능장애를 유발하는 질환이다. 대부분 노화가 원인이며, 때로는 관절에 가해지는 과도한 압박이나 외상성 손상이 원인이 될 수도 있다. 일반적으로 허리에서 통증이 느껴지지만 종종 사타구니, 엉덩이, 허벅지 뒤쪽으로 통증이 퍼지기도 한다(그림 7-5).

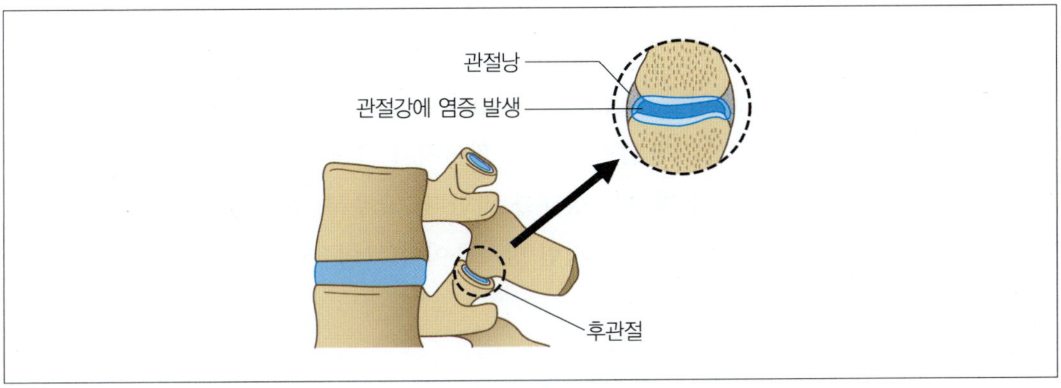

그림 7-5 후관절통증

(4) 척추분리증(Spondyloysis)

척추분리증은 척추뼈를 서로 연결해 주는 척추뼈 뒤쪽 좁은 관절 부위에 금이 가거나 결손이 생기면서 분리된 상태를 말한다. 나이와 관련된 퇴행성 척추의 변형을 수반할 수 있으며 관절염 혹은 골증식체 형성이 일어날 수도 있다(그림 7–6).

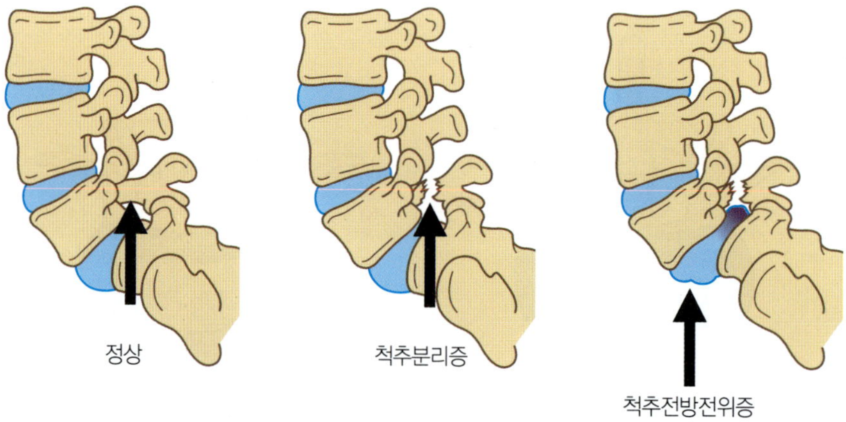

그림 7-6 척추분리증과 척추전방전위증

(5) 척추전방전위증(Spondylolisthesis)

척추전방전위증은 위쪽의 척추뼈가 아래뼈에 비해서 앞으로 밀려나와 비정상적인 정렬을 이루는 상태를 말하며, 척추분리증으로 인해 정렬의 문제가 발생하는 경우가 많다. 이런 경우 다리로 내려가는 신경근이 눌리게 되어 다리가 저리고 당기는 증상이 발생할 수 있다(그림 7–6).

(6) 추간판탈출증(Herniated nucleus pulposus)

추간판탈출증은 추간판의 섬유가 압력에 의해 찢어지고 그 결과 속질핵이 바깥으로 돌출되어 신경을 압박하여 통증을 유발하는 상태를 말한다. 요추부 추간판탈출증의 가장 두드러진 증상은 요통과 함께 다리가 아프고 저린 방사통이다(그림 7–7).

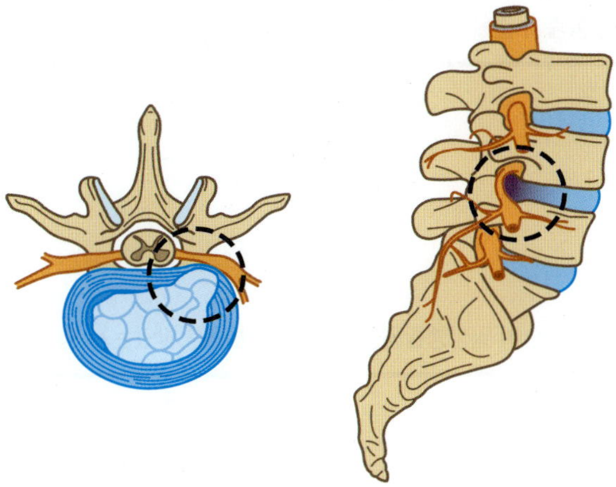

튀어나온 추간판(디스크)이 신경을 압박하고 있음

그림 7-7 추간판탈출증

제2절 평가

초기면접에서 치료사는 환자에게 활동하는 동안 발생된 통증반응과 과거력에 대해 질문하여 통증의 원인이 될 수 있는 사항을 파악한다. 그 뒤 이학적 검사, 신경학적 검사 등을 통하여 정확한 평가를 시행한다. 작업기능에 대한 질문지는 과제를 완수하기 위한 방법과 적응의 범주를 결정하는데 도움을 준다. 또한 실제상황 또는 과제가 부여된 상황을 관찰함으로 환자의 기능적인 제한과 문제해결과정을 볼 수 있다.

1. 통증 평가

환자의 통증 관련부위, 통증 강도, 통증 유형(날카로운 통증, 욱신거리는 통증, 격렬한 통증 등), 통증의 지속시간을 확인한다. 시각통증척도(Visual Analog Scale, VAS)는 환자가 숫자 및 정서적 이모티콘을 사용하여 통증에 대한 연속적인 등급을 매길 수 있는 자가보고척도이며 환자들이 현재 시점 또는 지난주에 발생한 통증 수준을 기록할 수 있다(그림 7-8).

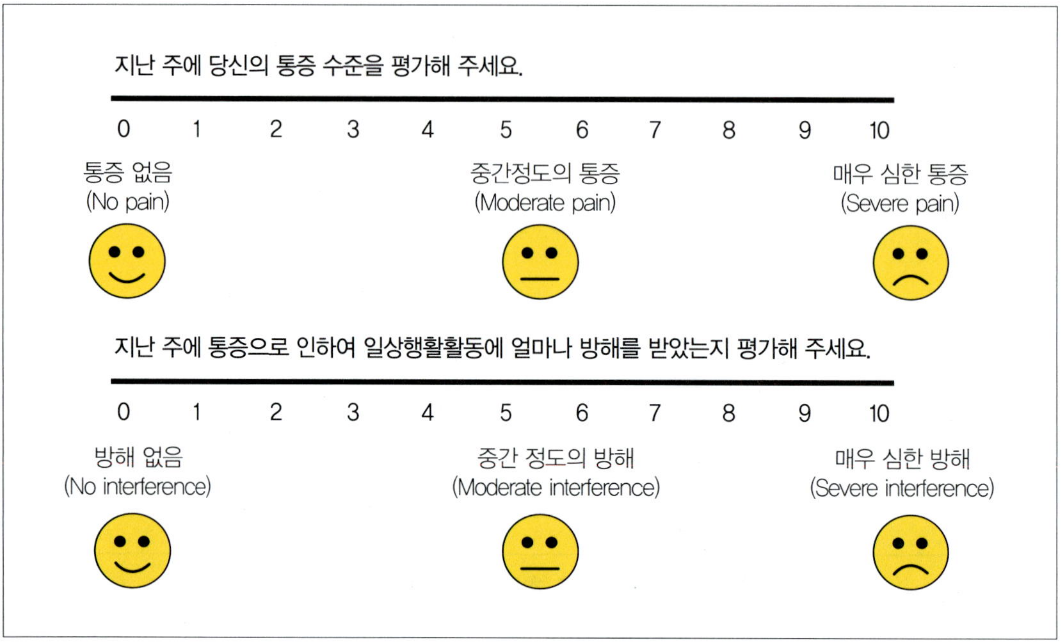

그림 7-8 시각통증척도(Visual Analog Scale, VAS)

2. 이학적 검사

체형이나 보행 양상 등을 관찰한다. 피부, 골반의 대칭여부, 다리길이 차이, 척추옆굽음증, 척추뒤굽음증, 척추앞굽음증 여부 등을 관찰한다. 촉진을 통하여 통증부위를 확인하고 근육의 뭉침현상 등을 확인하는 것이 필요하다.

척추 중 허리뼈부위의 굽힘, 폄, 돌림 등의 운동범위를 측정하며, 엉덩관절의 굽힘, 폄, 모음, 벌림 등에 대한 관절가동범위 평가를 시행한다. 그 외 근력검사, 감각검사, 반사기능 검사 등을 통해 비정상적인 반응이 있는지 살펴본다.

3. 신경학적 검사

1) 하지 직거상 검사(Straight leg raising test: SLR)

침상 위에 똑바로 누워서 시행하는데, 엉덩뼈를 고정한 상태에서 한 손으로는 발을 잡고 다른 한 손은 무릎 위에 올려놓아 다리를 펴한 상태에서 서서히 방사통이 생기는 지점까지 들어 올리는 것이다. 통증이 일어나는 각도가 15~30도에서 양성을 보이면 추간판 탈출이 의심되며, 70도 이상에서 나타나면 정상으로 본다.

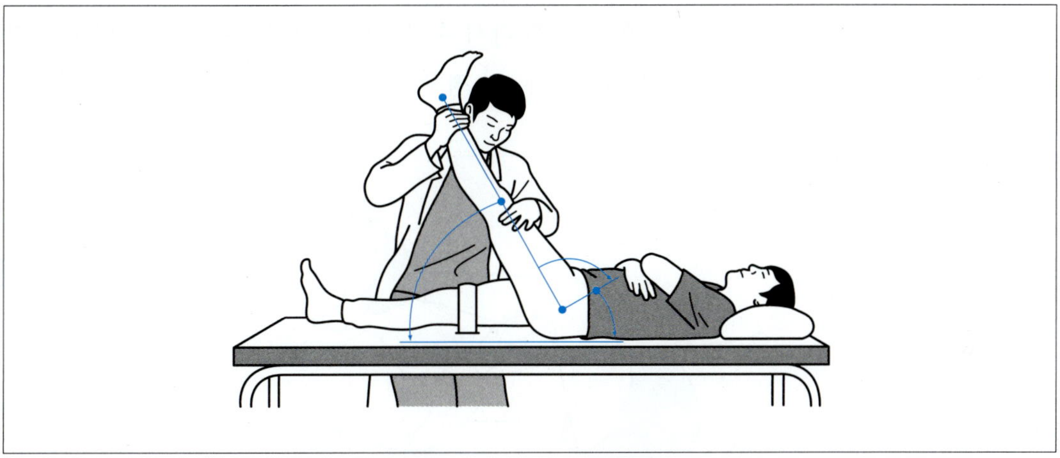

그림 7-9 하지 직거상 검사

2) 라세그 검사(Lasegue test)

SLR 검사와 비슷한 검사로, SLR 검사가 양성일 때 환자의 증상을 유발시키는 방법으로, 다리를 올리다가 양성반응이 보이면 이때 발목을 등쪽굽힘시켜 증상이 더 악화되는지 확인하는 검사이다.

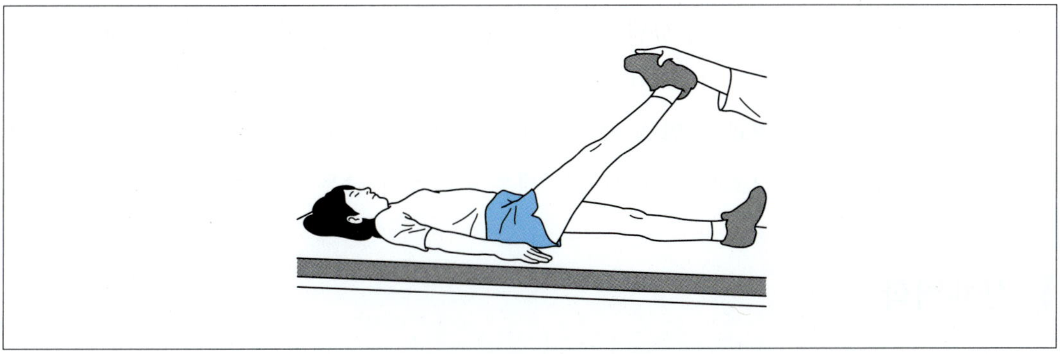

그림 7-10 라세그 검사

3) 활시위 검사법(Bowstring test)

양성반응을 보일 때 까지 SLR 검사를 시행한 후 양성반응을 보인 경우, 무릎을 90도 정도로 굽힘시켜 증상이 호전되는지를 확인한 후 다시 손가락으로 무릎 뒤쪽으로 압박을 가할 경우 증상이 유발되는 경우 양성으로 판정한다. 이 경우 궁둥신경 이상을 의심할 수 있다.

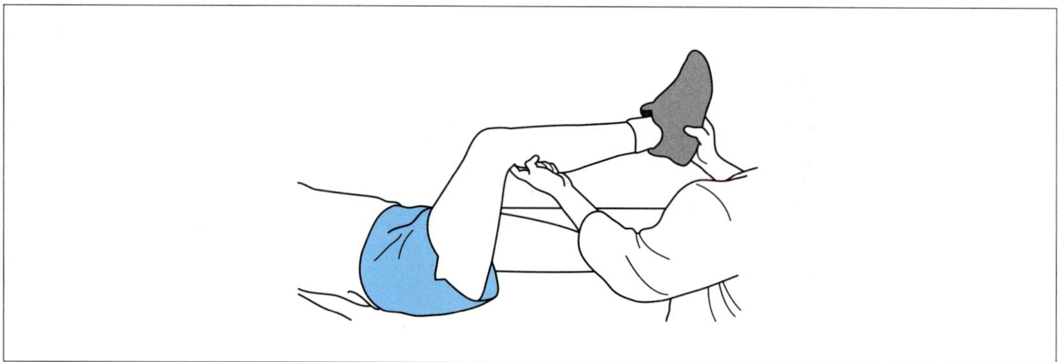

그림 7-11 활시위 검사법

제3절 치료

요통 환자를 위한 치료에서 가장 좋은 중재는 작업치료사와 더불어 의사, 물리치료사, 사회복지사, 심리치료사 등이 팀 구성원으로써 함께 접근을 하는 것이다. 여러 영역에서의 팀 구성원들은 환자를 중심으로 협력하며, 환자 수행에 미치는 환경의 영향을 인지하고 있어야 한다. 이는 환자가 수행 결과를 위해 참여하거나 책임을 갖도록 하는데 영향을 미친다. 작업치료사는 환자 평가에 기초해 중재 계획을 세우며 다음과 같은 부분을 치료에 적용한다.

1. 신체역학

작업치료사는 환자가 안전하고 능동적으로 과제에 참여하는 것을 촉진하기 위해 신체역학에 대해 지도한다. 신체역학은 등 안정화 사용을 촉진하는 것이다. 예를 들어 등을 곧게 유지하는 것, 비틀기를 피하기, 좋은 자세를 유지하기, 몸과 물체를 가까이 하여 옮기기,

넓은 지지면을 이용하기, 안전한 수행을 위해 다리를 들어올리기 등을 포함한다. 그리고 서 있는 자세에서 등 스트레스를 줄이는 활동들도 포함된다.

작업치료사는 일상에서 어떻게 신체역학의 원칙을 적용하는지 시범을 보이며 설명한다. 이 때 강조해야 할 점은 첫째, 운동학습을 통하여 환자의 이해를 높이는 것과 둘째, 안전을 위해 스스로 운동을 조절하는 것이다. 게임, 공예, 일상생활활동, 직업 훈련을 하는 중에 환자에게 적합한 치료적 활동(therapeutic activities)을 선택하도록 하며, 작업치료사는 피드백을 통하여 환자가 활동하는 동안 수행을 지도하고, 스스로 조절할 수 있도록 격려한다.

2. 에너지보존

환자에게 에너지보존의 원리를 가르치는 것은 요통의 문제를 최소화시킬 수 있다는 점에서 매우 중요하다. 여기에는 미리 계획세우기, 스스로 작업속도를 조절하고, 일의 우선순위를 정하기, 불필요한 작업을 제거하고, 활동과 휴식에 균형을 맞추어 진행하는 것 등이 포함된다. 예를 들어, 한 번에 두 세가지 일을 완성하기 보다는 일을 적당히 나누어 하는 것이 좋으며, 중요한 일은 오전에 끝낸 후, 오후에 휴식을 취하는 것을 제안하는 것 등이다.

3. 환자 교육

허리통증 환자를 위한 중재에서 통증예방과 원활한 작업수행을 위해 빼놓을 수 없는 것이 환자 교육이다. 기초 해부학과 병리학적 지식은 작업수행 시 발생할 수 있는 통증을 이해하는데 도움을 준다. 이러한 기본 지식은 적절한 중재를 선택하는데 기반이 되어야 한다. 일상에서 환자를 위한 교육에 포함되는 내용들은 다음과 같다.

1) 올바른 자세 유지와 허리 보호

허리 주변의 근육 불균형으로 시작해 반복적인 요통으로 발전하는 경우, 그 원인의 대부분은 잘못된 자세, 과도한 스트레스가 복합적으로 작용한 것이라 할 수 있다. 다양한 자세와 몸에 가해지는 부하가 허리에 어떤 영향을 미치며 질환으로 발전하는지 설명하고, 더 나아가 허리에 가해지는 스트레스를 최소화하는 방법에 대해 지도해야 한다.

작업수행에서 대부분을 차지하는 서 있는 자세와 앉는 자세는 매우 중요하며 허리통증을 극복하려면 진지하게 주의를 기울여야 하는 부분이다. 자세를 바르게 하면 척추에 가해지는 스트레스의 상당 부분을 최소화할 수 있다. 잘못된 자세로 서는 것은 척추인대를 늘려 통증을 유발하거나 허리를 뻣뻣하게 할 수 있다.

① 정면을 보고 고개를 똑바로 든다. 허리를 구부리지 말고 곧게 편다.
② 낮고 푹신한 소파에 한 자세로 오래 앉아 있으면 허리가 경직되고 통증이 발생되기 쉽다.
③ 책상에서 일할 때는 허리를 곧게 펴고 앉는다. 책상은 높이가 적당하고 다리가 들어갈 공간이 충분해야 하며, 책상에 몸을 가까이 당겨 똑바로 앉은 편안한 자세로 일하는 것이 중요하다.
④ 작업대 아래 공간을 충분히 확보하여 몸을 구부리지 않고 바짝 당겨 앉으며, 다리와 발을 자유롭게 움직일 수 있게 한다.

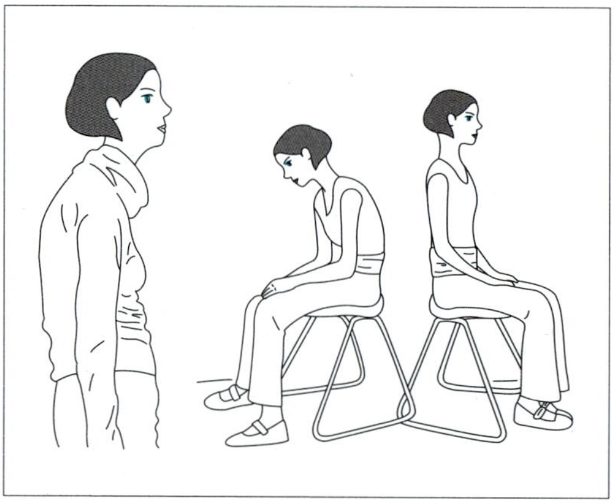

그림 7-12 앉은 자세 예
등과 목이 굽어지지 않고 쭉 편 채 앉는다.

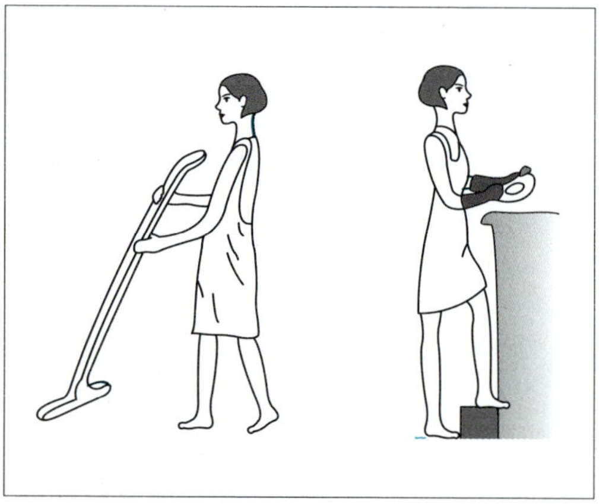

그림 7-13 선자세의 예
되도록 몸을 숙이지 않고 쭉 편 채 집안일을 한다.

2) 일상생활에서의 적용

(1) 운전하기

운전을 직업으로 가진 사람이나, 장시간 운전을 한 사람들이 허리통증으로 병원을 찾는 사례가 많다. 특히 허리통증을 자주 겪는 사람에게 운전은 문제가 된다. 좋지 않은 자세로 운전을 하는 경우, 장기간 오래 앉아 있는 것은 고통스러운 요통을 유발한다. 좌석과 등받이의 높이나 각도를 사용자에게 맞게 조절해야 하며, 발로 조절하는 장치들은 운전자의 발 정면에 위치해야 한다. 또한 사이드 미러가 효율적으로 설치되어 있다면 몸을 이리저리 틀지 않아도 될 것이다. 파워핸들을 사용하면 낮은 속도에서 운전할 때 척추에 가해지는 부담을 줄일 수 있다.

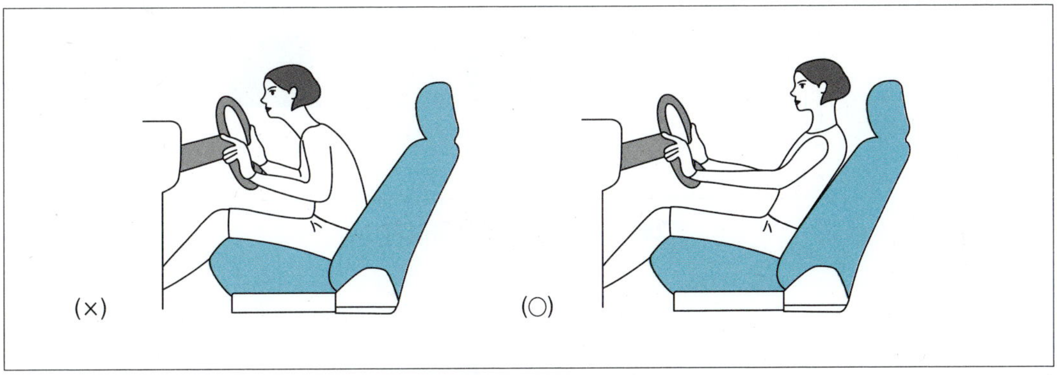

그림 7-14 운전할 때의 자세

(2) 물건 들어올리기

안전하게 물건을 들어올리기 위해서는 짐의 무게나 부피뿐만 아니라, 작업 환경, 작업자의 체력과 건강 등과 같은 복합적인 요인을 우선적으로 고려해야 한다. 손바닥과 다섯 손가락 모두를 이용해 물건을 단단히 잡는 것이 좋으며, 물건을 들 때는 허리의 정상 만곡을 유지하면서 몸에 가까이 붙여 들어 올리는 것이 좋다.

(3) 잠자기

개인적 차이는 있으나, 대부분의 사람들이 침대에서 수면을 하며 많은 시간을 보내고 있다. 매트리스는 너무 딱딱하지 않으며, 탄탄하고 스프링이 좋은 것을 고르는 것이 좋다. 허리 자세뿐만 아니라 베개의 높이에 따라서 경추의 자세가 영향을 받기 때문에, 옆에서 보았을 때 등과 목이 휘지 않고 척추가 최대한 곧게 펴 있는 상태에서 잠을 자야 한다. 베개를 베고 옆으로 누웠을 때 머리와 목이 몸의 다른 부분과 일직선이 되게 하는 것이 좋다.

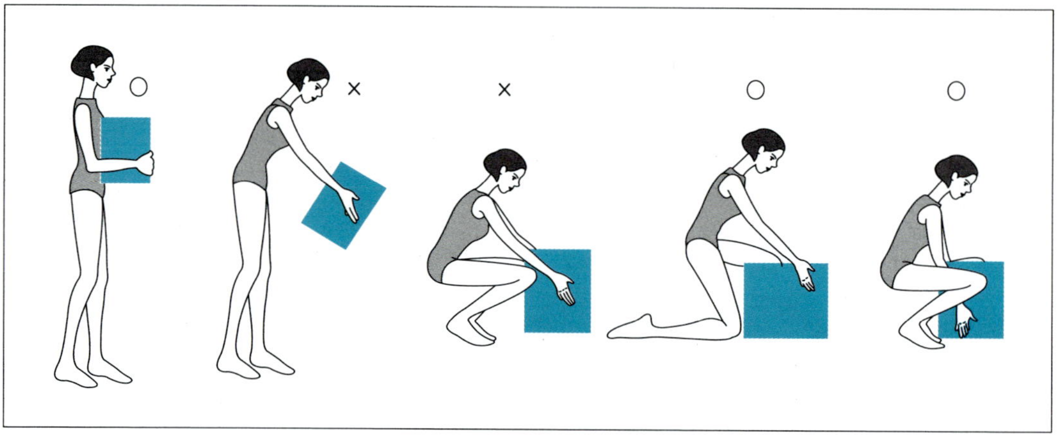

그림 7-15 물건 들어올리기

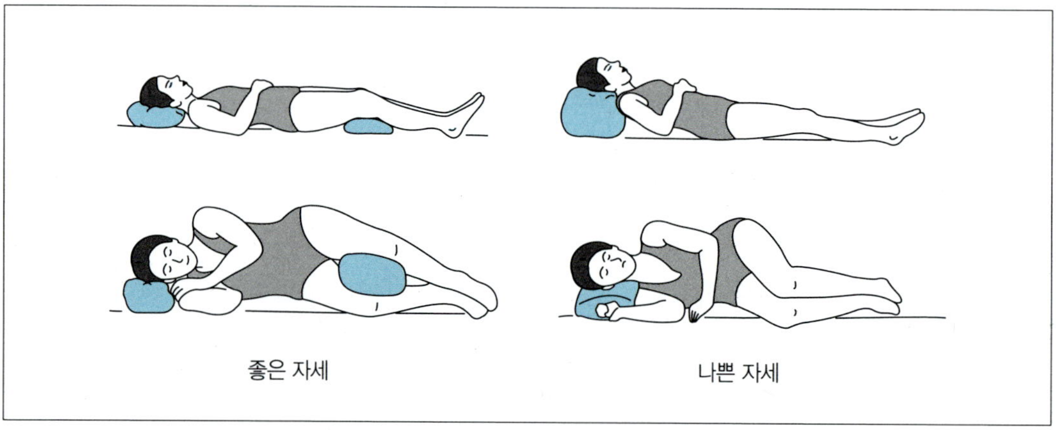

그림 7-16 수면자세

(4) 개인 위생

화장실 세면대를 사용할 때, 대부분의 성인은 낮은 자세를 취하기 위해 몸을 앞으로 구부리게 되고, 이러한 자세는 등의 구조에 압력 증가를 가져오게 된다. 세수하고, 이 닦는 등의 활동을 하는 동안 환자는 등을 곧게 펴고, 골반을 구부려 활동을 하도록 하는 것이 좋다. 다른 방법으로는 다리를 곧게 뻗을 동안 한쪽 무릎에 무게를 실어 앞으로 구부리는 자세를 취하도록 하는 것이 좋다.

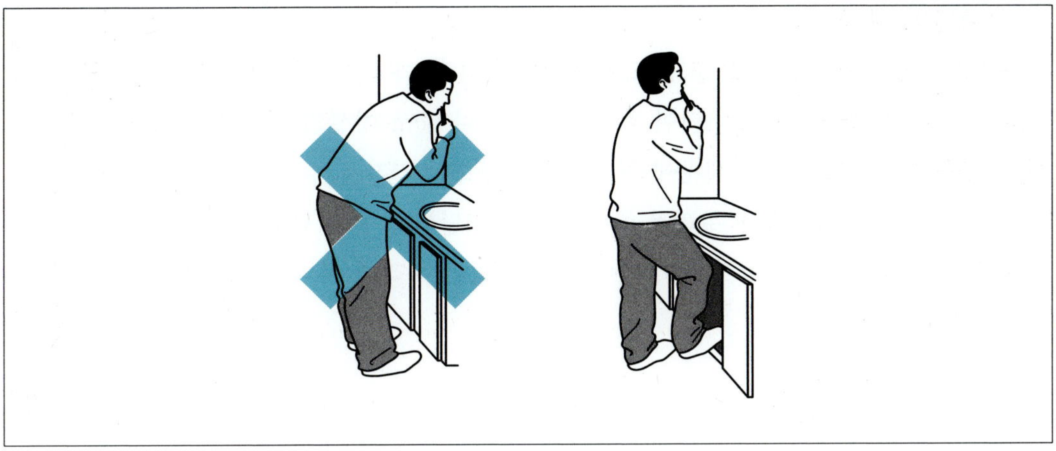

그림 7-17 개인위생 활동시의 자세

(5) 가정관리

낮은 수납장에 있는 물건은 쪼그려 앉아서 꺼내야 하므로, 자주 사용하는 물건은 손이 닿기 편한 곳으로 옮겨 놓는다. 식사 등을 준비하기 위한 이상적인 작업장의 높이는 목의 폄이나 구부림 없이 팔꿈치가 90도 굽혀지는 자세이며, 부엌에서 자주 사용하는 도구들은 손을 뻗었을 때 그 반경 안에 있도록 배치한다.

세탁을 할 때, 세탁기에서 옷을 꺼내기 위해 환자는 손을 뻗어 골퍼자세(golfer's lift)를 취하는 것이 좋다. 다림질을 할 때 환자는 적절한 높이로 다리미판을 올려놓고 하는 것이 좋으며, 욕조의 바닥 등을 청소할 때는 긴 손잡이 솔이나 스펀지 등을 사용하여 허리를 과하게 굽히지 않도록 한다.

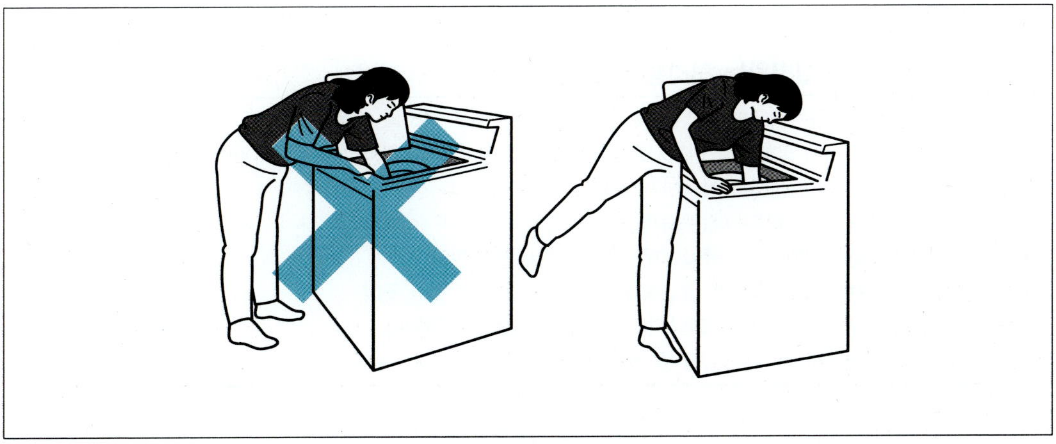

그림 7-18 골퍼자세

(6) 복장과 체중

여성들은 업무에 지장이 없을 정도로 편안하게 입고, 허리에 무리가 가지 않는 신발을 선택하는 것이 중요하다. 신발바닥이 너무 딱딱하거나 6cm 이상의 하이힐을 오래 신을 경우에는 체중이 앞으로 쏠리기 때문에 허리부위에 과도한 긴장을 주게 된다. 복부비만도 하이힐을 신는 것과 같이 허리에 무리를 주기 때문에 적당한 운동을 통해 적정 체중을 유지하는 것이 허리건강을 지키는 데 도움이 된다. 체중감량은 허리뿐 아니라 전반적인 건강을 위해서 고려되어야 한다.

(7) 운동

통증을 줄이고 요통의 재발을 막기 위해서는 복부근육과 허리근육을 강화시켜주는 운동이 반드시 필요하다. 운동을 하면 몸에 부하를 견디는 힘이 길러져 허리통증을 막을 수 있다. 운동은 무엇보다도 건강 유지와 척추근육 강화에 중요하며, 에어로빅, 웨이트 트레이닝, 스트레칭 및 굽힘과 폄 운동 등 여러 가지가 있다. 단, 요통을 악화시키는 운동도 있으므로 허리 질환이 있는 사람은 허리와 복부근육 강화를 위한 운동에 집중하되 격렬한 운동은 삼가는 것이 좋다.

표 7-1 허리통증예방을 위한 운동시 지침

허리운동 5가지 지침
1. 운동은 천천히 하면서 한 동작을 천천히 다섯을 셀 동안 유지한다.
2. 한 운동동작을 처음에는 1회~5회부터 시작하여 10회까지 반복한다.
3. 운동량을 점차 늘려 하루에 2번, 1회에 10분 정도 한다.
4. 매일 규칙적으로 운동을 한다.
5. 통증을 일으키는 운동 동작은 생략하고 통증이나 감각이상, 저린 증상이 심해지면 의사와 상담한다.

표 7-2 일상생활에서 실천하는 허리통증 예방법

- 아이를 안거나 업을 때는 되도록 허리를 펴고 캐리어 같은 보조 장비를 이용한다.
- 싱크대에서 장시간 서서 일하거나 설거지를 해야 할 경우 발 받침대에 양발을 번갈아가며 올려준다.
- 너무 높은 베개나 푹신한 침대를 사용하지 않는다.
- 가방은 양쪽 어깨에 번갈아가며 매는 습관을 들인다.
- 허리를 숙여 물건을 들 때에는 무릎을 약간 구부린 자세를 취한다.
- 물건을 옮길 때에는 앞으로 당기지 말고 밖으로 밀어서 옮기는 것이 좋다.
- 허리를 비스듬히 튼 상태에서는 일어나거나 물건을 들어올리지 않는다.
- 누운 상태에서 일어날 때는 손을 짚고 팔 힘으로 일어난다.

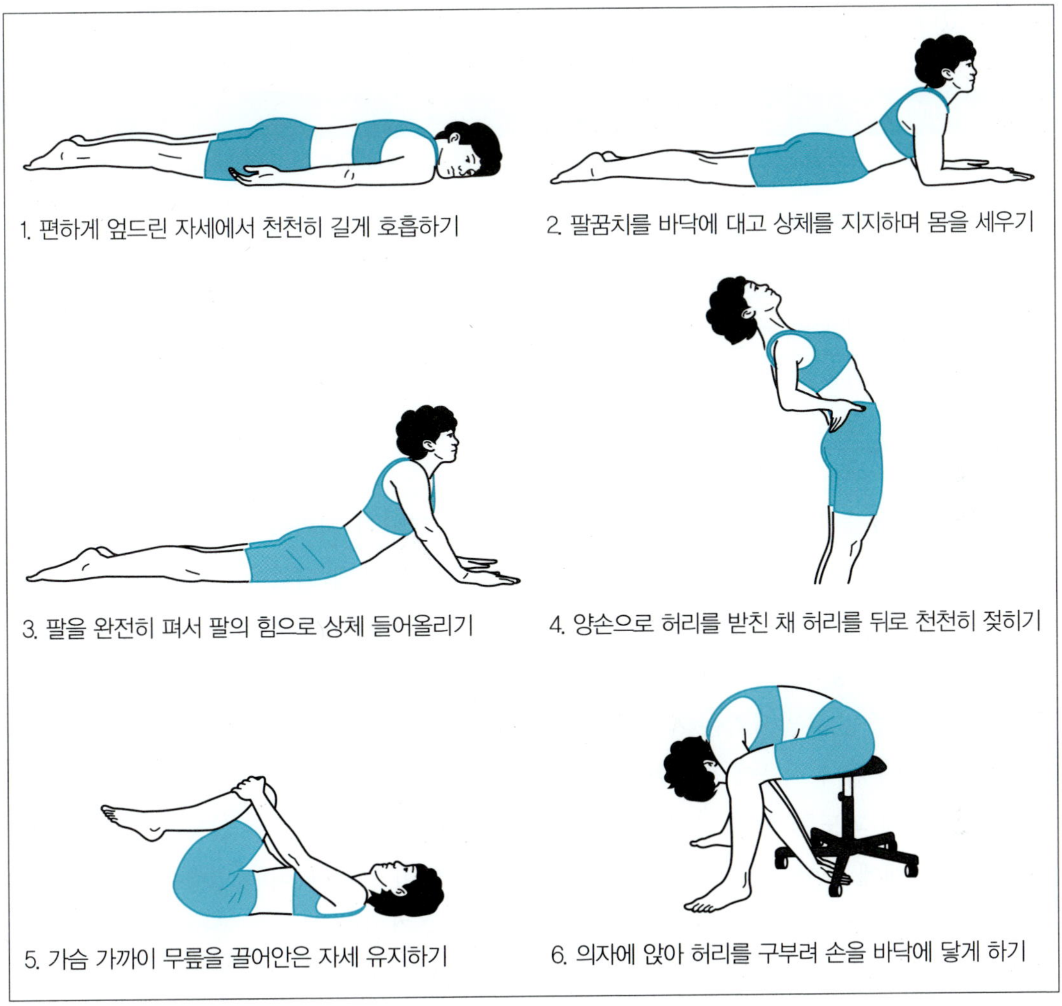

그림 7-19 맥켄지 요통예방 운동

제4절 사례

박○○씨는 40세 가정주부로 10세, 6세 아이를 두고 있다. 남편과 두 아이를 돌보며 집안일을 하는 중에 허리통증을 느끼게 되었고, 시간이 갈수록 심한 통증에 병원을 내원하게 되었다. 작업치료실에서 작업프로파일 분석 결과 일상생활에서 다음과 같은 상황들을 발견하게 되었다.

일상에서 자주 하는 활동		상황
청소 및 집안일	바닥청소	허리를 과도하게 굽힌 상태에서 오랜 시간 청소기를 사용한 적이 많음
	빨래하기	무거운 빨래 바구니를 들어 올리고, 세탁기에서 옷을 꺼낼 때 허리를 구부리는 동작을 많이 함
육아활동	아이 들어 올리기	허리를 구부려 아이를 들어 올리거나 안고 있을 때가 많음
	아이와의 놀이	바닥에 앉아서 아이와 장시간 놀아줄 때가 많음
무거운 물건 들기	가구 옮기기	집안 정리를 하다 보면 무거운 가구를 혼자 옮기는 경우가 많음
	물건 정리	낮은 선반에서 물건을 들어 올려 정리하였음

박○○씨가 통증이 나타난다고 기록한 모든 활동은 그녀가 허리를 구부리는 동작이었다. 작업치료 중재는 다른 무엇보다도 환자 교육에 초점을 맞추게 되었다. 작업치료사는 다음에 제시되는 몇 가지에 초점을 맞추려 하였다. 활동 시 정상적인 허리의 움직임은 무엇인가? 이 활동을 구성하는 분절된 움직임은 무엇인가? 어떤 움직임이 환자의 통증을 유발하게 되는가? 통증을 유발시키는 자세를 피하면서 이 활동을 수행할 수 있는 방법은 무엇인가? 환경을 바꾸거나 적응에 필요한 것은 무엇인가?

박○○씨에게 과도한 허리 굽힘이 요추 부위에 통증을 증가시킬 수 있음에 대해 교육과 함께 치료 중재에 들어갔다. 박○○씨는 자신의 움직임이 통증에 어떤 영향을 주는지 이해하게 되었고, 척추 중립에 대한 교육을 통해 척추와 추간판의 압력을 줄여주는 데 도움을 주게 되었다. 그녀는 척추를 곧게 펴는 자세를 유지하도록 노력하였고, 통증의 발병률은 줄어들게 되었다. 이와 더불어 약해진 허리주변의 근육들을 강화시키고자 그녀의 상태에 적합한 운동으로 집에서 할 수 있는 운동프로그램을 작성하여 스스로 기록하며, 이행할 수 있도록 하였다.

박○○씨는 통증 없이 가사일을 수행하기 위한 올바른 움직임에 대한 정보를 이해함으로써 일상생활을 잘 수행할 수 있을 것이다.

질문

1. 이 환자의 주 호소 문제점은?
2. 사례에 제시된 문제를 평가하기 적합한 도구는?
3. 이 환자의 중재를 위해 필요한 치료접근법과 FOR은?

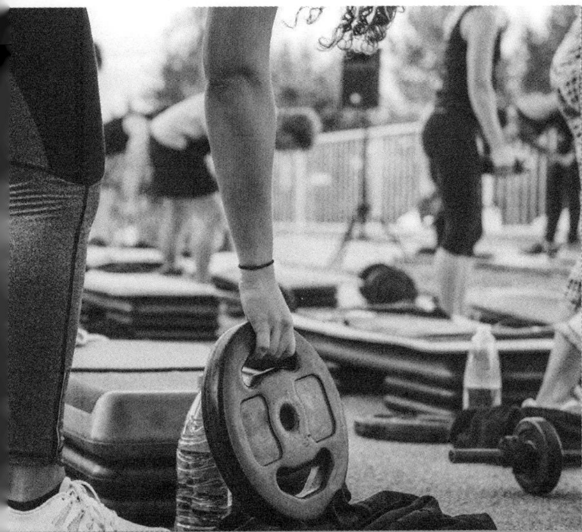

Musculoskeletal Occupational Therapy

08 화상

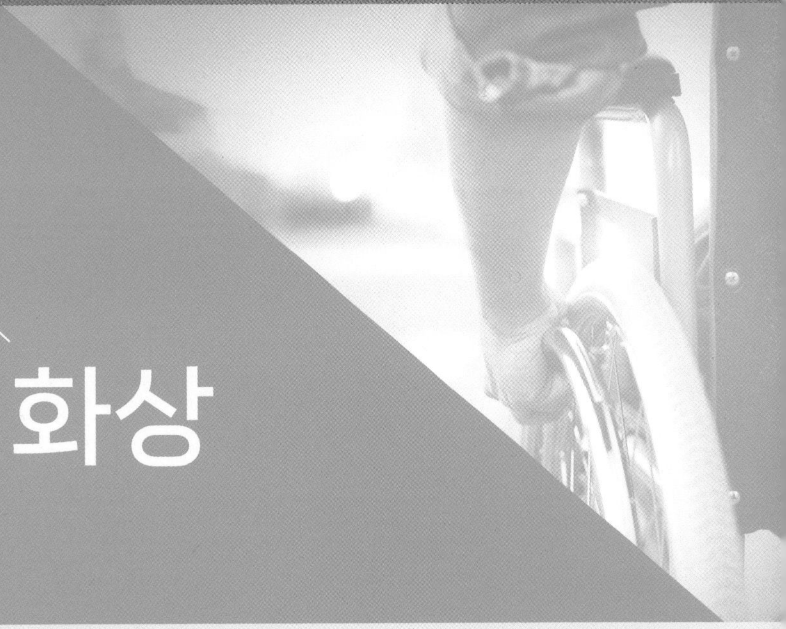

제8장
화상

학습목표

1. 화상의 정의 및 피부의 기능을 이해하고 설명할 수 있다.
2. 화상의 회복단계 및 합병증에 대해서 설명할 수 있다.
3. 화상의 재활치료 방법을 적용할 수 있다.

핵심용어

피부, 화상, 9% 비율 법칙(rule of nine), 화상 작업치료

제1절 개요 및 정의

1. 정의

화상은 넓은 의미로 열에 의해 피부세포가 파괴되거나 괴사되는 것이다. 화상은 조직 손상으로서 단백질 변성, 상처의 부종과 혈관 삼투압의 증가로 인한 혈관 내 혈류량 감소 등의 결과가 나타나거나 관절구축, 딴곳뼈되기, 심리적 장애, 감염 등의 증상이 생길 수 있다.

2. 피부의 기능

정상 피부는 바깥쪽에 얇은 표피층과 그 하부에 두툼한 진피층으로 구분된다. 표피는

0.05mm~1mm 정도의 두께를 가지고, 진피는 표피의 10배 정도 두께이다. 평균적인 피부 두께는 1~2mm 정도인데 신체 부위에 따라 이들 피부 두께는 차이가 있다. 피부 손상이 있을 때 피부 재생은 주로 표피층 바닥과 진피층 피부 부속기(모근, 땀샘, 지방 분비샘 등)에 존재하는 피부 재생 세포로부터 이루어지게 된다.

피부는 외부 온도 변화에 적응하게 하고, 유해 물질로부터 내부 장기를 보호한다. 정상 균주들이 존재하면서 병원균의 침입을 막아주고, 2~4주 정도를 주기로 박피되면서 이물질을 제거하는 기능도 수행한다. 수액 및 전해질, 영양분 등의 과도한 유출을 방지해 준다. 땀 분비나 혈관 수축 등을 통해 체온을 조절해 준다. 외부로부터 통증이나 접촉, 온감, 냉감 등의 정보를 수용한다.

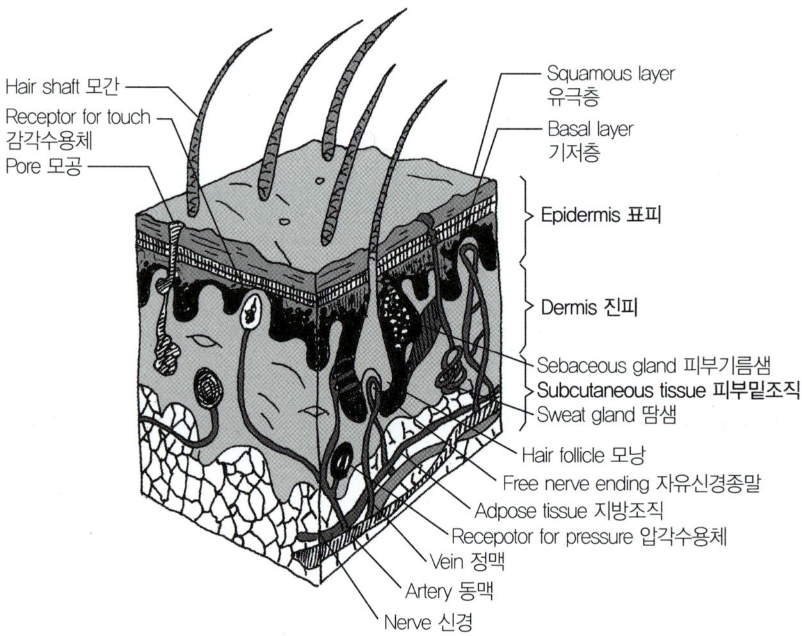

그림 8-1 정상피부조직

3. 화상의 원인

화상의 원인은 열탕, 화학, 전기, 화염, 접촉 등으로 분류한다. 열탕화상은 뜨거운 물이나 식용유, 수증기 등에 의하여 화상을 입는 경우로 주로 2도 화상이 많다. 화학화상은

산 · 알칼리(양잿물 등)나 일반 유기 용매제의 접촉에 의하여 일어나는 화상이다. 전기화상은 전류가 몸에 감전되면서 발생하는 화상으로, 일반 가정에서 사용하는 낮은 전압에서도 화상을 입을 수 있고, 전기가 들어오고 나가는 사이의 근육과 신경 및 혈관조직에 괴사를 일으킬 수 있다. 화염화상은 화재 사고, LPG 가스 등의 폭발로 인하여 화상을 입는 경우로 상처가 깊고 범위가 넓어서 대부분 심한 손상을 가져오고 호흡기에 손상을 동반할 수 있다. 접촉화상은 뜨거운 철판, 다리미, 전기장판 등에 피부가 장시간 노출되면서 발생하는 화상으로, 대부분 3도 화상으로 진행하게 된다.

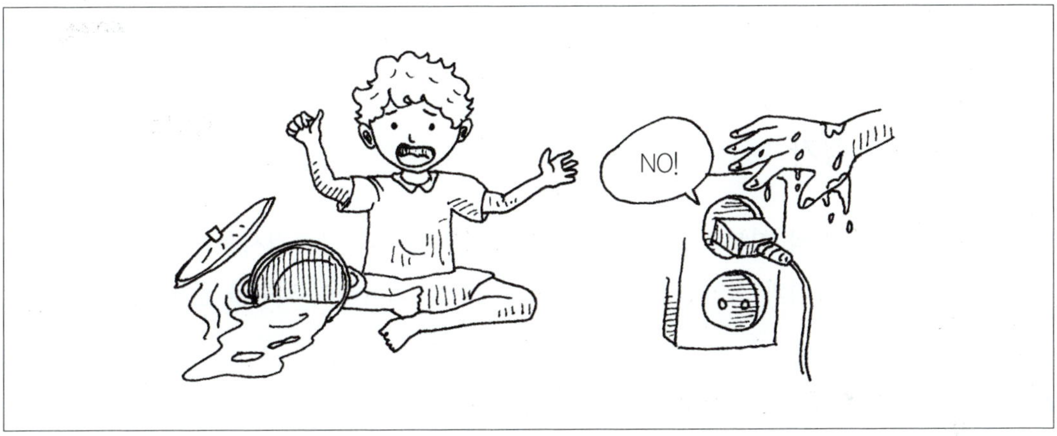

그림 8-2 화상의 원인

제2절 평가

1. 면담

화상으로 인한 흉터나 사고 시 충격으로 인하여 우울증, 외견상 모습에 대한 회피 반응, 일을 다시 시작하거나 활동에 참여하는 것의 불확실성으로 인한 심리적 문제를 동반할 수 있다. 면담은 환자의 정보 및 사고의 상황 등과 같은 청취 및 면접으로 진행한다. 이를 통해서 의학적 치료의 진행 상태, 이전의 직업, 심신 기능 문제, 신체 구조상의 문제, 활동의 제한성, 참여제약을 조사한다. 또한, 작업수행 제한성 여부를 면담 시 확인한다.

2. 급성기의 평가

환자가 병원에 입원한 후 24~48시간 이내에 초기 평가를 실시한다. 초기 평가에는 근력평가, 관절가동범위평가, 기능적 사용능력에 초점을 맞추어야 한다. 화상 상처 부위의 소독을 할 때에는 관찰과 기록을 통해서 화상의 정도 및 감각 상태 등을 평가하여 이차적인 손상을 예방해야 한다. 작업치료사는 신경근 상태(도수 근력검사 : MMT, 관절가동범위검사 : ROM), 악력 평가, 집기력 평가, 감각평가, 통증평가, 인지-지각상태 평가, 심인성 요소평가, ADL과 IADL 평가를 한다. ADL 평가는 과제를 수행하는 동안 관찰하거나, 환자와 가족을 인터뷰하고, FIM과 같이 표준화된 평가도구를 이용한다.

3. 회복기의 평가

작업치료사는 환자의 회복기 동안에 관절가동범위검사와 근력검사를 지속해서 실시한다. 또한, 일상생활능력과 집안일을 고려한 치료계획을 고려하여 퇴원을 준비해야 한다.

4. 화상의 면적과 깊이에 따른 평가

총 신체 표면적(total body surface area: %TBSA)과 깊이에 따라 화상의 정도를 평가한다.

1) 경도

아동이 체표면적 10%에 1~2도 화상을 입은 경우이다.

성인이 체표면적 15%에 1~2도 화상을 입은 경우이다.

아동과 성인을 포함하여 체표면적 2%에 3도 화상을 입은 경우이며 이 때 얼굴과 생식기는 2%에서 제외한다.

2) 중등도

아동이 체표면적 10~20%에 2도 화상을 입은 경우이다.

성인이 체표면적 15~25%에 2도 화상을 입은 경우이다.

아동과 성인을 포함하여 체표면적 2~10%에 3도 화상을 입은 경우이며 이 때 얼굴과 생식기는 2%에서 제외한다.

3) 중도

아동이 체표면적 20% 이상에 2도 화상을 입은 경우이다.

성인이 체표면적 25% 이상에 2도 화상을 입은 경우이다.

아동과 성인을 포함하여 체표면적 10%에 3도 화상을 입은 경우이다.

얼굴과 생식기가 포함되었을 때와 다른 질병이 있을 때, 전기에 의한 화상인 경우에는 체표면적에 상관없이 중도로 구분한다.

4) 월리스(Wallace)의 9% 비율 법칙(Rule of nine)

화상 부위의 체표면적을 비율로 정하여 평가하는 방법이다. 체표면적을 9% 비율로 나누어 화상의 정도를 측정하는 방법이다. 머리와 각각의 상지를 9%, 몸통의 앞면을 18%, 몸통의 뒷면을 18%, 회음부는 1%, 각각의 하지는 18%이다(그림 8-3).

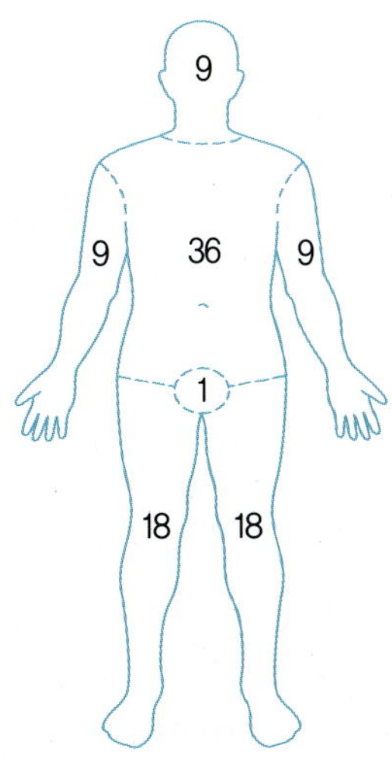

그림 8-3 Wallace의 9%의 비율법칙(Rule of nine)

5. 화상의 깊이에 따른 평가

1) 1도 화상

장시간 햇볕에 노출되거나, 가벼운 열탕화상에 의해 발생한다. 홍반이나 국소적인 통증이 생기고, 수포는 발생하지 않는다. 화상부위가 붉은 빛을 띤다. 7~8일 이내에 치유되며, 흉터는 남지 않는다.

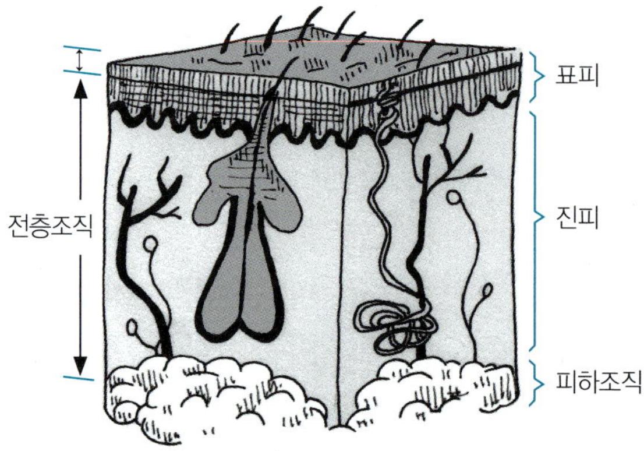

그림 8-4 1도 화상

2) 표재성 2도 화상

열탕화상, 가벼운 불화상, 전기 스파크에 의한 화상, 약한 화학물질에 의한 화상 등에서 발생한다. 수포가 생기고, 진물이 흐르며, 통증이 심하다. 2주 이내에 피부 재생이 이루어지고, 대부분 흉터는 발생하지 않지만, 간혹 색소 침착의 차이를 보이는 경우가 있다.

3) 심재성 2도 화상

오랜 시간 접촉에 의한 열탕화상이나, 대부분의 불화상, 화학화상 등에서 발생한다. 통증이 심하고, 시간이 경과하면서 물집(수포) 밑에 가피가 형성된다. 진물이 흐르면서 화상 부위 부종이 진행된다. 피부가 두꺼운 부위이거나, 모근이나 땀샘, 지방 분비샘 등의 피부 부

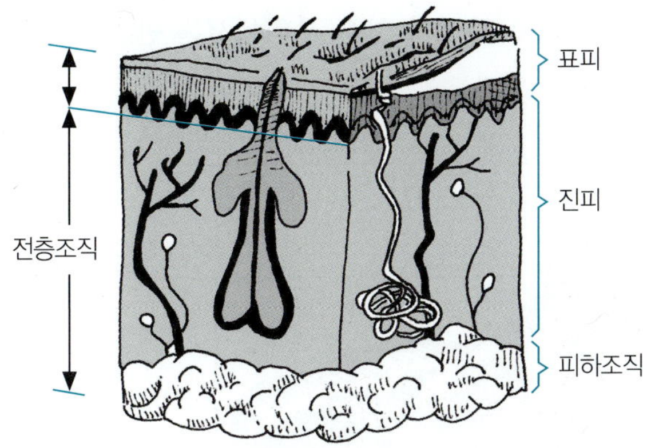

그림 8-5 표재성 2도 화상

속기가 풍부한 신체 부위에서는 3~4주 이상 경과하면서 피부 재생이 부분적으로 이루어지지만, 피부이식수술을 요하는 경우가 많다. 치료 후 흉터가 남게 된다.

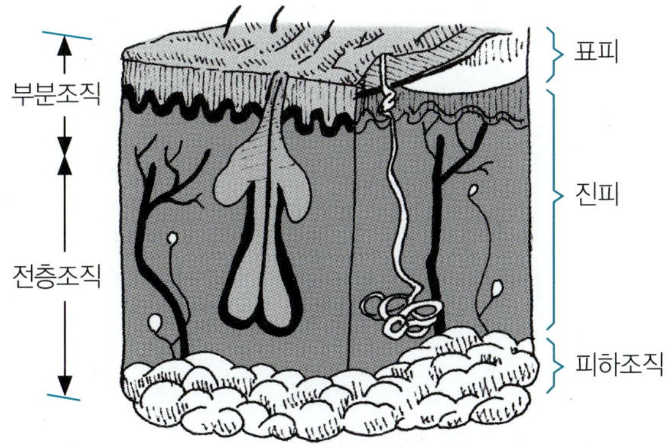

그림 8-6 심재성 2도 화상

4) 3도 화상

불화상, 전기화상, 강한 화학물질에 의한 화상 등에서 발생한다. 피부 탄력성이 소실되며, 건조해 보이고, 흰색, 검은색 등 원인에 따라 다양한 색깔을 보인다. 화상 부위에서 통증을 느끼지는 못한다. 가피를 제거한 후 피부이식수술을 시행해야 한다. 치료 후 흉터(반흔)가 발생하고, 관절 부위나 피부 두께가 얇은 부위에서는 반흔 구축에 따른 관절 운동 제한이 나타날 수 있다.

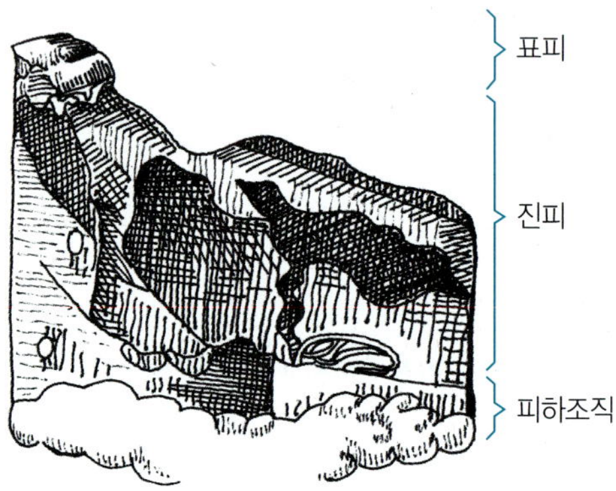

그림 8-7 3도 화상

5) 4도 화상

피부층 밑에 위치하는 지방층, 인대, 근막, 근육, 골조직 등까지 화상을 입은 경우를 말한다. 고압 전기 화상에서 주로 발생하며, 간혹 심재성 2도~3도 화상에서 균 감염이 발생한 경우 나타날 수 있다. 상태에 따라 절단술이 시행되기도 하고, 치료 후 기능 장해 발생 가능성이 높다. 고압 전기에 직접 감전된 부위로 전체 수지가 근육 경련에 의해 굴곡 형태를 보이고 있다.

표 8-1 심재성 2도 화상을 유발하는 온도와 접촉 시간

섭씨 65° 이상	2초 이내
섭씨 60° 이상	5초 이내
섭씨 55° 이상	15초 이내
섭씨 50° 이상	5분 이내

6. 화상의 깊이변화

손상된 정도만큼 화상 부위가 변하는데 7일 정도의 시간이 소요된다. 초기 화상 후 손상된 부위는 3가지 영역으로 구분된다. 비가역적 손상이 발생한 부위는 괴사 영역, 그 주변 부위는 혈액 순환 제한 영역, 제일 바깥 영역은 혈액 순환 증가 영역으로 분류한다. 혈액 순환 제한 영역은 전신 상태에 따라 괴사 영역으로 악화될 수도 있고, 혈액 순환 증가 영역으로 회복되기도 한다.

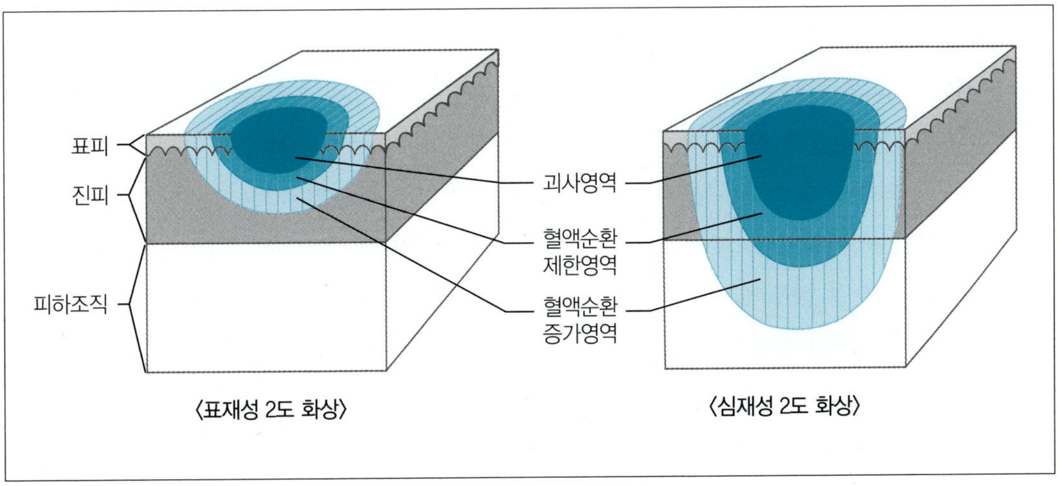

그림 8-8 화상의 깊이 변화

7. 상처 회복단계 및 예후

화상 후 상처의 회복은 염증단계, 증식단계, 성숙단계가 겹치면서 진행으로 이어진다. 염증단계는 화상 후 3-10일 동안 지속되며 화상의 상처에 통증과 발열증상, 부종이 동반된다. 증식단계는 화상 상처에 3일이 되는 날부터 시작되고 상처가 치유될 때까지 지속된다. 혈관의 재생과 재생피화 및 상처부위의 수축이 동시에 일어나고, 상처가 홍반으로 남아있거나 자라서 딱딱한 흉터로 발전할 수 있기 때문에 지속적인 관리가 필요하다. 성숙단계에는 치료가 시작된 이후 3주부터 시작하여 화상이 시작된 날부터 혹은 외과적 재건수술을 받은 날로부터 2년 이상이 지속된다. 초기 화상치료 이후에 대부분은 홍반을 가진 편평한 표면이 되지만, 치료과정 중 상처의 수준은 여러 요소에 의해 영향을 받기도 한다. 환자의 상태에 따라 예후가 다양하며 일상생활활동의 최대 수준까지 가능하기도 하다. 그러나 일상생활동작을 최대 수준으로 하기 위해서 통증과 피부를 잘 관리해야 한다. 변형은 가능하다면 최소화하거나 제거하여야 한다. 왜냐하면 이러한 변형으로 인해서 일상생활동작의 수행에 영향을 미칠 수 있기 때문이다. 화상으로 인한 부작용을 제거하고 재활치료를 종료한 뒤에는 화상 이전의 일로 복귀하여 활동을 지속할 수도 있다.

8. 화상과 관련된 합병증

1) 딴곳뼈되기

딴곳뼈되기 혹은 골화근육염은 일반적으로 골화가 되지 않은 조직에 새로운 뼈가 발달하는 것이다. 이는 주요 화상 환자 중 13%에서 나타난다. 딴곳뼈되기의 일반적인 위치는 팔꿈치이며 그 외에도 어깨, 무릎, 골반도 영향을 미친다. 딴곳뼈되기는 통증, 부풀어 오름, 급격한 관절가동범위의 감소가 일어난다. 이 증상은 입원 후기에 주로 나타나며 환자가 통증을 호소하는 관절 부위에 흔히 발생한다. 통증이 심하면서 국소적으로 나타나면 관절가동범위의 감소를 동반하게 된다.

2) 열 내성

열 내성은 땀샘을 막는 두꺼운 스플린트 착용 혹은 땀샘이 없는 피부를 이식함으로 인해 땀이 나지 않아 생기게 된다. 환자는 극도로 뜨거운 기후에서는 가정의 기온을 알맞게 유지할 수 있는 온도조절기가 반드시 필요하다. 땀샘의 부족으로 인해서 이식부위에 심각한 건조증상이 나타날 수 있으므로 환자는 피부에 수분유지 크림을 자주 바르도록 해야 한다.

3) 신경근육계 합병증

말초신경 손상은 감염, 전해질 이상, 신경독소염이 원인이 되기도 한다. 신경근육계 합병증 증상은 감각이상 증상을 동반하기도 한다. 일반적으로는 대칭적으로 말초부위에 위축 현상을 보이는데 시간이 흐름에 따라서 호전되며, 몇몇 환자들은 피로를 쉽게 느끼기도 한다.

4) 작은입증

입 주위에 얼굴화상을 입은 환자는 입을 벌리는데 제한이 되는 입 주위 근육의 당김 같은 구강 접합부에 구축의 위험이 있다. 심한 경우에는 위급한 수술적 수정이 필요하다. 호흡을 위해 삽관으로 환자가 말하거나 먹지 못하는 것이 장기간 겪게 되면 위험이 악화된다. 치료를 통해서 안면 스트레칭 운동을 교육시킬 수 있고, 작은입증(microstomia) 스플린트를 착용하여 스트레칭할 수 있다. 스플린트는 시간을 점진적으로 증가시켜야 한다. 스플린트 적용시 환자의 인지수준이 중요한데, 작은입증(microstomia) 스플린트를 부적절한 위치로 착용하거나 삼키면 응급상황에 처할 수 있기 때문이다.

5) 반흔 형성

흉터가 비대하거나 수축되어 상처의 표면이 악화된다. 대부분의 화상 상처는 치유되면서 충혈되고 편평한 모습을 보이는데, 상처의 모습은 흉터의 형성으로 악화될 수 있다. 비후성 반흔은 두텁고 단단하며 붉은색을 띄는 상처로 상처 봉합이 이루어진 후 6~8주에 형성된다.

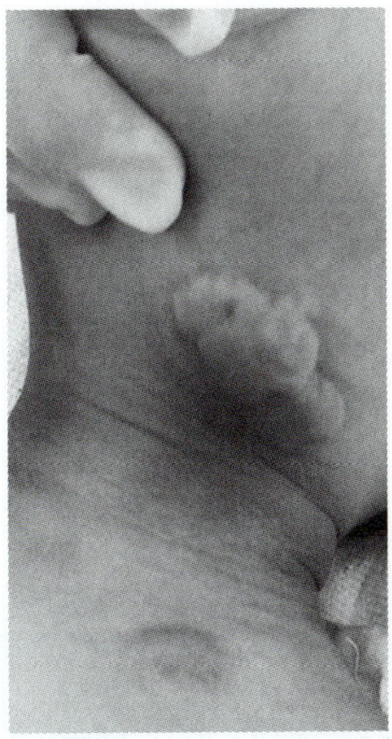

그림 8-9 비후성 반흔

9. 평가도구

작업치료사는 환자의 화상크기에 따라서 신체 부위를 평가할 때 런드와 브로우더 차트(Lund and Browder chart)를 사용하여 평가할 수 있다(표 8-2).

제3절 치료

1. 응급치료

화상 깊이를 결정하는 것은 화상 유발 물질의 온도와 접촉 시간이다. 즉 뜨거운 물질에 오랜 시간 접촉될수록 화상 깊이가 깊어지게 된다. 따라서 화상 후 초기 치료로 가장 중요한 것은 화상 유발 물질은 빨리 제거하고, 흐르는 물로 15분~20분 정도 식혀주는 것이다. 얼음을 직접 화상 부위에 대는 것은 통증을 일부 완화시켜주는 효과는 있지만 화상 부위 손상을 가중시킬 수 있기에 피해야 한다. 차가운 물로 식혀준 후 깨끗한 거즈나 수건으로 화상 부위를 덮어 주고 병원을 방문한다. 반지나 시계, 귀걸이, 목걸이 등은 화상 유발 물질에서 전달된 열을 오랜 시간 저장할 수 있기에 초기에 제거해야 한다. 또한 화상 부위 부종이 증가하면서 혈액 순환을 방해할 수도 있다.

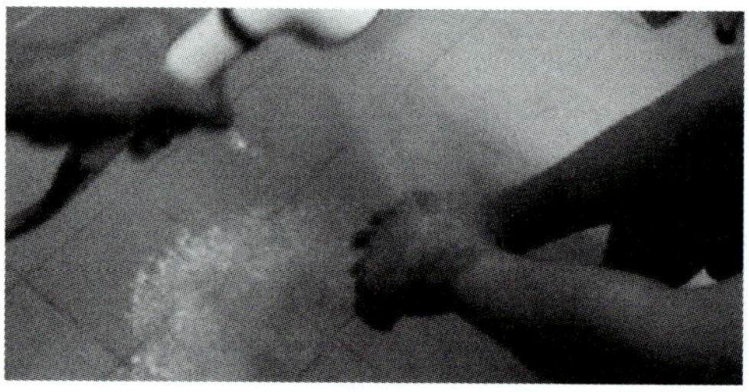

그림 8-10 응급치료

2. 수포치료

수포는 직경 2cm 이내의 크기는 그대로 두고 치료할 수 있고, 2cm 이상의 것은 벗겨 내는 것이 치료에 도움이 된다. 수포 내에 고이는 물질에는 새로운 피부 재생을 방해하는 물질이 섞여 있기에 이를 제거해 주는 것이 좋다.

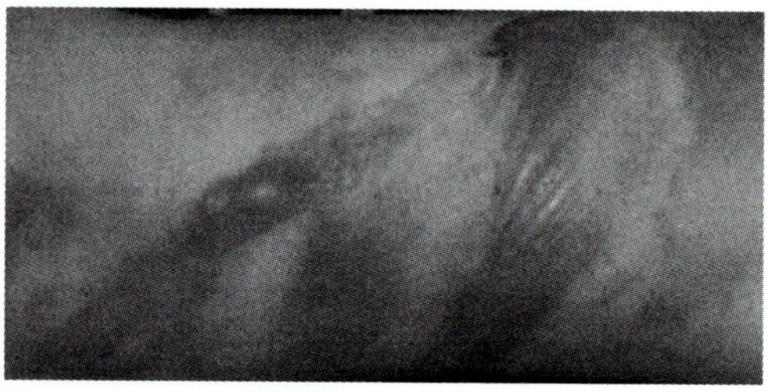

그림 8-11 수포

표 8-2 Modified Lund and Browder chart

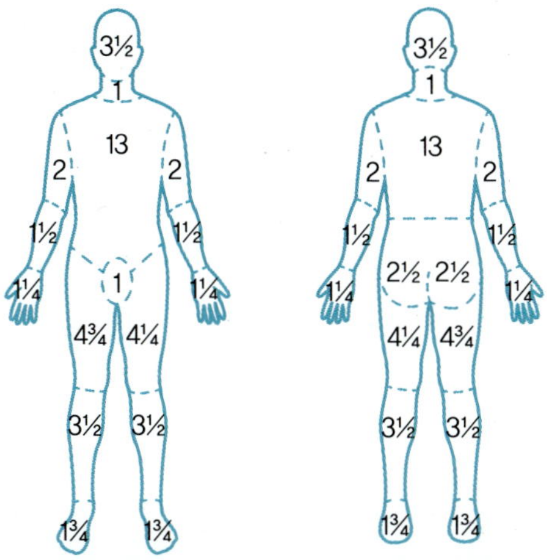

Age : ____________
Sex : ____________
Weight : ____________

부위	나이(세)					%부분화상 (partial thickness)	%완전화상 (full thickness)	%전체 (total)
	0–1	1–4	5–9	1–15	adult			
머리								
목								
체간 앞쪽								
체간 뒤쪽								
오른쪽 엉덩이								
왼쪽 엉덩이								
성기								
오른쪽 위팔								
왼쪽 위팔								
오른쪽 아래팔								
왼쪽 아래팔								
오른손								
왼손								
오른쪽 허벅지								
왼쪽 허벅지								
오른쪽 다리								
왼쪽 다리								
오른발								
왼발								
전체(Total)								

3. 수술

1) 피부이식수술

심재성 2도 이상의 화상에서는 자체적으로 피부 재생이 이루어질 수 없기에 피부이식수술을 요하게 된다. 가장 흔하게는 환자 본인 피부를 사용하는 자가 이식 방법이 사용되고 있으며, 경우에 따라 합성 피부나 환자 피부를 배양하는 방법도 사용될 수 있다. 그리고 사체에서 피부 공여를 받아 이식 가능하게 만들어 놓은 제품도 있다.

2) 화상재건

화상 후 흉터는 켈로이드 및 반흔구축(burn scar contracture) 등이 있으며, 주로 깊은 2도 화상이나 3도 화상이 치유된 후에 생긴다. 화상을 입고 나서 14~18일 이내에 치유된 부위의 1/3에서 비후성 반흔이 생길 가능성이 있고, 21일 이후에 치유된 부위의 78%에서 반흔이 생길 가능성이 있다. 이러한 비후성 반흔과 반흔 구축을 예방하기 위해서는 망상진피층(reticular dermis)까지 화상을 입은 전층 화상 시는 반드시 식피술을 해주고 압박요법과 부목 고정을 잘 해주어야 한다. 이러한 비후성 반흔의 대부분은 진피로 구성되어 있으며 그 위를 얇은 표피가 덮고 있다. 그러므로 전층 화상이 치유된 후 2주경부터는 6~12월간 지속적으로, 하루에 24시간 동안을, 적어도 25mmHg 압력으로 압박해 주어야 한다.

(1) 미적 단위에 대한 고려

성형수술은 어떤 방법을 선택하든지 기능적인 면을 우선적으로 고려해야겠지만 얼굴과 목 부위와 같은 곳에서는 기능적인 면과 외양적인 면을 별개로 생각할 수가 없다. 얼굴과 목의 외양을 위해 성형수술을 할 때 절대적으로 중요시 해야 할 두 가지 요소는 윤곽선과 피부의 질이다. 얼굴에 식피술이나 피판 수술을 시행할 때는 가능하면 이러한 미적 단위 별로 해 주어야 얼굴에 피부 딱지를 붙여 놓은 것과 같이 보이지 않게 되며, 봉합선이 미적 단위의 경계선과 일치하여 눈에 덜 띄게 된다.

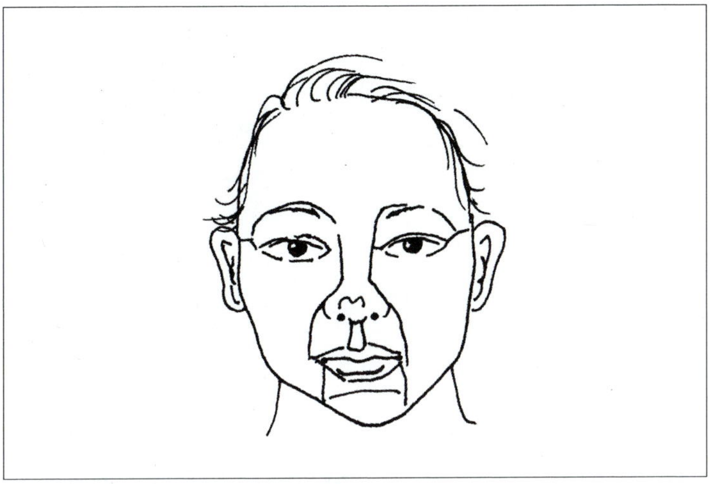

그림 8-12 화상 반흔을 교정할 때 고려해야 할 미적 단위

4. 재활치료

화상치료팀의 구성원은 의사, 간호사, 물리치료사, 작업치료사, 영양사, 사회사업가, 종교가, 직업전문가 등으로 구성된다. 화상재활치료의 목표는 환자가 스스로 일상생활활동을 수행하도록 격려하며 운동의 중요성을 전달하는 것이다.

1) 급성기의 작업치료

급성기 작업치료의 첫 번째 목표는 자세유지를 통한 부종의 감소이다. 관절과 피부의 변형을 방지하기 위해서 피해야 하는 자세로 상지는 모음과 굽힘자세, 엉덩관절과 무릎관절은 굽힘자세, 발목관절은 발바닥쪽굽힘 자세로 환자가 편하게 느껴서 취하게 되는 자세이다. 손은 손목의 굽힘, 손허리손가락관절의 폄, 손가락뼈사이관절의 굽힘, 엄지의 모음은 비기능적 자세로 발전할 수 있으므로 피하게 해야 한다.

부종이 있는 경우 화상부위를 심장보다 높은 위치로 올려놓는 것은 먼쪽 부위의 부종을 감소시키는데 도움을 준다. 또한, 스플린트는 조직보호와 바른 자세 잡는데 도움을 준다. 스플린트는 고정식으로 제작되며 활동 또는 휴식 시에 착용하게 된다. 일상생활활동 수행 시 정상적인 동작으로 일상생활을 독립적으로 수행하도록 목표를 세워야 한다. 의학적으로 안정되거나 음식을 입으로 먹을 수 있을 때 먹기 능력을 평가한 기록을 통해 보조도구를 사용하

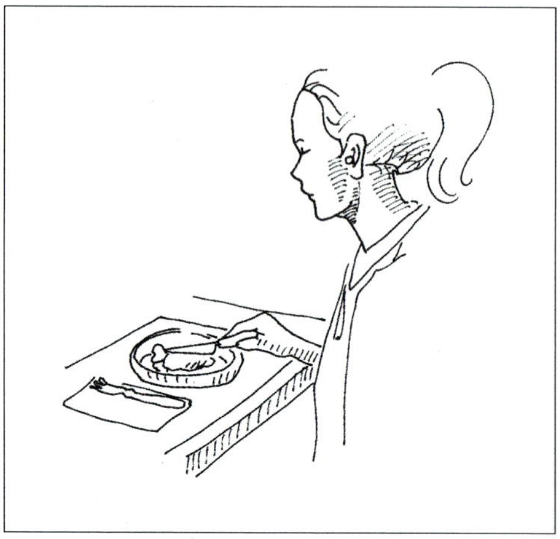

그림 8-13 깊숙한 접시

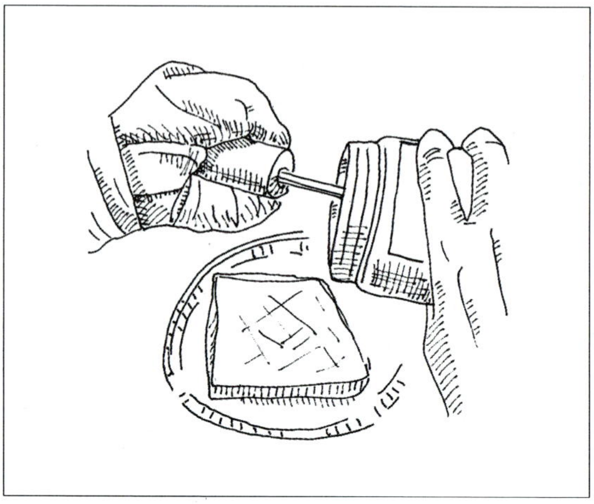

그림 8-14 손잡이를 두껍게 한 도구를 이용한 활동

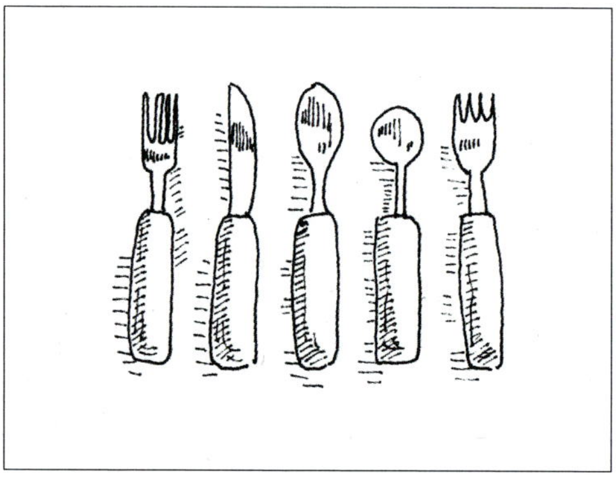

그림 8-15 손잡이를 두껍게 한 도구

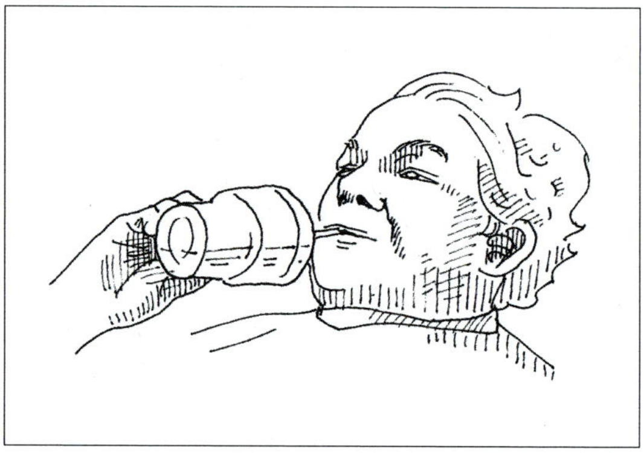

그림 8-16 빨대가 있는 컵

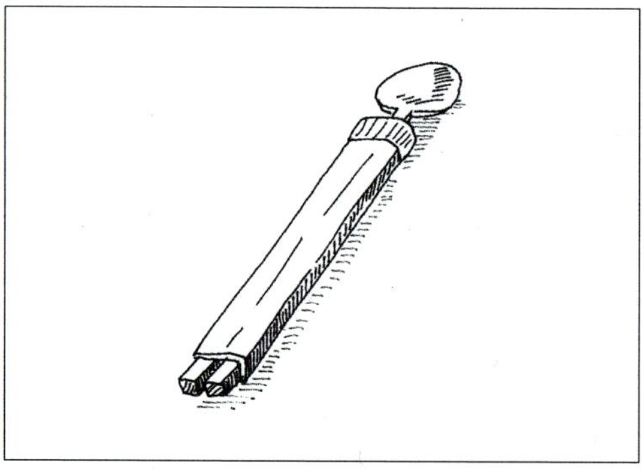

그림 8-17 긴 손잡이 식사도구

기도 한다. 먹기 보조도구로는 손잡이를 두껍게 한 도구, 손잡이가 긴 도구, 깊숙한 접시, 뚜껑 있는 머그컵, 빨대 등이 있다. 이동은 의학적 안전상태일 때 가능하며 다리로 체중을 다리로 체중을 지지할 수 있게 되면 가능한 한 빨리 이동과 앉기 지구력 활동을 시작한다. 운동은 능동운동, 능동-보조운동 또는 수동운동을 실시한다. 운동을 통해서 관절가동범위와 기능적인 근력을 유지하고 부종을 감소시킬 수 있다. 급성기에 환자교육에는 화상의 회복단계, 독립적인 활동과 움직임의 중요성, 통증과 스트레스 관리 방법을 알려주어야 한다.

2) 수술 및 수술 후의 작업치료

환자의 피부이식 부위를 보호하고 효율적으로 관리하기 위해서 스플린트를 제작한다. 일상생활활동에 제한이 있다면 적절한 보조도구를 사용하고, 압박으로 인해서 생길 수 있는 정맥염과 근위축을 방지하기 위해서 운동을 실시한다. 다만, 절개와 이식 시에는 이식된 부위의 봉합과 혈관생성을 위해 수술 후 고정 기간이 필요하다. 환자의 바른 자세를 유지하기 위해서 스플린트를 사용한다. 스플린트는 손목의 중립, 손허리손가락관절의 굽힘, 엄지의 벌림 자세를 취하게 하여 손등 피부이식 면적을 최대화해야 한다. 수술 전에는 관절가동범위와 근력의 유지를 위하여 능동운동과 저항운동을 지속적으로 시행하여야 한다. 일상생활활동에서는 스스로 조절하고 환경에 잘 적응하기 위해 여러 도구들을 환자에 맞게 제안하기도 한다.

3) 회복기의 작업치료

입원환자의 재활치료 목표는 변형과 구축을 예방하는 것이다. 이 시기에는 적절한 관절가동범위의 증진, 근력의 증진, 지구력의 증진, 독립적인 신변처리기술의 학습, 퇴원을 위한 계획과 피부상태에 대한 교육을 한다. 흉터관리를 위해서 피부관리를 해야 한다. 피부에는 수분크림과 로션을 사용한 마사지를 꾸준히 시행해야 하고 자외선이나 큰 온도차가 나는 곳에 피부가 노출되지 않도록 해야 한다. 중간 정도의 압박을 주는 의복이나 붕대를 착용하여 감각을 둔화시키고, 부종을 조절하여야 한다. 운동을 할 때에는 인접관절을 잘 살피면서 꾸준히 실시해야 한다. 자신의 운동하는 모습을 모니터링하기 위해서 거울을 사용할 수도 있다. 스트레칭을 실시한 후에 능동적 관절가동범위운동, 근력강화운동, 지구력강화 등의 운동을 실시해야 한다.

화상이 심한 경우에는 손 조작 보드(hand manipulation board), 수공예활동 등을 통해서 손과 손가락의 근력운동을 통해서 다양한 작업치료활동에 적용가능하다. 환자의 학교, 직업, 여가활동들에 참여하도록 독려한다.

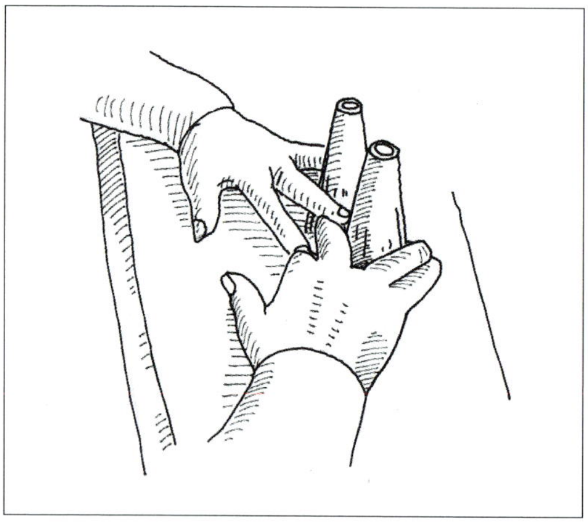

그림 8-18 소근육 운동

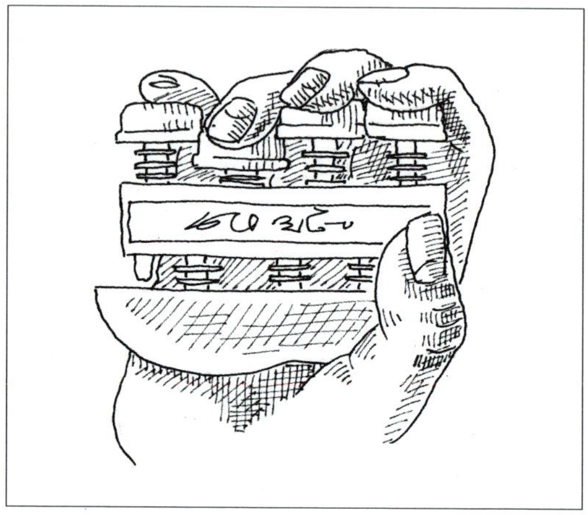

그림 8-19 손잡이 근력운동

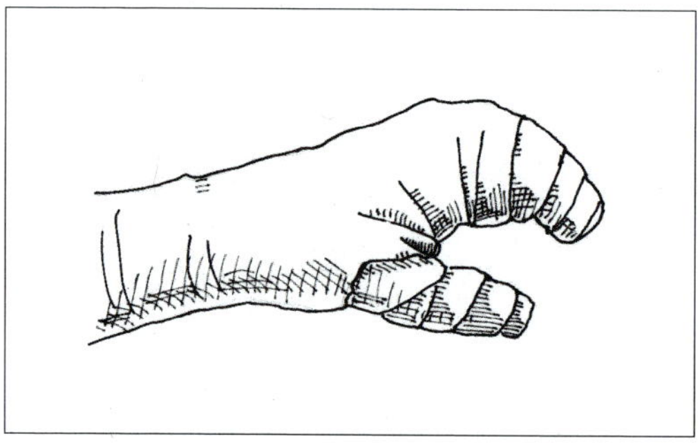

그림 8-20 적당한 압박을 주는 붕대

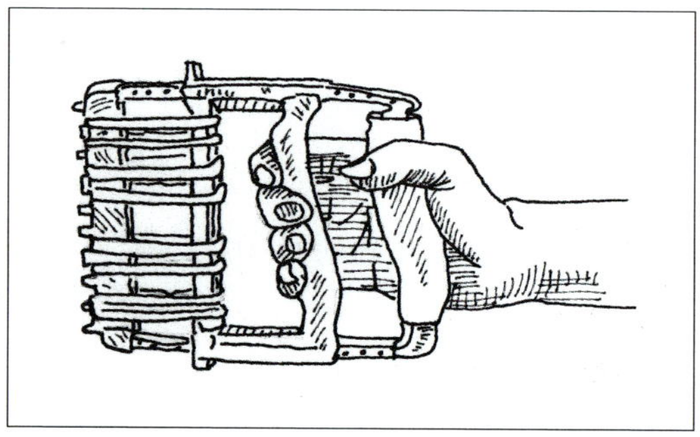

그림 8-21 손의 근력운동

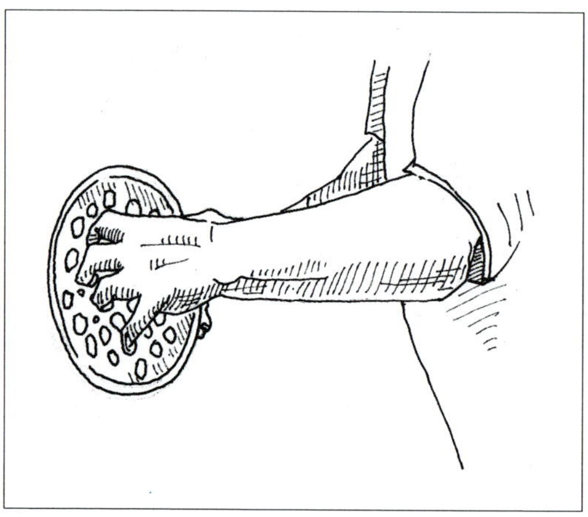

그림 8-22 손가락 근력운동

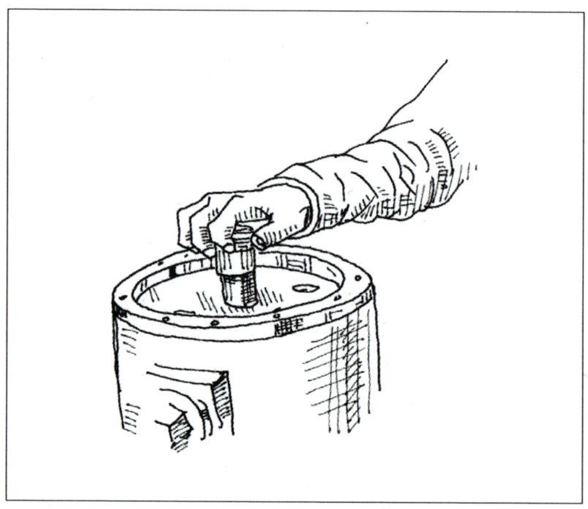

그림 8-23 압박의복 착용 후 활동

표 8-3 화상부위에 의한 변형방지를 위한 자세

화상부위	변형방지를 위한 자세	
	반듯이 누운 자세	엎드린 자세
목	약간 폄 시킨 상태로 중립위치	폄된 자세로 이마 아래나 고개를 돌린 쪽에 작은 수건 말이를 한 자세
어깨관절	어깨관절의 90~100° 벌림	어깨관절의 90~100° 벌림
팔꿈치관절	팔꿈치의 폄, 아래팔은 중립	5~40°까지 굴곡
손목과 손	손목의 30° 폄, 엄지손가락의 벌림과 폄, 손허리손가락의 50~70° 굽힘, 손가락뼈사이관절 폄	손목의 30° 폄, 엄지손가락의 벌림과 폄, 손허리손가락의 50~70° 굽힘, 손가락뼈사이관절 폄
엉덩관절	넓적다리와 15° 벌림한 상태로 폄	넓적다리와 15° 벌림한 상태로 폄
무릎관절	무릎의 폄, 앞쪽에 화상이 있을 때 약간 굽힘	무릎의 폄, 앞쪽에 화상이 있을 때 약간 굽힘
발목관절	발꿈치에 압박이 없고 발바닥이 지지된 상태로 발목관절의 중립자세 유지	자세 유지를 위해 매트의 끝부분에 발을 매닮

제4절 사례

한○○는 연구소에서 실험을 하는 연구원으로 38세인 기혼 남성이다. 6개월 전 연구소 실험 중 비커 폭발 사고로 왼손 4번째, 5번째 손가락 끝에 화상을 입었다. 폭발 소리를 듣고 옆 연구실에서 신고를 하여 병원으로 이송되었다. 한○○는 평소 긍정적이고 활동적인 성격으로 취미는 종이모형 만들기이었다. 한○○는 주말부부이기 때문에 주중에는 회사 근처 아파트에 홀로 거주하고, 주말에는 부인이 한○○씨 집에 방문한다.

한○○는 화상전문 센터에서 전문적인 재활을 마친 후 5개월 전 퇴원하였다. 현재는 외래로 4번째, 5번째 손가락의 관절가동범위 제한으로 인하여 작업치료에 의뢰되었다. 한○○는 오른손이 우세손이기 때문에 우세손을 사용하는 실험도구 사용 및 장비사용 등 실험활동에서는 어려움이 없었지만, 왼손 손가락 관절가동범위 제한이 있다. 한○○에게 작업치료사는 활동 전 스트레칭을 수행하고 왼손 손가락의 관절가동운동을 하는 방법을 교육하였고, 홈 프로그램을 제시하였다. 현재 지속적으로 피부를 관리해야 하는 시기이기 때문에 피부관리 방법을 지속적으로 수행할 수 있도록 하였다. 한○○의 취미 활동인 종이모형 만들기 활동을 참여하도록 하여 자연스럽게 양손을 사용하는 활동을 통해서 운동을 지속할 수 있도록 하였다. 한○○는 지속적인 작업치료 활동을 통해서 손가락의 관절가동범위 운동성 및 자신감을 회복하여 일상생활활동으로 복귀하게 되었다.

질문

1. 이 환자의 주 호소 문제점은?
2. 사례에 제시된 문제를 평가하기 적합한 도구는?
3. 이 환자의 중재를 위해 필요한 치료접근법과 FOR은?

Musculoskeletal Occupational Therapy

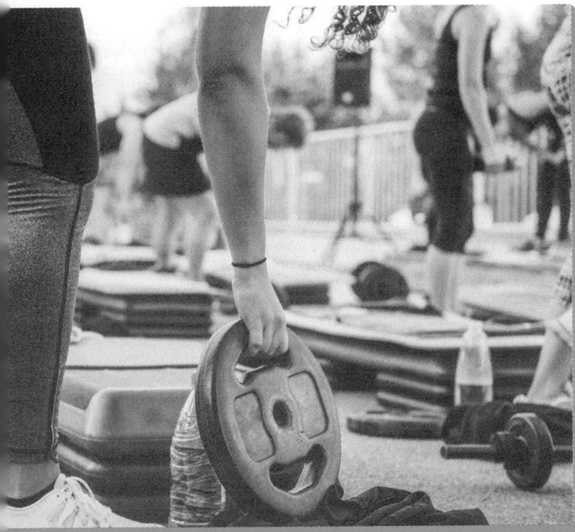

09 절단

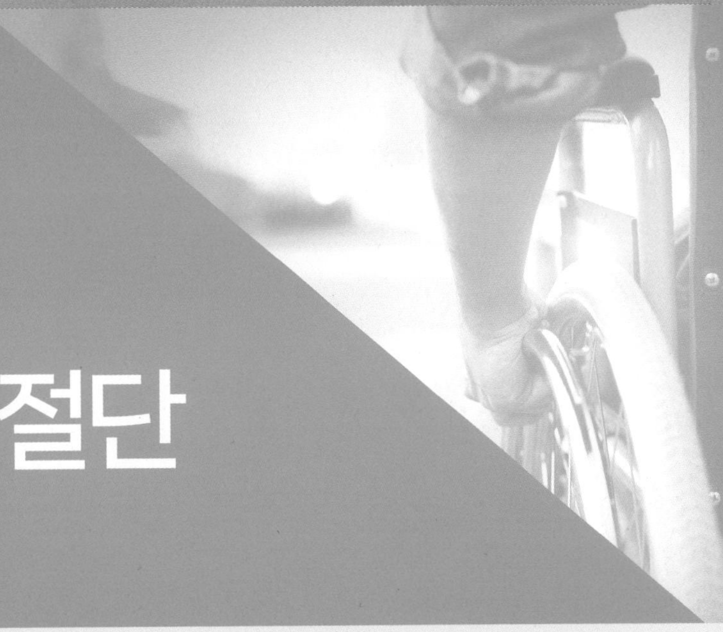

제9장
절단

학습목표

1. 절단의 개요에 대해 설명할 수 있다.
2. 절단 환자에게 필요한 작업치료 평가를 적용할 수 있다.
3. 절단 부위에 따른 작업치료 중재를 적용할 수 있다.
4. 절단 사례에 적합한 작업치료 평가 및 중재를 적용할 수 있다.

핵심용어

절단, 절단 평가, 의지훈련, 의수훈련

제1절 개요

1. 절단의 정의

절단(amputation)은 팔다리에 일부분이 잘려나간 경우를 말하며 관절 부위에서 잘린 경우는 이단(disarticulation)이라 한다. 교통사고, 산업재해 같은 외상이나 당뇨병, 말초혈관 질환 등 특정 질환으로 인해 절단 환자가 많이 발생한다.

절단환자의 재활은 절단수술을 비롯해서 잔여팔다리에 대한 적절한 처치, 그리고 신체의 균형과 근력강화를 위한 의지착용 전 훈련, 절단환자에 대한 각종 평가 및 검사, 의지의 제작, 의지착용 후의 훈련 및 직업재활 등이 단계적으로 시행되어야 한다. 이러한 재활과정이 성공적으로 이루어지기 위해서는 관련 전문가들이 재활팀을 구성하여 긴밀한 협조체제를 유지하면서 노력해야 할 것이다.

2. 절단의 발생률

절단의 빈도에 대한 국내외 정확한 통계는 없다. 그러나 평균 수명의 증가와 이에 따른 당뇨병과 말초혈관질환의 증가로 인하여 구미 각국에서는 이미 수 십년 전부터 그 빈도가 증가하는 양상을 보이고 있으며, 우리나라도 점차 증가하는 추세이다. 미세 수술과 구제 수술의 발달로, 외상이나 종양 등에 의한 절단은 최근 감소하는 경향이다. 그러나 노인 인구의 증가와 이에 따른 말초혈관질환의 증가로 인해, 점차 노인 인구의 절단 빈도가 증가하는 추세이며, 그 시기는 대체로 50~75세 사이이다. 남녀별 비교에서도 남자가 약 75%로 많았으나, 많이 평준화되는 경향이다. 상대적으로 혈류 공급이 적은 하지의 절단이 전체 절단의 약 85%를 차지한다.

3. 절단의 원인

절단, 열창, 동상 또는 화상과 같은 외상에 의한 것과 말초혈관장애, 종양, 선천적 팔다리 기형 등에 의해 불필요하거나 질환이 있는 부분을 제거하는 외과적 수술에 의한 것이다. 말초혈관장애는 하지절단의 주된 원인이다. 고혈압, 당뇨병 환자들에게 흔히 유발되는 폐쇄성 동맥질환은 혈류에 지장을 초래하여 말단의 괴사를 유발하므로 절단의 원인이 된다. 외상은 절단의 주된 원인으로 교통사고나 산업재해에 의한 절단이 가장 많으나 경우에 따라서는 화상과 같은 심한 외상의 이차적 영향에 기인하기도 한다.

여러 다른 이유(외상, 혈관질환, 감염, 종양)에 의해 절단이 유발된다. 상처는 종종 신체 일부분을 완전히 분리시키고(외상성 절단) 어떠한 질환은 수술적인 절단이 필요한 상황을 만든다. 신체 일부분을 수술적 절단하는 유일한 이유는 혈류 공급이 완전히 차단되어 그 부분이 생존할 수 없는 상황이 될 때이다.

4. 절단의 종류

1) 손의 절단(Amputation of hand)

(1) 손가락 끝의 절단(Amputation of fingertip)

손가락 끝의 절단에 있어서도 가능한 길이방향으로 길게 보존하는 것이 중요하다. 길이방향의 보전에 영향을 미치는 첫 번째 요소는 손바닥 피부의 완전성이다. 손가락 끝의 상처에서 손바닥 피부가 보전되어 있다면 가능한 피부판으로 사용한다. 이 부분은 손가락 기능을 위해서 최상의 조직이기 때문이다. 만일 손바닥 피부가 손상이 되었다면 남아 있는 손가락의 손바닥 부분이 내구성과 기능성이 있고 감각이 있는 전층피부로 덮일 수 있도록 손가락이 짧아지는 것을 감수해야 한다. 또한 손가락의 신경은 주의 깊게 다루어야 한다.

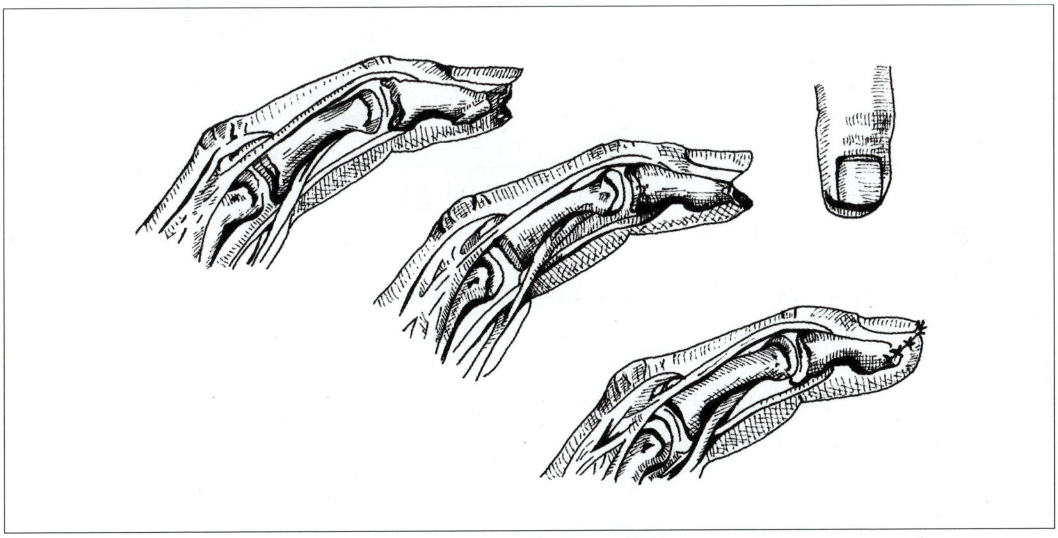

그림 9-1 손가락 끝의 절단

(2) 끝마디뼈의 절단(Amputation of distal phalanx)

끝마디뼈에 상처를 받아 손톱 바탕질까지 부분적이라도 피해가 있을 시 손톱은 후에 자라면서 불규칙하게 모양이 변하고 통증을 유발시킨다. 먼쪽 지절까지 간 외상성 절단이 손가락 대부분을 침범했으면 모든 손톱 바탕질은 제거되어야 된다.

하지만 굽힘근과 폄근의 닿는 곳인 먼쪽 손가락뼈의 몸쪽부분 대부분은 완전하게 보존을 해야 한다. 모든 손톱 바탕질을 확인해서 예리하게 제거를 한 후 끝마디뼈를 싸고 있는 골막은 뼈돌기 형성을 피하기 위해 제거해야 한다. 손가락 끝 절단에서처럼 손바닥 피부판을 만든 후 상처의 봉합부위는 손가락의 등쪽에 위치시킨다. 피부가 충분하다면 봉합부위에 장력이 걸리지 않게 하고 역시 과다한 조직도 없어야 한다.

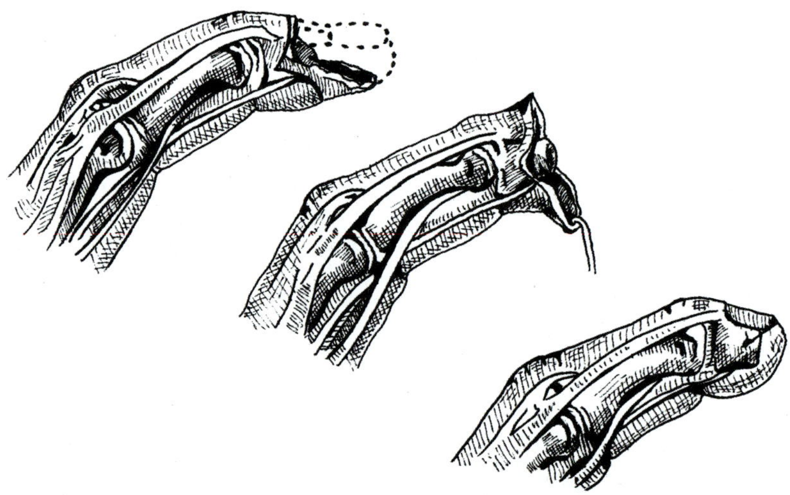

그림 9-2 끝마디뼈의 절단

(3) 중간마디뼈의 절단(Amputation through middle phalanx)

끝마디뼈와 중간마디뼈의 일부분을 파괴하는 압궤손상(crushing injury)일 경우 중간마디뼈가지의 절단술이 필요하다. 만일 얕은손가락굽힘근의 힘줄이 부착하는 중간마디뼈의 기저부위가 보존되어 있었다면 역시 몸쪽 손가락뼈 사이 관절의 기능 일부분이 보존될 수 있다.

(4) 손가락과 열 절단술(Amputation of finger and ray)

종종 심한 상처, 감염, 혹은 악성 종양 때문에 손가락 전체를 절단해야 할 경우가 있다. 이 경우 일반적으로 각각의 손허리뼈의 먼쪽의 반 정도 제거하는데 이것을 열절단술(ray amputation)이라 부른다. 손가락을 손허리손가락관절에서 절단술을 할 경우 손허리뼈가 완전히 남아 있다면 튀어나온 절수가 손바닥에 계속 남아 있다. 그러면 환자가 주먹을 쥘 때 구멍이 만들어져 물건을 떨어뜨릴 수 있다.

집게 손가락 상처 후 남아있는 손허리뼈는 심각한 문제이다. 만일 2번째 손허리뼈가 그 자리에 남아 있다면 옆에 있는 엄지손가락이 긴 손가락으로 대립운동이 어렵게 된다.

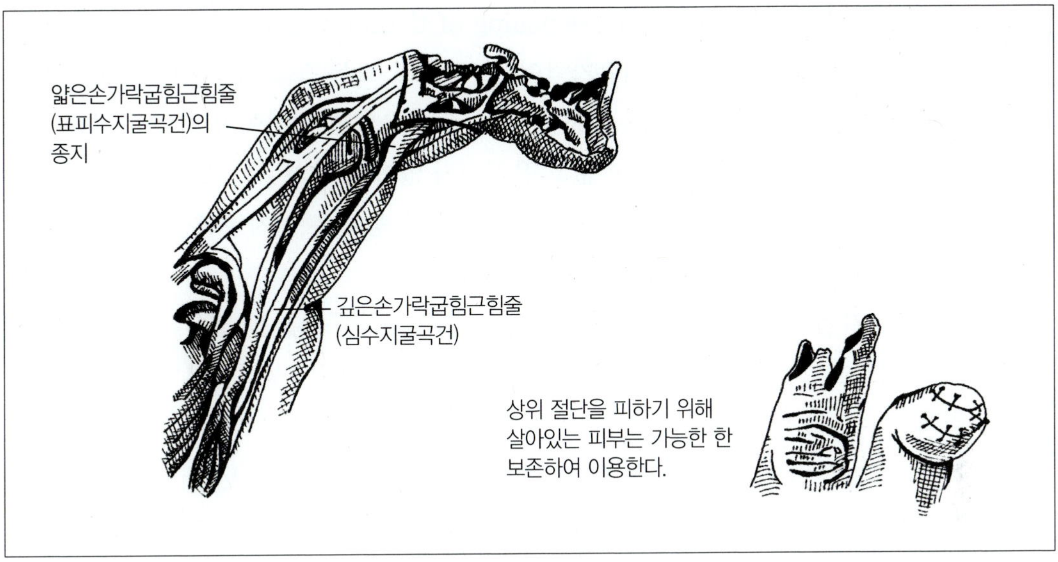

그림 9-3 중간마디뼈의 절단

2번째 손허리뼈를 제거하고 엄지를 중지에 가깝게 위치시키면 잡는 힘과 손의 모든 기능을 증가시킬 수 있다. 그래서 손허리 부위에서 절단이 필요한 경우라면 열절단술이 종종 치료의 방법이 된다.

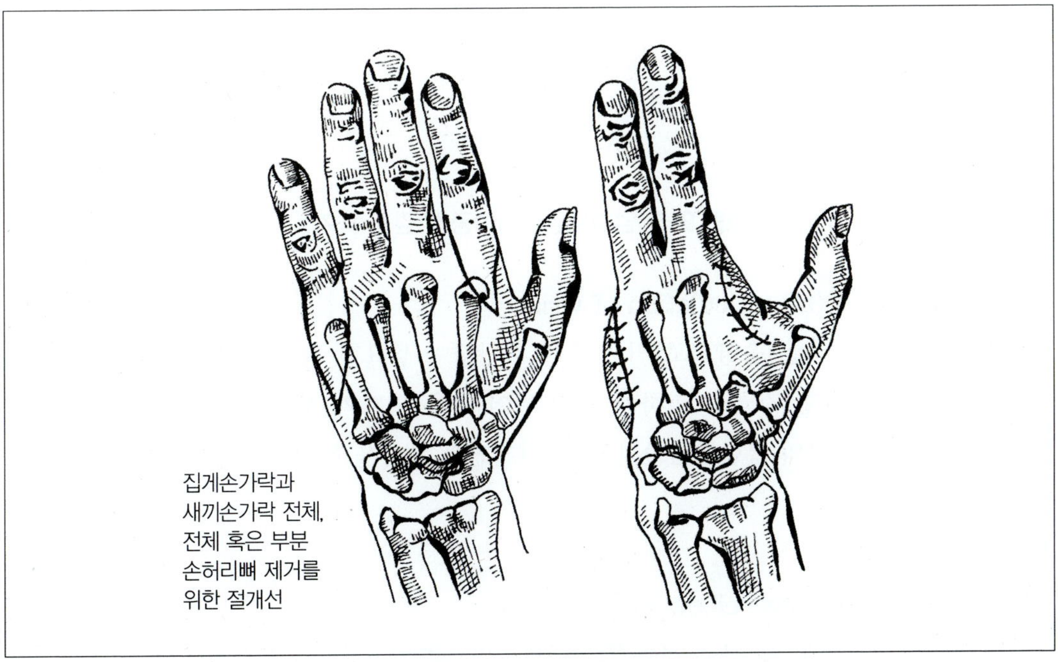

그림 9-4 손가락과 열 절단

(5) 엄지두덩갈퀴막공간 깊게 하기(Deepening of thenar web cleft)

손에서 가장 중요한 손가락은 엄지손가락이다. 그리고 모든 노력이 그것을 보존하는데 들여져야 하고 가능한 길이를 많이 보존해야 한다. 종종 유일한 대안이 엄지의 완전한 절단술이라면 그 절단부위는 심지어 감각이 없고 움직이지 않아도 남겨두는 것이 더 좋다. 모든 손가락이 절단되었을 경우에 손으로 쥐는 힘과 포착하는 능력은 엄지두덩갈퀴막의 중열을 깊게 만드는 것으로 어느 정도 회복을 할 수 있다.

엄지모음근의 일부와 손등쪽의 첫 번째 뼈사이근의 엄지 반 부분을 절단하여 첫 번째와 두 번째 손허리뼈사이의 엄지두덩갈퀴막공간을 깊게 만든다. Z-성형술이 쓰이는데 근육 절단을 위해서 피부를 절개한다. 그리고 나서 엄지두덩갈퀴막공간을 만드는 Z-성형 피부판을 봉합한다. 남은 엄지모음근은 첫 번째 손허리뼈가 포착하는 힘을 낼 때에 사용된다.

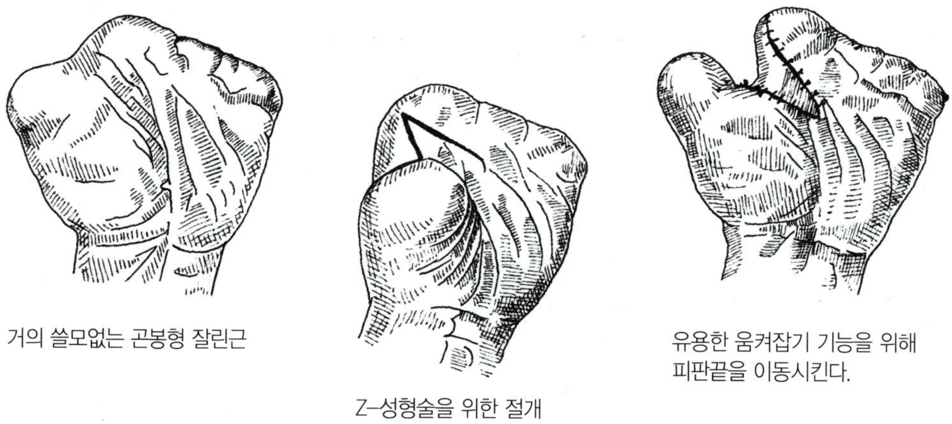

그림 9-5 엄지두덩갈퀴막공간 깊게 하기

(6) 손목관절이단(Disarticulation of wrist)

심한 상처, 감염, 혹은 종양으로 인해 손의 절단술이 필요할 경우에는 손목관절이단술을 시행한다. 의수에 의한 자극을 피하기 위해 튀어 나온 노뼈와 자뼈의 붓돌기를 잘라낸다. 남은 길이에서 잘린끝의 굽힘근힘줄과 골의 거친면과 봉합을 하여 아래팔의 근육부위를 보존한다.

(7) 아래팔 절단(Below-elbow amputation)

아래팔까지 절단술을 할 경우 전통적으로 팔꿉밑 절단술이라 하고 심한 상처시에 필요하다. 골끝은 폄근의 근막으로 덮고 폄근 그룹의 근막을 봉합한다. 큰 근육군을 보존하고 힘줄을 약한 장력하에서 봉합을 해서 재활 후반기에 근전기 의수를 사용하기 쉽게 만든다. 이 근육의 수축을 감지하는 특수한 패드를 사용함으로써 근전기 의수 끝에 붙은 말단 장치가 손의 특수기능을 모방하는 힘을 발생하게 한다.

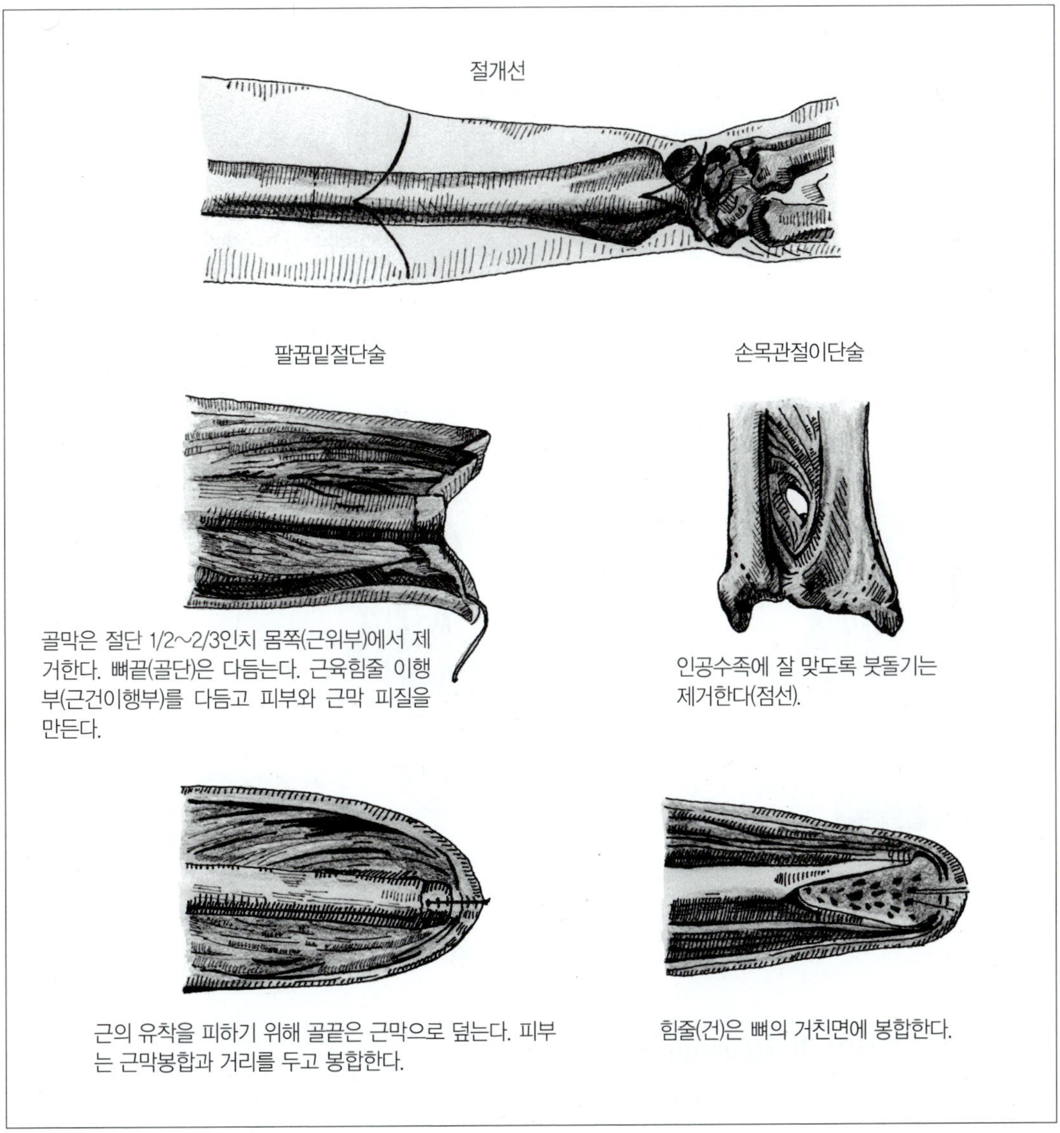

그림 9-6 손목관절이단술과 아래팔 절단

2) 위팔과 어깨의 절단(Amputation of upper arm and shoulder)

(1) 위팔 절단(Above-elbow amputation)

위팔 절단술은 가능한 남은 상지의 길이를 최대한 보존하는 것이 중요하다. 성공적으로 기능을 발휘하기 위해서 인공 상지는 반드시 많은 위팔이 남도록 해야 한다. 최소한의 팔의 기능을 위해 아주 짧은 위팔이라도 가능하면 남겨 두어야 한다. 왜냐하면 어깨가 관절이단이 된다면 인공상지의 힘이 급격히 감소하기 때문이다.

경우에 따라 절단성형술은 환자가 인공상지의 끝에 붙은 인공손을 작동시키는 것을 가능케 한다. 이 방법은 위팔두갈래근 밑에 터널을 만들고 그 터널을 피부로 덮은 후 근육을 고리모양으로 만든다. 인공상지 끝에 붙은 인공손을 작동시킬 수 있는 선을 이 근육 고리에 붙인다.

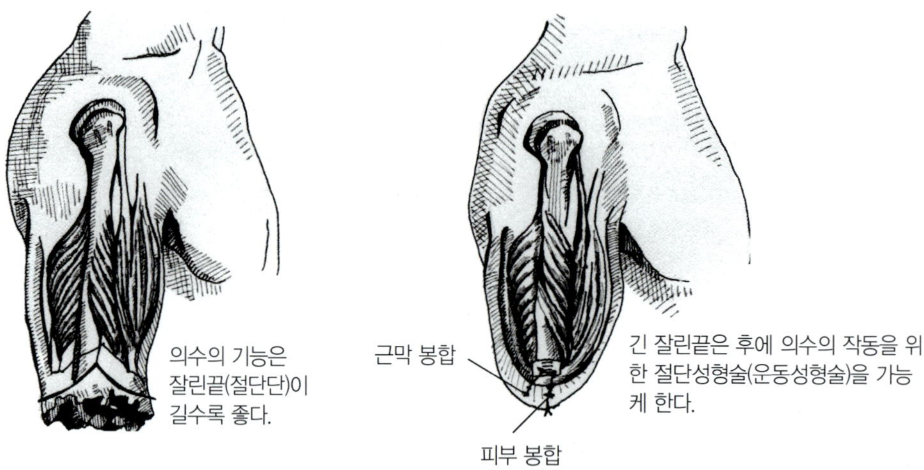

그림 9-7 위팔 절단

(2) 어깨가슴사이 절단(Forequater amputation)

어깨가슴사이 절단은 보통 심한 악성 종양이 있을 때에 적용한다. 어깨의 관절이단과 비교해 보면 어깨가슴사이절단술은 상지의 모든골 구조와 근육을 제거한다. 이것은 인공 상지를 보조하는 잔류 기저부를 공급할 수가 없는 황폐한 절단술이다. 그 결과로 인공 의수의 안정된 고정이 매우 어렵다.

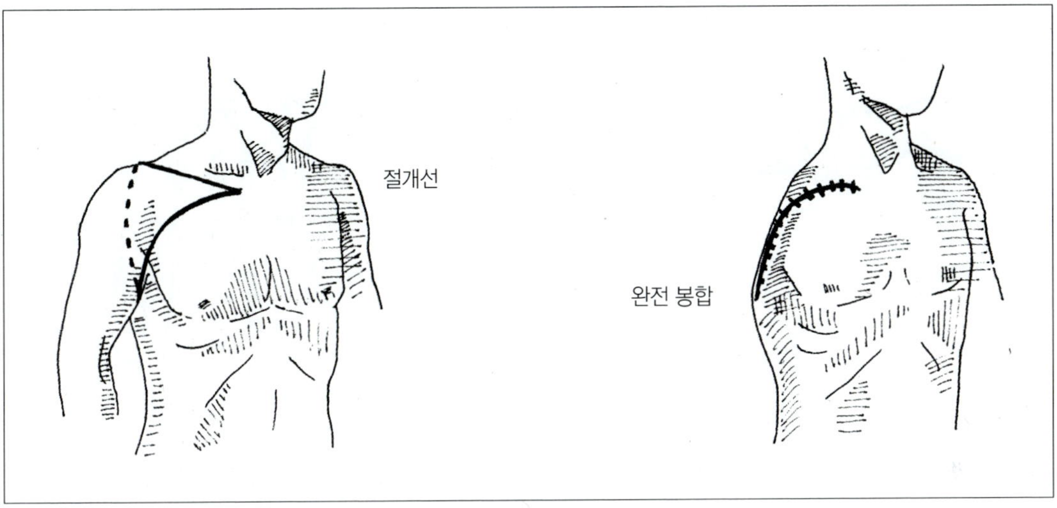

그림 9-8 어깨가슴사이 절단

3) 발의 절단(Amputation of foot)

(1) 발가락 절단(Amputation of toe)

종종 상처와 만성 감염 때문에 발가락의 끝마디뼈 부분을 절단해야 하는 경우가 있다. 모든 발톱과 바탕질을 불규칙한 발톱 조각이 새로 자라나는 것을 막기 위해 제거하고, 발가락 끝마디뼈 부위를 절개한다. 긴 발바닥 피부판을 발가락 등쪽까지 옮겨온 후 등쪽 피부판과 심한 장력을 주지 않고 봉합한다. 발바닥 피부판이 발등쪽보다 혈관이 풍부하고 더 좋은 내구성을 가지며, 무게 하중 압력을 얇은 발등 피부판보다 잘 견딘다.

(2) 발가락 열 절단(Amputation of ray)

상처나 감염이 발가락 하나 전체에 있을 때에 단일 열(발가락과 발허리뼈의 머리와 뼈몸통) 절제를 할 시 발의 기능을 보존할 수 있다. 특히 가쪽 4개 발가락 중 하나의 절단술일 때 더욱 그렇다. 밀어내는 힘이 심각하게 감소함에도 불구하고 첫 번째 열 절제는 좋은 기능을 유지할 수 있다. 가능하다면 발바닥 피부는 보존되어야 하고 상처도 발등쪽에서 봉합되어야 한다.

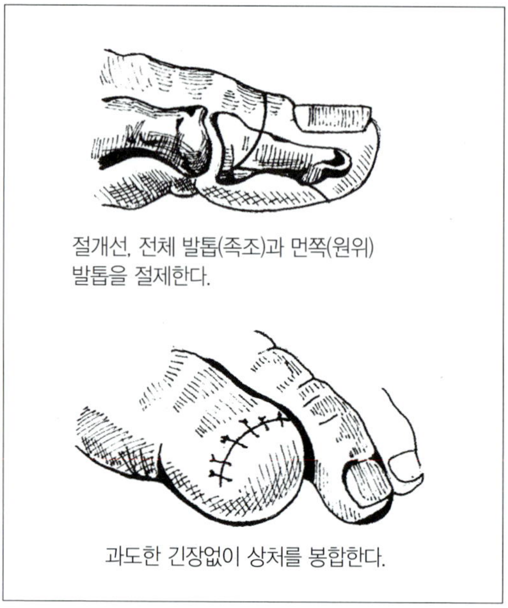

그림 9-9 발가락 절단

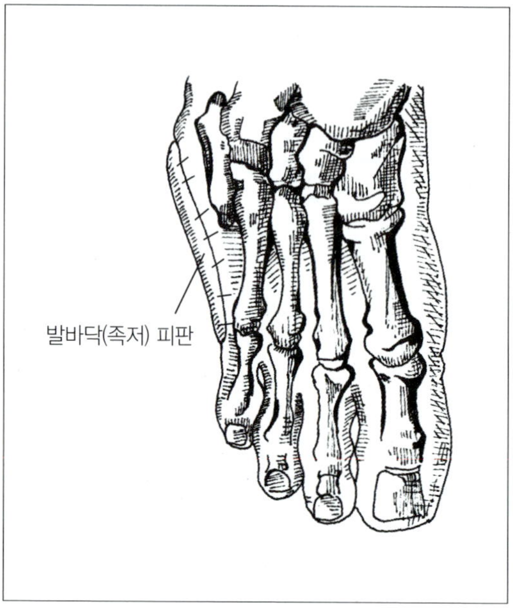

그림 9-10 발가락 열 절단

(3) 경 발허리뼈 절단(Transmetatarsal amputation)

당뇨 환자의 앞발 감염과 발허리뼈를 횡단 절제를 해서 앞발을 제거해야 하는 심한 외상의 경우에 가장 흔한 절단술이다. 피부의 절개선은 발의 등쪽보다는 발바닥 쪽에서부터 좀 더 멀리 위치해야 한다. 이러한 접근은 상처의 봉합을 발의 등쪽에서 하게 하고 그것은 체중 부하에 의한 봉합 파괴를 막아준다. 심부 근막은 골의 끝을 넘어서 봉합하여 체중 부하를 지탱하는 패드 역할을 한다.

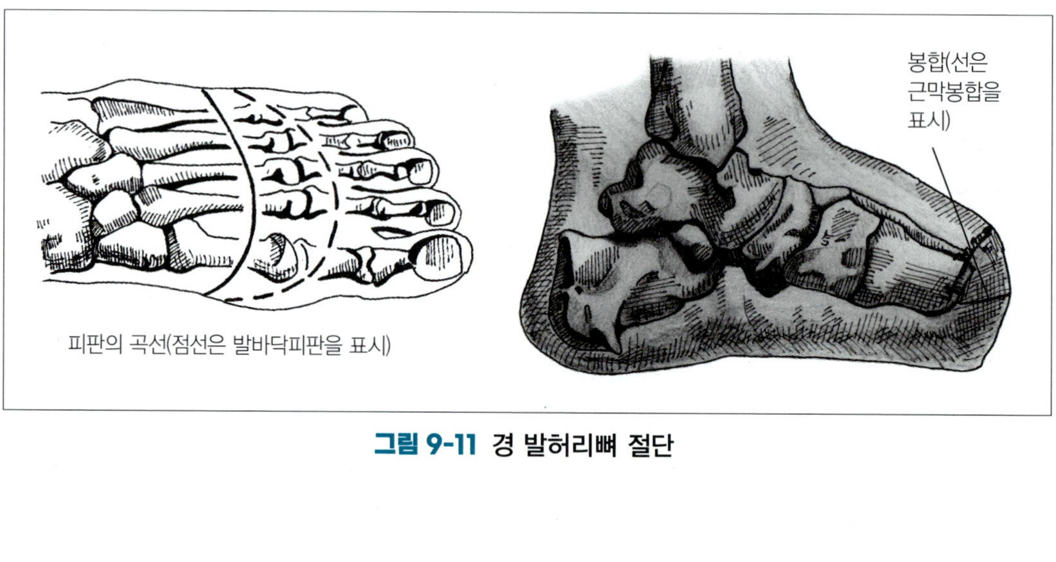

그림 9-11 경 발허리뼈 절단

이 부위 절단술의 큰 장점은 발가락부위 공간(toe box)에 거품을 채운 것을 이용해 일반적인 끈신발을 신을 수 있는 것이다. 발허리뼈를 횡단 절제한 모든 환자는 특수한 의족 없이 걸을 수 있다.

(4) 사임 절단(Syme amputation, wagner modification)

사임 절단은 발목관절 부위에서 시행되는 절단술의 한 종류로, 발을 제거하되 발뒤꿈치의 지방 패드(heel pad)를 보존하여 남아있는 다리 끝에 체중을 지지할 수 있는 견고하고 감각이 있는 절단단(stump)을 형성하는 것이 특징이다. 원래 사임 절단은 한 번의 수술로 진행되었으나, 감염이 있거나 혈액 순환이 좋지 않은 환자의 경우 합병증 위험이 높았다. 바그너 변형(Wagner modification)은 이러한 문제를 극복하기 위해 두 단계(two-stage) 수술 방식을 제안했다.

첫 단계에서 발의 골을 절제한다. 발등에서는 목말뼈의 목부분 그리고 발바닥에서는 발꿈치입방관절 높이에서 발등을 가로지르는 횡절개선을 넣는다. 특히 뒤정강동맥이 찢어지지 않게 주의를 해야 한다. 왜냐하면 그것은 발바닥 피부와 발뒤꿈치 패드에 혈액 공급을 하기 때문이다. 발목관절의 강제적인 발바닥쪽굽힘을 시킨 후 폄근의 힘줄의 절단과 발목관절의 앞쪽 캡슐에 절개를 해서 목말뼈를 드러낸다.

이 목말뼈를 발목관절에서 떼어낸 후 발바닥쪽으로 굽혀서 아킬레스 힘줄이 붙은 발꿈치뼈뒤거친면을 드러낸다. 예리하고 주의 깊은 박리로 발꿈치뼈를 발바닥 지방 패드에서 끄집어내고 뒤정강 신경혈관다발을 보존해야 한다. 모든 골들이 잘린끝에서 제거된 후 남은 발뒤꿈치 패드가 포함된 발바닥 피부판에 배액관을 넣고 앞쪽 피부판과 느슨히 봉합을 한다.

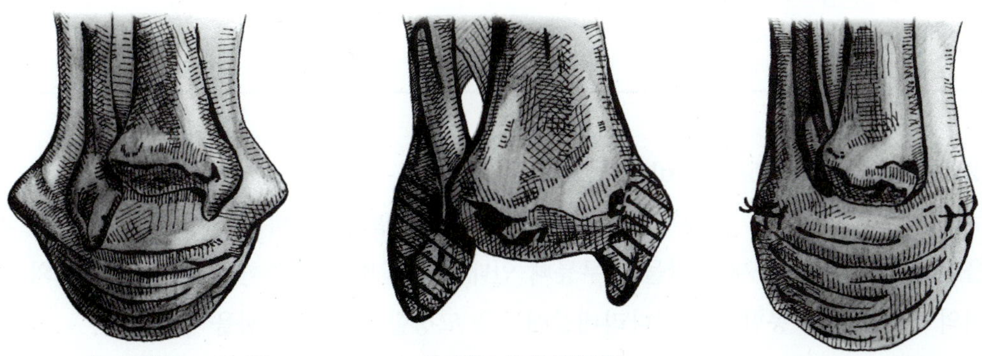

1. Dog ears는 타원형으로 절제하고 복사뼈를 노출시킨다.

2. 복사뼈와 확대부(빗금친 부위)는 절제한다.

3. 복사뼈를 다듬고 봉합한다.

그림 9-12 사임 절단

2번째 단계는 보통 6~10주 후 봉합한 피부판이 회복된 후 실행된다. 발목관절의 가쪽, 안쪽면을 드러낸 후 튀어나온 복사뼈를 제거한다. 골이 회복될 때쯤 완전한 발뒤꿈치의 발바닥 피부가 정강뼈의 먼쪽 부위 말단에 붙는다. 사임 절단술의 중요한 장점은 발바닥 피부와 발뒤꿈치 패드가 남는다는 점이다. 이러한 구조물이 보존될 때에 최대로, 무방비 상태의 체중부하를 해도 된다는 점이다. 남은 하지가 짧아도 환자는 짧은 거리를 인공하지를 쓰지 않고 걸을 수 있다.

4) 하지와 엉덩이의 절단(Amputation of lower limb and hip)

(1) 무릎 아래 절단(Below-knee amputation)

당뇨 환자의 발 감염과 말초혈관질환으로 인한 발의 괴저에서 가장 많이 시행되는 절단술이 무릎 아래 절단술이다. 무릎관절은 가능하다면 언제나 보존되어야 한다. 심지어 무릎 아래 절단술로 단지 4~5cm의 절단부만 남았어도 인공다리를 붙여 무릎관절의 기능 일부를 하게 할 수 있다. 무릎관절은 환자가 한층 더 효과적으로 걸을 수 있게 한다. 이 효율은 하지 절단된 환자의 산소 요구량을 측정함으로써 잘 설명된다. 같은 평면을 걸을 때에 한쪽에 무릎 위 절단술을 한 환자는 무릎 밑 절단술을 한 환자의 두 배 정도로 산소를 소모한다(표 9-1 참조).

표 9-1 절단 수준에 따른 에너지 요구량; 의족 사용(Garrison, 2003)

절단 수준	에너지 증가(% above normal)
편측, 정강뼈 절단(Unilateral, transtibial)	10~20%
양측, 정강뼈 절단(Bilateral, transtibial)	20~40%
편측, 넙다리 절단(Unilateral, transfemoral)	60~70%
양측, 넙다리 절단(Bilateral, transfemoral)	>200%

(2) 무릎관절이단(Disarticulation of knee)

무릎관절이단은 무릎 아래쪽의 하지가 보존 불가능일 때 선택된다. 앞쪽과 뒤쪽의 피부판을 같은 길이의 모양새로 만들고 무릎뼈 인대와 무릎뼈를 보존한다. 무릎뼈 인대와 잘린 부위의 십자인대를 봉합하여 넙다리네갈래근을 고정할 안전한 지점을 공급한다.

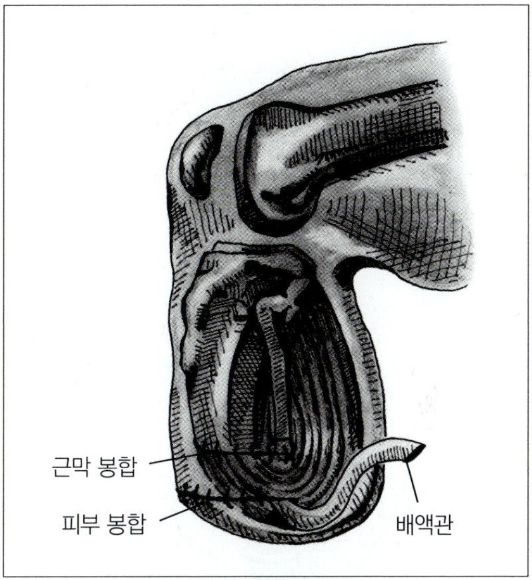

그림 9-13 무릎 아래 절단

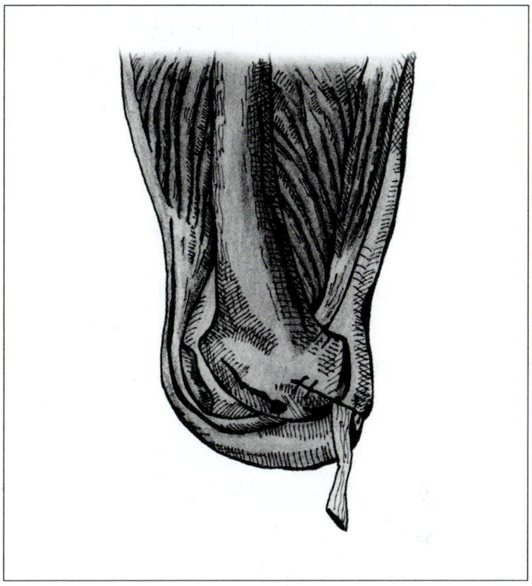

그림 9-14 무릎관절이단

(3) 무릎 위 절단(Above-knee amputation)

무릎 위 절단술은 혈관분지 재건술 실패 후 생기는 심한 혈관 기능부전이 있을 때에 종종 요구된다. 절단은 보통 넙다리뼈 중간까지 시행된다. 이 부위에서는 하지의 혈액공급이 상당히 개선되고 오랜 기간 생존 가능한 근육들을 볼 수 있다. 수술 시 뒤넙다리근의 근막과 넙다리네갈래근의 근막을 봉합하여 근육이 넙다리뼈끝을 덮으면서 단단히 봉합한다. 피부는 항상 배액관을 넣고 봉합을 한다.

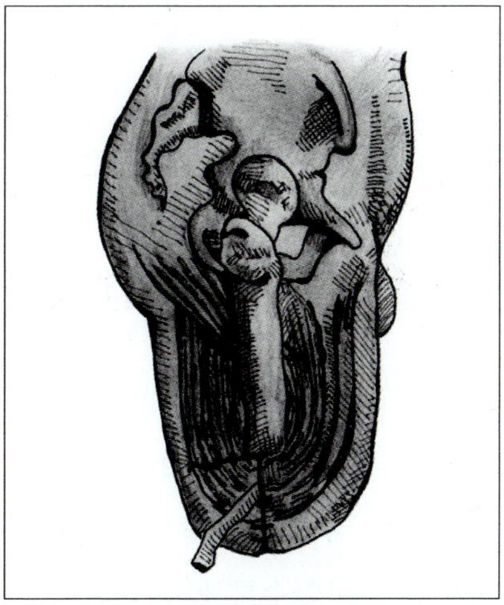

그림 9-15 무릎 위 절단

(4) 엉덩관절이단(Disarticulation of hip)

심한 종양이나 감염, 괴사 등이 있을 때에 엉덩관절의 관절이단술이나 엉덩배사이절단이 필요하다. 엉덩관절 관절이단술을 할 때에 모든 넙다리뼈는 제거하고 다리 뒤편 피부판을 많이 보존하여 앞쪽까지 덮는다. 시술자는 반드시 볼기근을 살리려는 시도를 해야 한다. 볼기근은 앉을 때에 쿠션을 제공하며 인공하지 사용시 도움을 주기 때문이다.

(5) 엉덩배사이절단(Hindquater amputation)

엉덩배사이절단 혹은 반골반절제술은 하지 전부와 골반을 제거하는 것이다. 절제는 3가지 접근방법이 있다. 표준적인 접근방법은 하지와 골반의 엉치엉덩관절까지 잘라내는 것이다. 변형 혹은 보존적인 접근은 천장관절 바로 가쪽에 절제선을 넣어 엉덩뼈의 작은 테(small rim)를 보존하는 것이다.

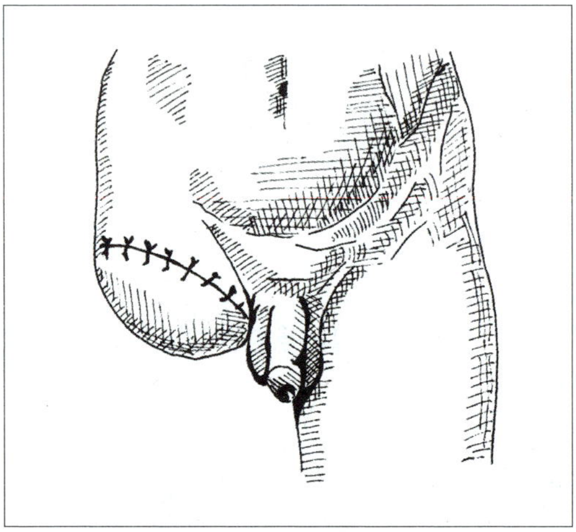

그림 9-16 엉덩관절이단

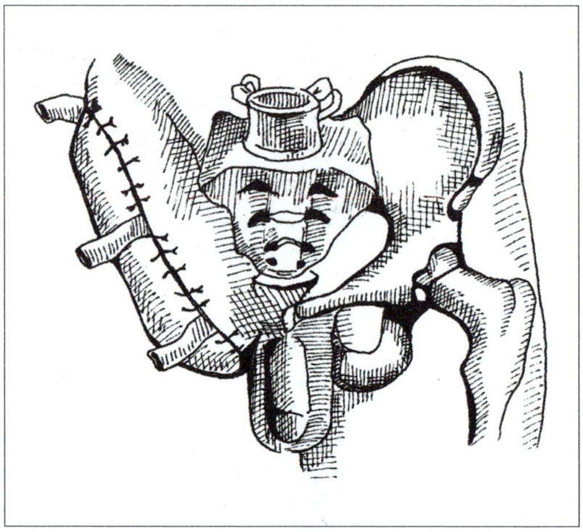

그림 9-17 엉덩배사이절단

5. 절단부위의 선택과 명칭

절단은 상, 하지 모두 가능한 한 길게 보존하는 것이 원칙이다. 특히 상지의 경우에는 예를 들어 한 개의 손가락이 남는가, 남지 않는가에 따라 기능적으로 큰 차이가 발생하기 때문에 작은 부분도 소중히 남기도록 한다. 하지 절단도 의족을 장착해서 보행할 때의 능력은 하위의 절단일수록 높다. 특히 무릎관절 기능을 남기느냐 남기지 않느냐에 따라 의족 보행능력에 큰 차이가 발생하기 때문에 가능한 한 대퇴 절단보다는 하퇴 절단이 선택된다.

절단은 뼈의 중간에서 절단하는 것을 절단, 관절에서 절단하는 것을 이단이라고 한다. 절단인 경우나 이단의 경우에도 절단의 수준은 해부학적 부위로서 일컫는 것이 보통이다. 종래에는 절단 수준을 관절을 기준으로 해서 위인가 아래인가로 일컫고 있었으나(예를 들면, 넙다리뼈 절단은 above-knee amputation; AK, 정강뼈 절단은 below-knee amputation; BK), 1993년에 국제표준화기구(ISO)에 의해 정해진 표기법에서는 절단 수준을 절단된 부위의 뼈 이름으로 부르게 되었다(예를 들어, 넙다리뼈 절단을 trans-femoral amputation, 정강뼈 절단을 trans-tibial amputation)(표 9-2).

표 9-2 절단부위의 국제표준화기구(ISO) 표기

상 지	
종래의 표기	ISO에 의한 표기
forequarter amputation	forequarter amputation
shoulder disarticulation	shoulder disarticulation
above-elbow amputation	trans-humeral amputation
elbow disarticulation	elbow disarticulation
below-elbow amputation	trans-radial amputation
wrist disarticulation	wrist disarticulation
trans-carpal amputation trans-metacarpal amputation finger amputation	partial hand amputation
하 지	
종래의 표기	ISO에 의한 표기
hindquarter amputation hemipelvectomy	trans-pelvic amputation
hip disarticulation	hip disarticulation
above-knee amputation	trans-femoral amputation
knee disarticulation	knee disarticulation
below-knee amputation	trans-tibial amputation
Syme's amputation	ankle disarticulation
Chopart amputation Lisfranc amputation trans-metatarpal amputation toe amputation	partial foot amputation

6. 절단의 합병증

상처의 괴사, 심한 출혈, 감염 등과 같은 문제점은 수술 후 즉시 일어날 수가 있다. 절단술의 후기 합병증은 골의 이상증식, 관절구축, 환상지 통증, 신경종 형성 등을 포함한다. 초기에 적극적이고 잘 구성된 재활 프로그램은 절단 후 합병증을 최소화 시키는데 도움을 준다. 성공적인 프로그램은 절단술 후 재활의 원칙을 잘 교육받은 치료사와 의사의 팀 접근이 필요하다.

표 9-3 절단의 합병증

관절구축	• 절단술 후 발생하는 가장 많은 문제로 수술 후 즉시 적극적인 수동 신장(passive stretching) 필요 • 무릎 밑 절단술을 한 환자는 무릎 굽힘 자세를 금하고, 외과적 드레싱을 통해 무릎을 편 상태로 유지필요
잔여 팔다리 피부	• 의지착용 전이나 후의 기간 동안 피부합병증 발생 • 피부손상, 궤양, 감염된 피지낭, 의수에 대한 알레르기 반응은 의지착용 후와 관련 • 마사지는 뼈에 이식한 피부조직이 유착할 우려와 합병증을 감소시킴 • 수술 후 이어 발생하는 부종은 연부조직, 특히 말단부위에 위치한 조직 안에 체액이 모여서 발생 • 압박붕대를 이용하여 단단히 감아 놓음으로써 부종 예방 • 의수 착용 후 잘 맞지 않는 소켓, 의수양말의 주름, 반흔 유착에 의해 피부 손상이 일어날 수 있음 • 잔여팔다리와 소켓 사이의 회전력은 피지선 낭종이 발생할 수 있는 소인 • 의수착용 후 잔여팔다리의 부종은 보통 소켓이 잘 맞지 않는 것에서 발생 • 소켓의 몸쪽이 꼭 끼는 것은 말단부의 부종이 원인, 따라서 잘 맞는 소켓이 필요
뼈돌기	• 뼈돌기는 통증의 원인이 됨 • 뼈돌기의 존재 유무 판별을 위해서는 X-선 필름 필요
환상지	• 환상지는 절단된 팔다리가 있다고 인식하는 일반적인 현상으로 절단술 후 다수 환자들이 경험 • 보통 몇 달 후면 단계적으로 사라짐 • 단단한 드레싱이 환상지 현상의 해결 촉진 • 교육, 지지적 상담, 그리고 잔여팔다리에 일시적이거나 영구적인 의지를 일찍 사용하도록 하는 것은 효과적인 방법임 • 환상감각에 집중하는 것 보다 의수훈련과 이전 생활양식으로 돌아가는 것에 논의의 초점을 맞추는 것이 바람직함
환상통	• 환상지 현상이 오래 지속되고 심한 통증을 느끼는 만성적이고 고치기 힘든 증세를 말함 • 보통 쥐가 나는 것이나 조이는 느낌, 늘어지는 느낌, 무감각, 따끔거림, 통증, 찌르는 느낌, 쏘이는 감, 타는 느낌, 차갑고, 뜨겁거나 쑤시며, 환상감각은 계속되거나 중단되기도 함 • 환상통을 조절을 위해 절단 후 5~7일에 등장성 운동을 시작하며 하루에 여러 번씩 수행 • 능동운동, 생체되먹임(biofeedback), TENS, 초음파, 점진적 이완운동, 조절된 호흡운동은 환상통을 감소시키는데 도움이 됨 • 문지르기, 두드리기와 같은 동작, 혹은 압박과 열 적용도 효과적임 • 의사는 경구투약, 감각 완화 주사(마취제), 교감신경차단술 실시
신경종	• 신경절단부에서 신경이 반흔조직에 유착된 경우 발생 • 신경종이 반흔조직이나 피부에 유착되어 있다면 반복되는 압력에 통증이 유발될 수 있음 • 촉지를 통해 진단, 대부분의 신경종은 잔여팔다리 말단부에 1~2인치(2.5~5cm)로 발생 • 상처조직에 가까운 신경종은 통증을 일으킴 • 마사지와 스트레칭 이후 국소마취 주사나 초음파 치료 시행

제2절 평가

1. 대상자 선별

첫째, 재활의 대상인지 아닌지를 가장 먼저 파악해야 한다.

둘째, 인지수준의 평가도 중요하다. 의수족을 사용하려면 어느 정도의 학습 및 숙달을 필요로 한다. 따라서 인지수준이 낮은 경우의 환자는 장식으로 한다.

셋째, 시각에 대한 평가이다. 절단된 팔다리에 대한 고유수용성 감각이 떨어져서 이것을 대치하려면 시각이 필요하다.

넷째, 균형감각과 근력에 대한 평가이다.

2. 잔여팔다리 평가(Residual limb evaluation)

잔여팔다리에 초점을 두고 자세한 평가를 하는 것은 매우 중요하다. 치료에 앞서 절단된 팔다리에 관련해서 많은 사정 및 평가를 해야만 한다. 절단지의 사정에 필요한 중요한 기록이 아래에 있다.

1) 절단지의 길이(Length of residual limb)

정강뼈 절단(trans-tibial amputation: TTA)의 경우 무릎의 안쪽 관절 선에서부터 측정하는 것처럼, 고정된 몸통쪽 골격의 랜드마크로부터 잔여팔다리의 길이를 측정한다. 뼈의 끝과 피부의 끝은 다를 수 있다. 매우 짧은 잔여팔다리는 의지가 꼭 맞기 어렵고, 너무 긴 잔여팔다리는 의지의 사용에 방해가 될 수 있다.

2) 절개면 및 상처의 치유 상태와 가동성(State of healing of the incision or scar and mobility)

상처와 연부조직 주변의 가동성과 수술한 부위의 상처가 잘 치유되는지 확인한다. 만약 상처가 아래의 뼈에 유착된다면, 의지를 착용하고 이동할 때 충격 흡수가 잘 되지 않고 갈이 움직여져서 손상되기 쉽다.

3) 잔여팔다리의 연부조직 범위(Soft tissue coverage)

잔여팔다리의 연부조직 범위, 특히 뼈의 끝부분이 연부조직으로 잘 씌워져 있는지 확인한다. 너무 적은 연부조직으로 씌워져 있으면 잔여팔다리 끝 쪽의 뼈돌기가 과도하게 돌출될 수 있다. 이것은 의지 착용시에 통증을 유발할 수 있고 더욱 파손되기 쉽다. 너무 많은 연부조직은 의지가 꼭 맞기 어렵고 의지의 기능을 방해할 수 있다.

4) 피부 성질(Skin integrity)

잔여팔다리의 피부 성질을 확인한다. 욕창과 같은 피부 손상은 피부가 완전히 회복될 때까지 의지의 착용을 방해한다.

5) 감각(Sensation)

잔여팔다리의 감각을 평가한다. 가벼운 촉각이나 통각이 손상된 환자는 인식되지 않는 피부 자극과 파손으로부터 상처받기 쉽다.

6) 전체 모양(Overall shape)

잔여팔다리의 전체적인 형태를 평가한다. 이상적으로 의지에 가장 잘 맞고 기능적일 수 있는 모양은 원통형이거나 약간 원뿔형인 것이 좋다. 구형인 모양은 의지를 착탈하기에 좋지 않은 모양이다.

7) 최대 관절가동범위(Full range of motion)

잔여팔다리의 수동적 관절가동범위와 능동적 관절가동범위를 모두 측정한다. 절단환자들에게 관절구축은 가장 흔한 합병증이고 의지의 착용과 기능에 방해를 한다. 남은 부분으로 없어진 부분의 기능을 보완해야 하므로 반대쪽 팔다리도 같이 평가를 실시한다.

8) 관절 인대의 안정성(Joint ligamentous stability)

인대의 안정성이 좋은지 평가를 한다. 의지는 잔여팔다리의 몸통쪽 관절과 반대쪽 팔다리에 스트레스를 증가시킨다. 느슨한 관절 인대는 불안정성과 통증을 유발할 수 있다.

9) 근력(Strength)

팔다리의 남아 있는 근육 조직의 근력을 평가한다. 몸통쪽이나 반대쪽의 팔다리 약화는 환자가 보행 시 매우 불안정하게 만들 수 있다.

3. 운동영역

관절가동범위가 제한되므로 위팔 절단 시에는 어깨관절 굽힘, 모음, 안쪽돌림의 구축이 유발되고, 아래팔 절단 시에는 손목관절 굽힘의 구축이 유발될 수 있다. 또한 근력이 약화될 수 있으며, 손실 부분과 연결되는 상지의 조절능력과 손의 기민성이 감소할 수 있다.

4. 감각영역

손실부위의 영향으로 감각에 대한 과민반응이 생겨날 수 있다. 이러한 감각 과민반응으로 인해 기능적인 팔다리의 사용에 제한되고 불편함이 야기된다. 손실부위와 관련하여 고유수용성감각과 운동감각이 감소되고, 통증 및 환상통을 경험할 수 있다.

환상감각은 모든 절단환자에게서 나타날 수 있으며, 자신의 절단된 부분이 계속 존재하고 정상이라는 느낌을 갖게 된다. 환상통은 피로에 의해 촉발될 수도 있고, 절단면과 조직에 직접적 손상을 입은 경우나 스트레스 또는 추위에 더욱 심해질 수 있다.

절단된 팔다리에서의 감각피드백의 상실은 환자들이 직면하는 중요한 문제이다. 기능상 필수적인 손의 피드백이 상실된다는 것은 특히 상지절단 환자에게 중요하다. 잔여팔다리의 감각과민증, 신경종, 환상감각이나 환상통은 의수를 사용하거나 사용하지 않는 양쪽 모두에서 팔의 기능적 사용을 저해하는 문제점이다. 잔여팔다리의 감각과민증이나 과도하게 예민한 팔다리는 기능적 사용을 저해하고 불편함의 원인이 된다. 또한 고감신경차단술은 의학적으로 잔여팔다리의 감각과민증을 관리하는데 사용된다. 감각 둔화법은 이러한 불편감을 감소시키는 두드리기와 마사지로 구성된다.

감각이 없거나 손상된 잔여팔다리는 의지를 착용할 때 특별한 주의와 교육이 필요하다. 그리고 의지가 잔여팔다리에 위치할 때 감각이 기능적으로 상실되어 있기 때문에 환자는 시각과 고유수용성 감각 피드백에 의존해야 한다. 또한 환자는 소켓 안에 있는 절단팔다리의 압박감과 어깨걸이가 주는 느낌과 같은 새로운 감각에 적응해야 한다.

5. 심리적 요소

절단과 연관된 사회적, 심리적 문제는 신체적 문제보다 더 중요하다. 우울감과 행동의 변화는 팔다리절단의 공통적인 반응으로 사회적 상황에 대한 거부감이 있을 수 있다. 이러한 괴리감으로 우울증 및 정신장애로 발전할 가능성도 있음에 주의해야 한다.

6. 작업영역

우세손의 절단 시에는 쓰기, 돈 관리, 식사와 같은 작업수행에 영향을 받게 될 뿐만 아니라, 양손을 사용해야 하는 옷 입기, 개인위생처리 등 많은 일상생활활동 수행에 어려움이 있다.

7. 사회적, 경제적 요소

팔다리 절단이 발생하면 생활경제능력에 심각한 영향을 초래한다. 육체적 기술에 의지하는 노동자는 취업을 하기 위해 그들의 신체적 능력에 의존한다. 특히 개인의 고용은 절단에 의해 영향을 받으며 고용이 되어도 낮은 사회경제적 위치를 갖는다. 직업재활을 담당하는 전문가는 환자들이 자립할 수 있도록 도와야 한다.

제3절 치료

1. 의지착용 전 훈련

1) 수술 후 관절가동범위 유지와 근력강화

수술 직후부터 의지 장착 시기까지 견딜 수 있는 범위 내에서 관절운동 및 등척성 운동을 실시하고, 이를 통해 근감각의 발달과 환상지의 식별능력을 향상시키도록 한다. 최소 수술 후 3주간은 능동운동과 관절구축의 예방에 초점을 두어야 한다. 그렇지 않으면 짧은 기간 일지라도 절단부의 구축이 발생할 수 있다.

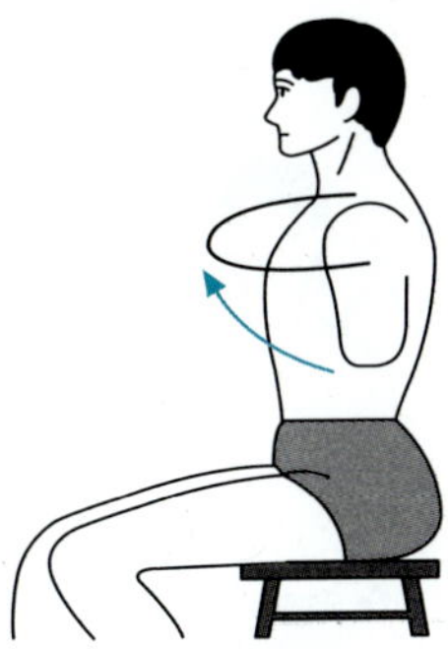

a. 굽힘

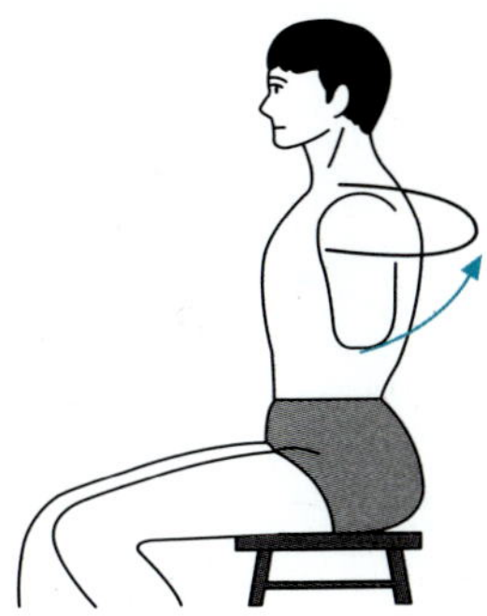

b. 폄

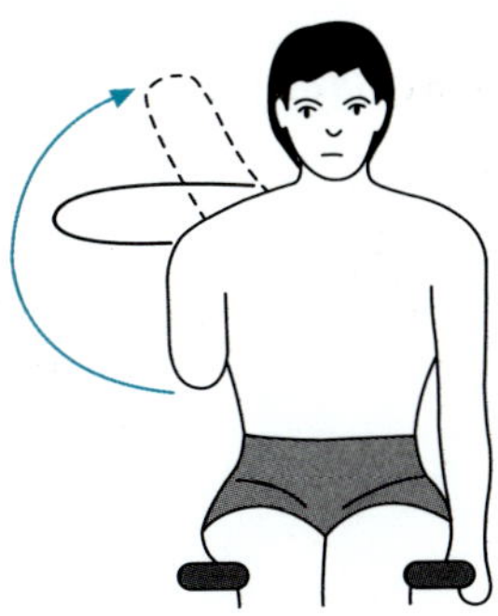

c. 벌림 및 모음

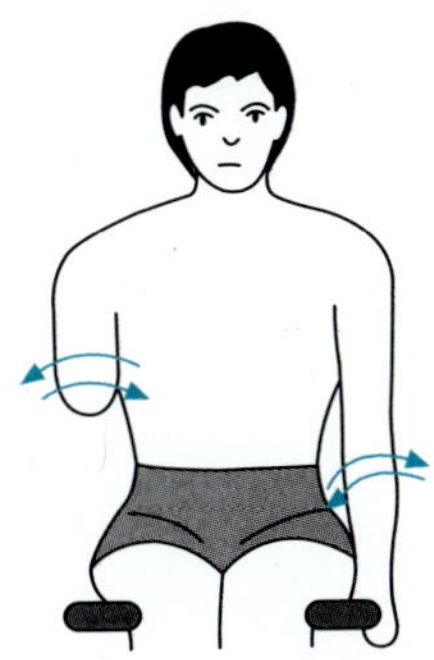

d. 바깥 및 안쪽돌림

그림 9-18 위팔부위 절단환자의 운동법

발목관절 절단에서는 첨족, 아래팔 절단에서는 팔꿈치관절 굽힘 구축, 위팔 절단에서는 어깨관절 굽힘, 모음, 안쪽돌림 구축, 종아리 절단에서는 무릎관절 굽힘 구축이 나타나기 쉽다. 특히 넓적다리 절단에서는 엉덩관절 굽힘, 벌림 및 바깥돌림의 구축이 발생되기 쉽다.

일단 발생된 구축은 교정이 어렵기 때문에 결과적으로 의지의 정렬(alignment)의 설정에 불리한 점이 생긴다. 그러므로 절단 수술 전 환자에게 수술 후의 적절한 자세에 대한 교육이 없어서 환자가 장시간 앉아 있을 경우 관절구축이 일어날 수 있으므로 예방을 위한 교육은 대단히 중요하다.

또한, 절단 후 조기에 절단단의 능동운동을 시작해야 한다. 특히 팔 절단에서는 의지를 장착하고 있지 않은 경우에 구축이 발생할 수 있어 조기에 의지를 착용하도록 한다. 근력 증진을 위한 운동은 절단지에 문제가 감소된 후에 시작하는 것이 좋고 대개 수술 6주 후부터 시작한다. 지속적인 강화운동과 이러한 준비사항들은 의지 장착후 사용을 용이하게 한다.

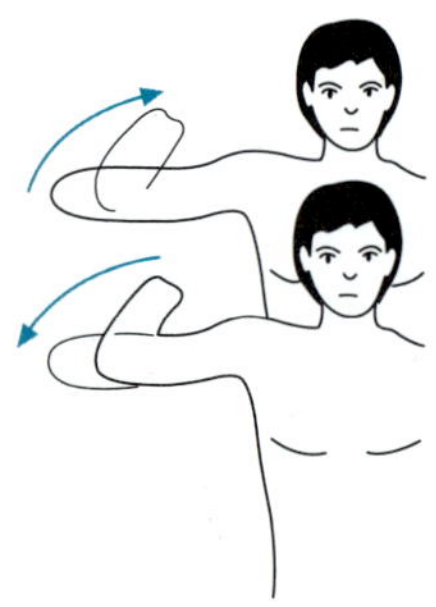
a. 굽힘 및 폄

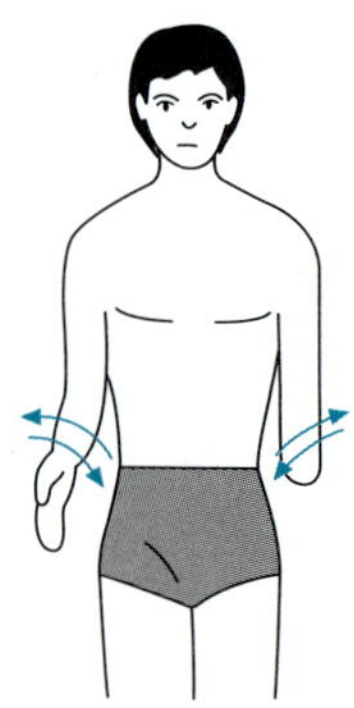
b. 엎침 및 뒤침

그림 9-19 아래팔부위 절단환자의 운동법

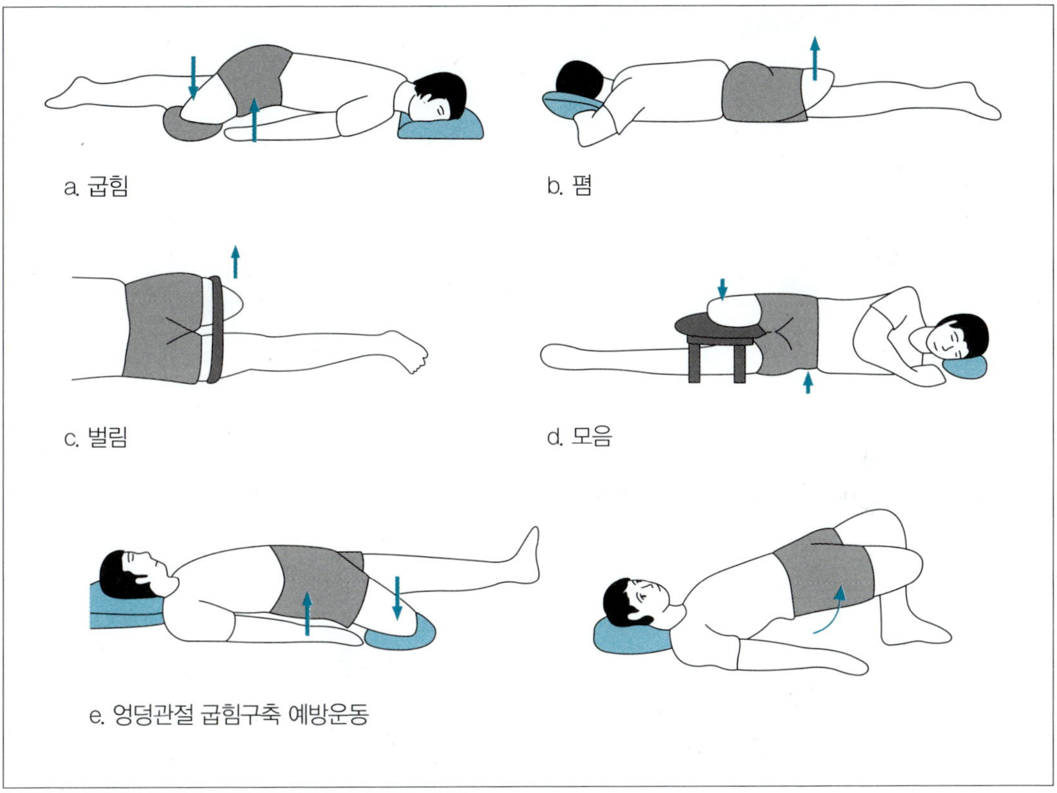

그림 9-20 넙다리부위 절단환자의 운동법

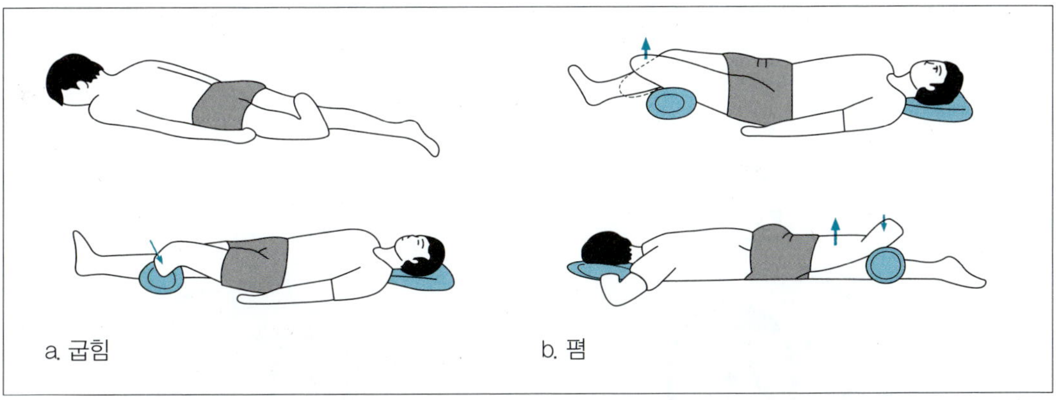

그림 9-21 무릎아래부위 절단환자의 운동법

2) 절단부위에 따른 올바른 자세 교육

(1) 침상자세

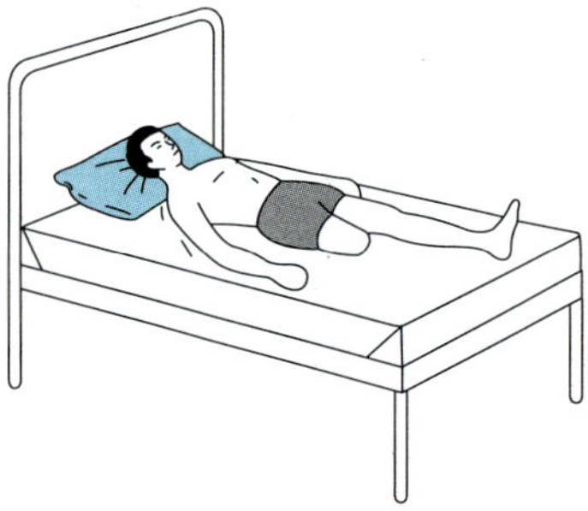

그림 9-22 넙다리 절단환자의 바른 자세

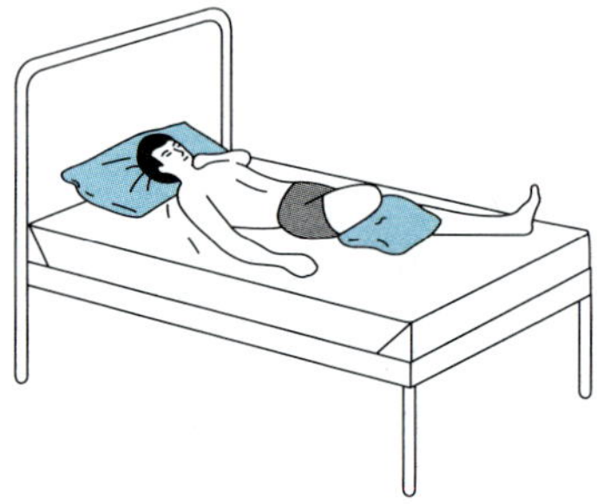

그림 9-23 넙다리 절단환자의 나쁜 자세

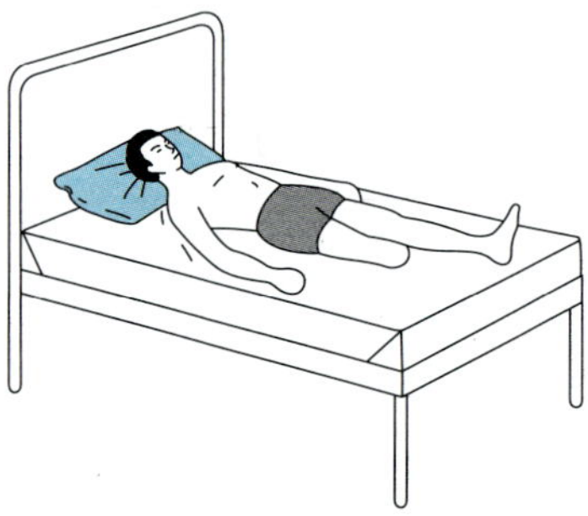

그림 9-24 무릎아래 환자 바른 자세

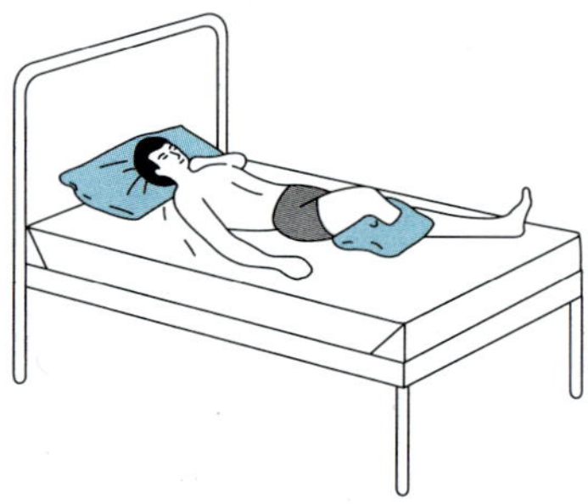

그림 9-25 무릎아래 환자 나쁜 자세

(2) 휠체어 자세

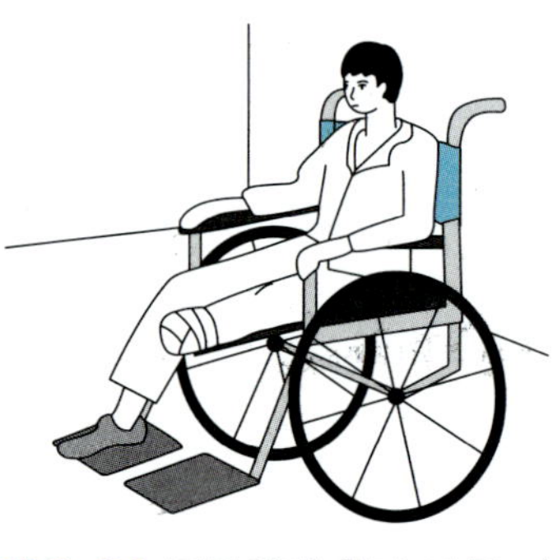

그림 9-26 무릎아래 환자 바른 자세

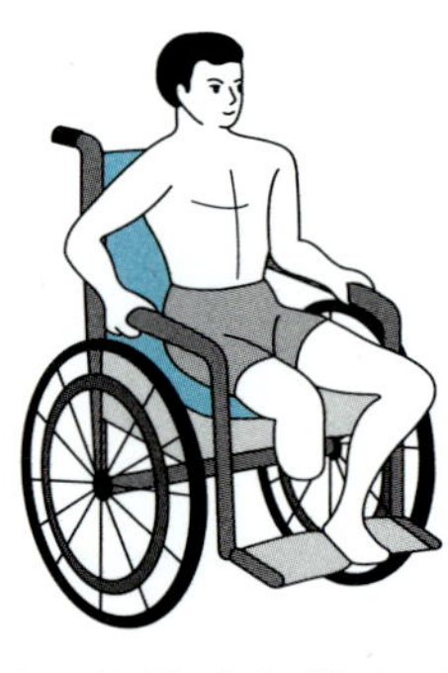

그림 9-27 무릎아래 환자 나쁜 자세

3) 잔여팔다리의 피부 및 위생관리

잔여팔다리와 소켓, 탄력붕대, 의수양말 등을 깨끗이 유지하는 것이 잔여팔다리의 피부 관리를 위하여 상당히 중요하다. 관리가 부족하면 절단지에 예기치 않은 문제점이 발생하여 재활과정이 늦어지게 된다.

절단지의 피부에 발생할 수 있는 증상들로는 찰과상, 수포, 부종, 세균감염, 진균감염이 나타날 수 있으며 수술 후 절단지에 궤양, 피부유착, 신경종, 부종, 환상통 등의 합병증이 발생할 수 있으므로 잔여팔다리의 피부 관리가 매우 중요하다.

피부는 항상 청결하게 유지하여야 하며, 따뜻한 물에 비누거품이 일어나도록 하여 절단지를 깨끗이 닦고 피부는 완전히 마르도록 마른 수건으로 닦아 낸다. 절단지는 밤에 깨끗이 닦고 아침에는 닦지 않는 것이 좋다. 습한 피부는 종창이 될 수 있으므로 양말을 신도록 한다. 피부가 의지에 들러붙게 되어 문질러져서 자극을 받을 수도 있다. 의지소켓의 내부를 건조시키고 청결히 해야 한다. 양말은 매일 갈아 신어야 한다. 양말에 땀이 배기 전에 벗자마자 곧 빨아야 한다.

따뜻한 물과 중성비누를 사용하며, 절대로 뜨거운 물을 사용하지 않도록 한다. 양말이 말라서 수축될 수 있으므로 고무공을 양말 속에 넣어 모양이 일그러지지 않도록 한다. 탄력붕대는 깨끗이 빨고 그늘에 말려야 한다. 탄력붕대도 따뜻한 물에 중성비누로 세척하고, 탄력이 줄어들 수 있으므로 완전히 마를 때까지 걸어두지 않는 것이 좋다. 편편한 곳에서 말리고 직사광선이나 열로부터 멀리해야 한다.

4) 붕대법(Wrapping)

잔여팔다리의 모양은 의지 착용 시 큰 영향을 미친다. 부피가 줄고 모양이 잘 만들어진 잔여팔다리는 절단부로 갈수록 점점 뾰족해지는 형태가 필요하며 이는 의수에 잘 견딜 수 있게 한다. 압박절단술을 시행한 후 이상적인 절단 끝을 만들기 위해 탄력붕대의 사용법은 매우 유용하다. 탄력붕대는 끝부분은 단단히 하고 몸통쪽은 약간 느슨하게 감는다. 감을 때의 압력은 항상 일정하여야 하고, 너무 강하게 감아서 혈액순환의 장애를 초래해서는 안 된다. 탄력붕대는 잔여팔다리가 완전히 성숙되어 의지를 착용할 수 있을 때까지 계속해야 한다.

압박은 부피를 줄이고 모양을 다듬는 과정에 도움이 되며, 탄력 에이스 붕대(elastic ace bandage), 관 모양의 붕대(tubular bandage), 수축 소켓(shrinker socket) 등을 사용한다. 8자 압박 붕대법은 탄력붕대를 사용할 때 이용하며, 붕대를 팔다리에 나선형 모양으로 감싸는 원주형 방법이 아니다(그림 9-28, 29 참조).

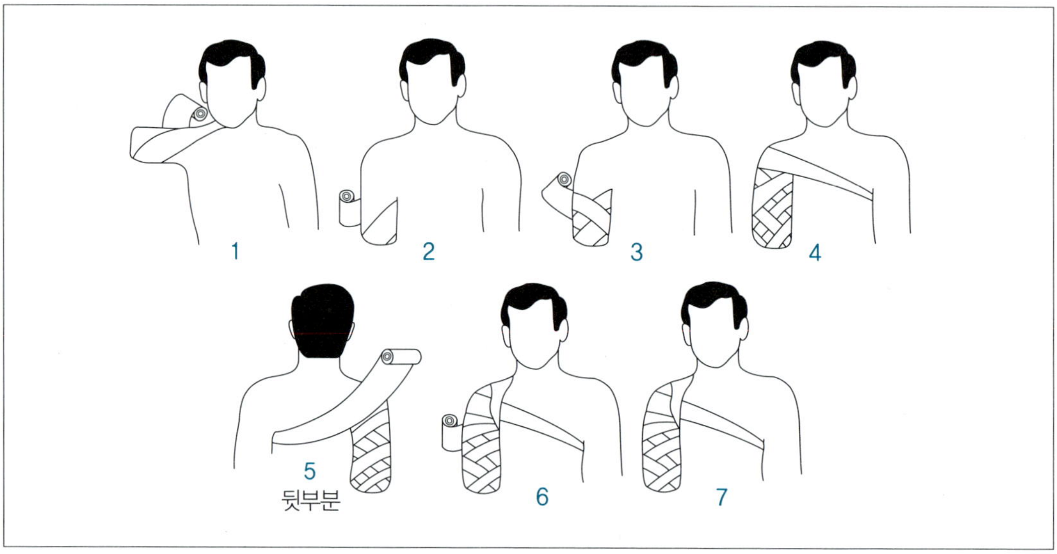

그림 9-28 상지 잔여팔다리의 8자 붕대법

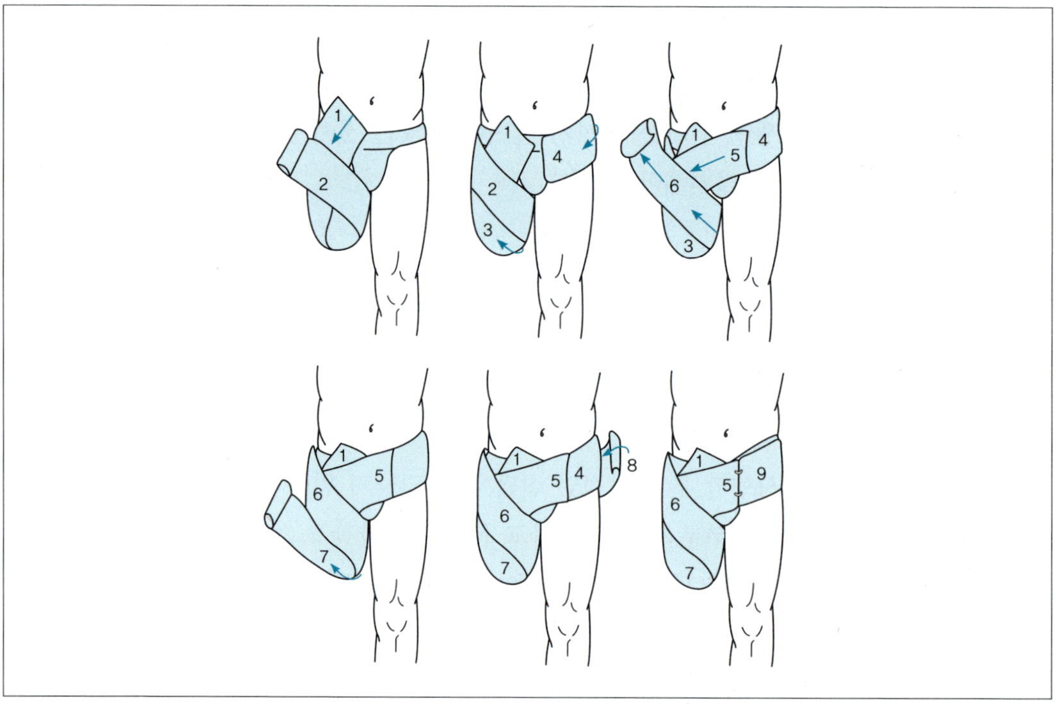

그림 9-29 무릎 위 절단지의 붕대 감기

2. 의지 착용 후 훈련

1) 의지의 구성

(1) 의수 양말(Prosthetic sock)

모직, 면직 혹은 올롱 라이크라(orlon-lycra)로 짠 의수 양말은 의수와 팔 사이에 입는다. 땀을 흡수하며 소켓이 피부와 직접 닿아서 발생하는 마찰로부터 보호한다. 그리고 잔여팔다리의 부피변화를 보완하고, 소켓이 잘 맞고 편안하도록 한다.

(2) 소켓(Socket)

소켓은 잔여팔다리를 덮는 의지의 한 부분을 말한다. 소켓은 절단부를 삽입하고 상위 관절을 이용해 의수를 작동해야 하므로 소켓과 절단부는 적합하게 접촉해야 한다. 소켓이 느슨하면 절단부와 소켓 사이에서 불완전한 동작이 일어나고 소켓이 작아서 접촉 시 지나치게 조이면 혈액순환장애나 통증이 있을 수 있다. 그리고 어느 일부분에 지나치게 압박을 받아서는 안된다. 절단부의 절단 길이 또는 팔꿉관절의 굽힘과 뒤침의 기능에 따라 소켓의 유형이 다르다. 최적의 소켓은 착용 시 편안해야 하고 안정성이 있어야 하며 의지를 움직이는데 불편함이 없어야 한다.

① 아래팔 의수

아래팔 의수는 삽입형, 분리형, 뮌스터형이 있다. 삽입형은 단일 삽입형과 이중 삽입형이 있으며 단일 삽입형은 절단부의 길이가 중간이거나 긴 절단부에 사용되고, 이중 삽입형은 절단부에 전면 접촉형 소켓을 만든다. 분리형은 아래팔의 매우 짧은 절단부에 사용된다. 뮌스터형은 아래팔의 매우 짧은 절단부 절단에 사용되나, 초기 굽힘각이 35도로 되어 있어 팔꿉관절의 폄에 제한이 있다.

② 위팔 의수

위팔 의수는 삽입형, 개방형 어깨관절, 흡입식, 어깨관절 및 팔이음부위 소켓이 있다. 삽입형은 단일 삽입형과 이중 삽입형이 있다. 단일 삽입형은 절단부가 길거나 팔꿈치 관절 이단의 능동 경첩 팔꿉관절장치 이용시 사용하고 이중 삽입형은 전면 접촉식으로 안정성이 크다. 개방형 어깨관절은 자기 현수력과 전면 접촉식으로 어깨관절의 운동성을

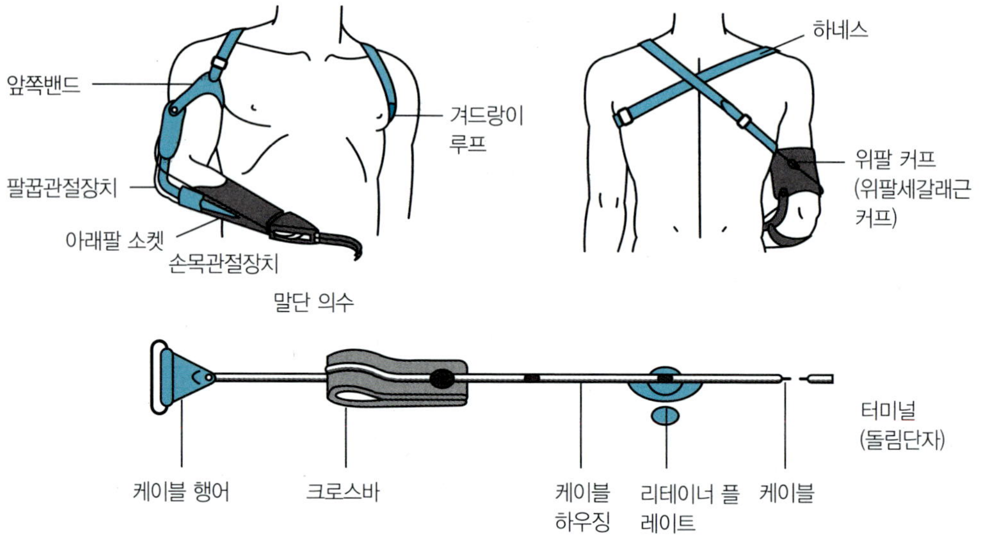

그림 9-30 아래팔 의수

증가시킨다. 흡입식은 자기 현수력을 가진 전면 접촉식 소켓이며, 어깨관절 및 팔이음부위 소켓은 가슴에서 유지하고 하네스에서 현수를 한다.

(3) 멜빵(Harness)

멜빵은 소켓과 더불어 상지 의지를 잔여팔다리에 매달려 있게 하는 기능과 멜빵에 연결된 케이블을 작용시켜 말단장치를 조작하는 원동력이 된다. 손과 후크를 여닫는 조절기능 및 팔꿉관절의 잠금 및 해제 기능이 있다.

① 아래팔 의수

아래팔 의수를 조절하는데 한 개의 선이 이용된다. 이 선의 한쪽은 하네스에, 다른 한쪽은 말단장치인 후크에 부착되어 있으며 절단측 부위를 사용하여 작동시킨다. 하네스의 구성요소와 기능 및 역할은 다음과 같다.

㉠ **겨드랑이 루프** : 건측의 겨드랑이 부위를 원의 형태로 감싸고 있으며 다른 끈을 고정시키는 역할을 한다.

㉡ **전방지지끈** : 의수로 무거운 물체를 들 때 소켓이 전위되는 것을 방지한다.

㉢ **조절끈** : 절단부 쪽의 어깨관절 굽힘과 어깨뼈 벌림으로 후크를 작동시킨다.

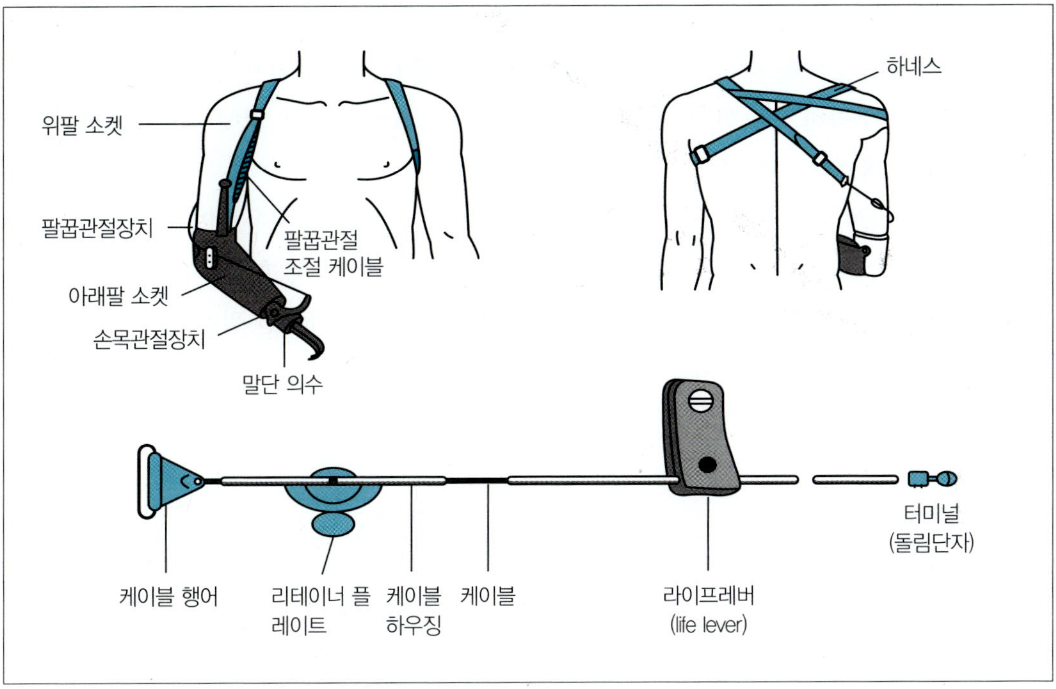

그림 9-31 위팔 의수

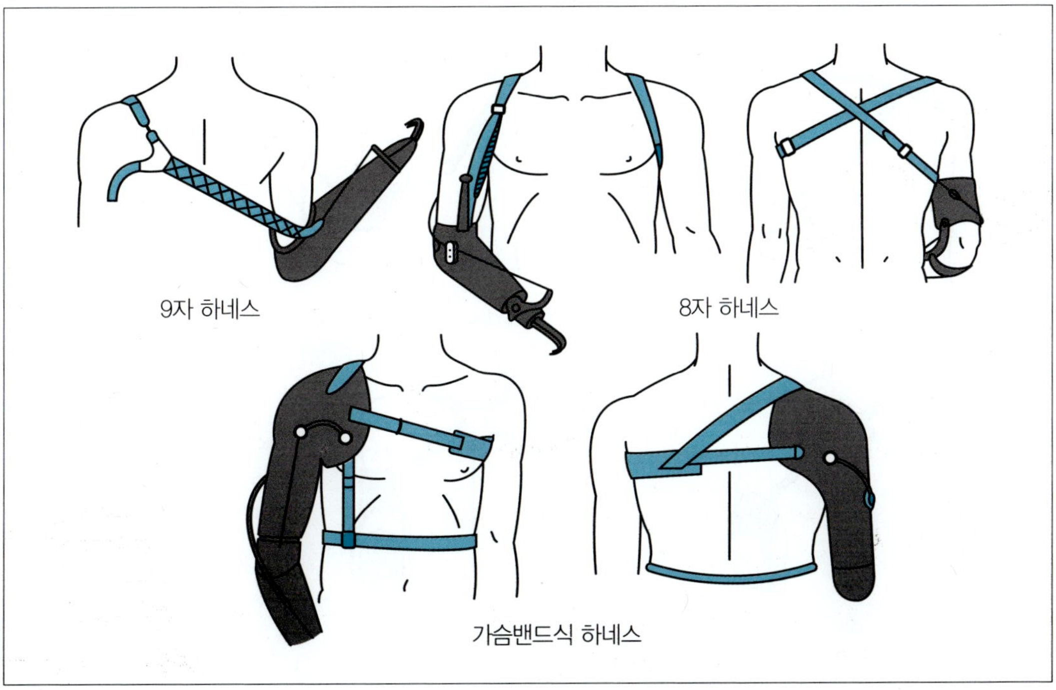

그림 9-32 하네스(8자형과 9자형)

하네스는 8자 형태를 옆으로 놓은 모양이 일반적으로 사용된다. 위팔의수의 절단부 길이에 따라 현수능력을 강하게 하고 의수 조작의 능률을 증진시키기 위해 등쪽에 가로지르는 밴드를 부착하기도 한다. 9자형은 현수기능이 소켓 자체에 의해 수행 시 사용되며 말단 의수 조작만을 수행한다.

하네스의 뒤쪽 교차점은 동작 시 제한이 적은 링 형태를 주로 사용하며 교차점은 C7 극돌기에서 5–7cm 밑으로 하며 약간 정상 쪽에 위치해야 역학적 효율성이 있다. 또한 하네스의 겨드랑이 루프가 인체의 겨드랑이에 과도한 압박을 가하면 팔신경얼기를 압박하여 신경학적 변화를 초래할 수 있으므로 주의하여야 한다.

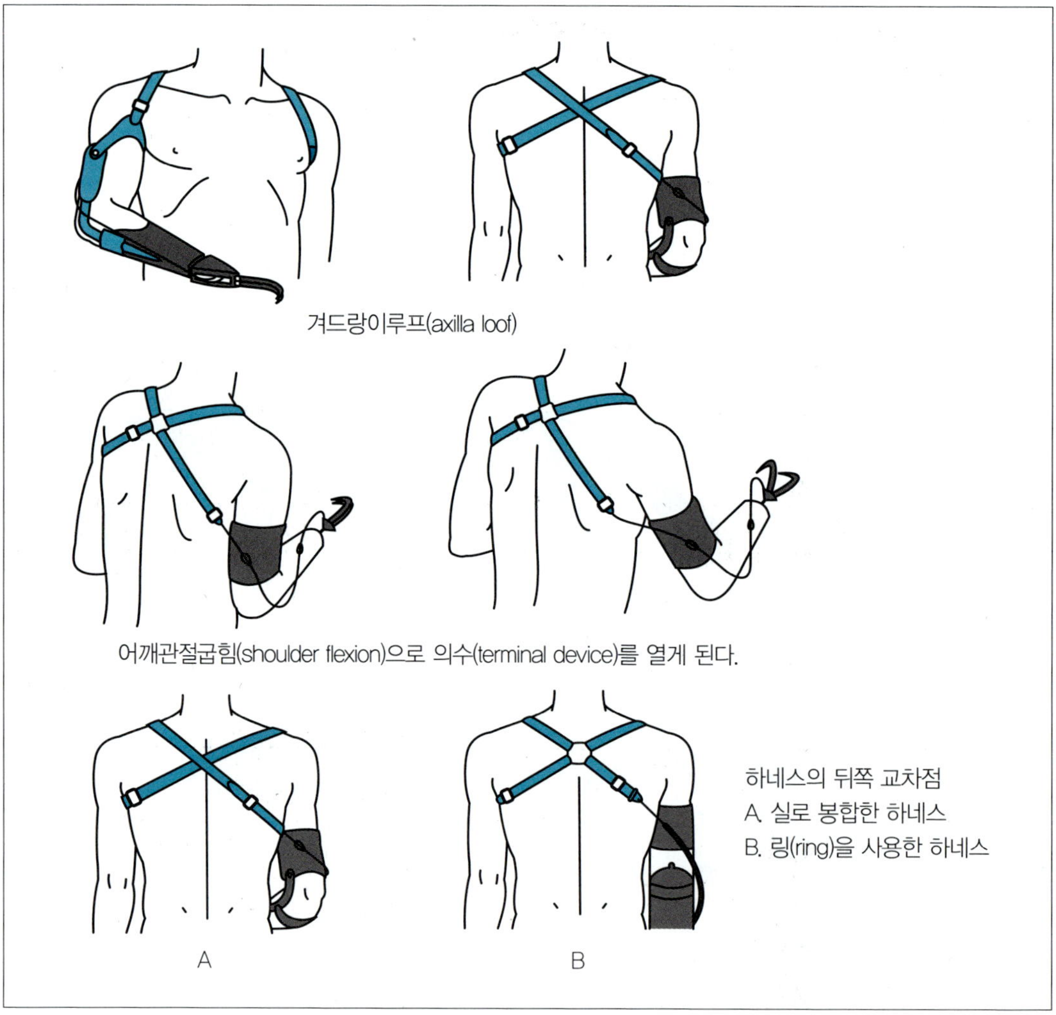

그림 9-33 하네스의 구성요소

② 양쪽 아래팔 의수

양쪽 절단 의수의 하네스는 오른쪽, 왼쪽 의수를 조작하기 위해 서로 반대편 의수의 전방지지끈에서 끝난다. 의수의 조작은 어깨관절 굽힘과 양쪽 어깨뼈 벌림으로 작용한다. 매우 짧은 아래팔 절단에는 분리형 소켓을 사용한다.

③ 위팔 의수

위팔 의수의 하네스는 아래팔 의수와 같은 형태이다. 위팔 의수의 조작은 아래팔 의수 조작에 비해 2배 이상의 더 많은 움직임이 필요하다.

㉠ **겨드랑이 루프** : 건측의 겨드랑이를 감싸 하네스 고정 역할을 한다.

㉡ **앞쪽지지끈** : 이 끈은 절단부에 의수를 현수시키고 앞쪽으로는 의수의 위팔을 고정하고 뒤쪽은 겨드랑이 루프를 고정시켜 소켓의 돌림을 방지한다.

㉢ **가쪽지지끈** : 이 끈은 의수의 현수와 바깥돌림을 방지한다.

㉣ **조절부착끈** : 조절부착끈은 너무 높거나 낮으면 의수조작이 어렵거나 필요 이상의 힘을 요하게 된다. 이 끈의 적절한 위치는 어깨뼈 중간 정도가 가장 적당하다.

㉤ **등 교차끈** : 겨드랑이 루프로 인한 압박의 힘을 감소시켜 불편함을 제거하고 등쪽 교차점이 C7 이상으로 올라가는 것을 방지한다.

㉥ **팔꿉관절 잠금장치 조절끈** : 이 끈은 절단부위쪽 어깨관절을 약간 내려서 펴고 벌리면서 끈을 당기면 팔꿉관절 교대 잠금장치 역할을 하게 된다. 위팔 의수에서는 등쪽 교차점에 링을 사용하지 않는다.

④ 양쪽 위팔 의수

양쪽 위팔 절단 의수에는 겨드랑이 루프가 없는 2개의 하네스로 구성된다. 등 교차끈은 필수적이며, 의수 조절은 어깨관절 굽힘과 어깨뼈 벌림으로 의수의 팔꿉관절과 말단장치를 조절할 수 있다.

⑤ 어깨관절 이단 의수

어깨관절이 없기 때문에 양쪽 어깨뼈를 벌려 의수의 팔꿉관절과 말단장치를 조절한다. 가슴끈과 탄력 현수끈이 하네스의 역할을 하며, 어깨관절 이단 의수에서는 어깨뼈 벌림만으로는 선을 움직이는데 제한을 받기 때문에 선의 동작 범위를 크게 하는 작은 도르래 형태를 부착한다.

(4) 절단부위별 관절장치

① 말단장치(Terminal device: TD)

상지 의지에서 손의 역할을 하는 의수에는 후크(hook)와 손(hand)이 있다. 기능적 관점에서 보면 후크는 내구성이 있고 무게가 가벼워 편리한 반면에 갈고리처럼 생겨 미관상 보기는 좋지 않다. 그러나 손은 무게가 무겁고 기계적으로 복잡하지만 손의 형태와 비슷하여 미관상 보기 좋은 장점이 있다. 따라서 외관을 중시하면 미용 의수를 사용하고 기능면을 중시하면 기능적 의수를 사용할 수 있다.

말단장치에는 수의적 개방형(voluntary opening; VO)과 수의적 폐쇄형(voluntary closing; VC)으로 분류되며 수의적 개방형이 주로 사용된다. 수의적 개방형 후크 (voluntary opening hook)는 닫혀 있는 후크를 절단자가 수의적으로 케이블을 잡아당겨 후크를 열어서 사용하는 것으로 여는 것이 닫는 것보다 케이블 힘이 더 강하다. 수의적 개방형 후크는 기계적으로 단순하고, 조작하기 용이하며, 기능적이다. 수의적 폐쇄형 후크(voluntary closing hook)는 열려 있는 후크를 절단자가 수의적으로 케이블을 잡아당겨 후크가 닫히도록 조작하여 사용하는 것으로, 개방형의 반대로 작동한다. 손가락의 개폐 동력장치는 고무밴드를 사용하고 있으며 힘은 약 3~10 LBs 정도이다.

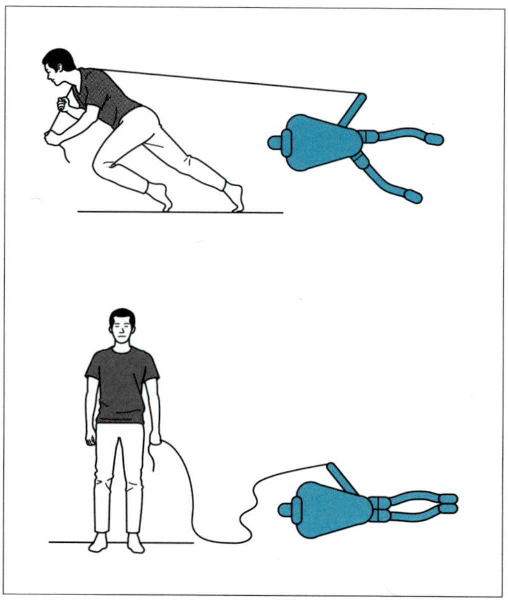

그림 9-34 개방형 말단장치

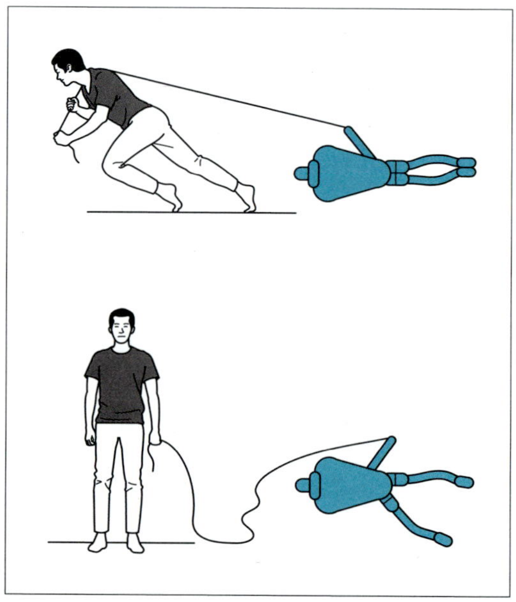

그림 9-35 패쇄형 말단장치

수의적 개방형 후크는 알루미늄, 티타늄, 스테인리스 재질의 후크는 다양한 크기로 이용된다. 네오프렌 고무재질로 연결된 손가락으로 구성된 후크가 있으며, 이 네오프렌 소재는 잘 쥘 수 있게 해주고 미끄럼 방지 기능을 한다. 알루미늄 후크는 스테인리스보다 가볍고 일상생활에 많이 이용된다.

수의적 폐쇄형 말단장치는 치료적 레크리에이션 시스템으로 선택하기에 적당한 말단장치이다. 환자의 말단 의수에 연결한 케이블의 강도를 줄이고 늘림으로써 쥐는 힘을 조절한다. 즉 쥐기는 개인이 부과하는 힘의 양에 따라 조절된다. 이러한 장치들은 알루미늄과 강철로 만들고 플라스틱을 코팅해서 사용할 수도 있다. 이 말단장치는 스포츠, 고된 육체적 노동, 레크리에이션 활동을 하는 사람들에게 많이 이용된다.

② 손목장치(Wrist unit)

손목장치는 아래팔에 말단장치를 부착하기 위한 수단으로 제공된다. 용도에 따라 말단장치를 교환할 수 있으며, 활동을 시작하기 전에 말단장치를 엎침(pronation), 뒤침(supination), 중간위치(midposition)로 돌아가는 것이 가능하다. 이러한 사전 자세는 아래팔이 돌아가는 움직임의 제한을 보충해 줄 수 있다.

손목장치에는 여러 가지 종류가 있다. 아래에 대표적으로 사용되는 것을 기술하였다.

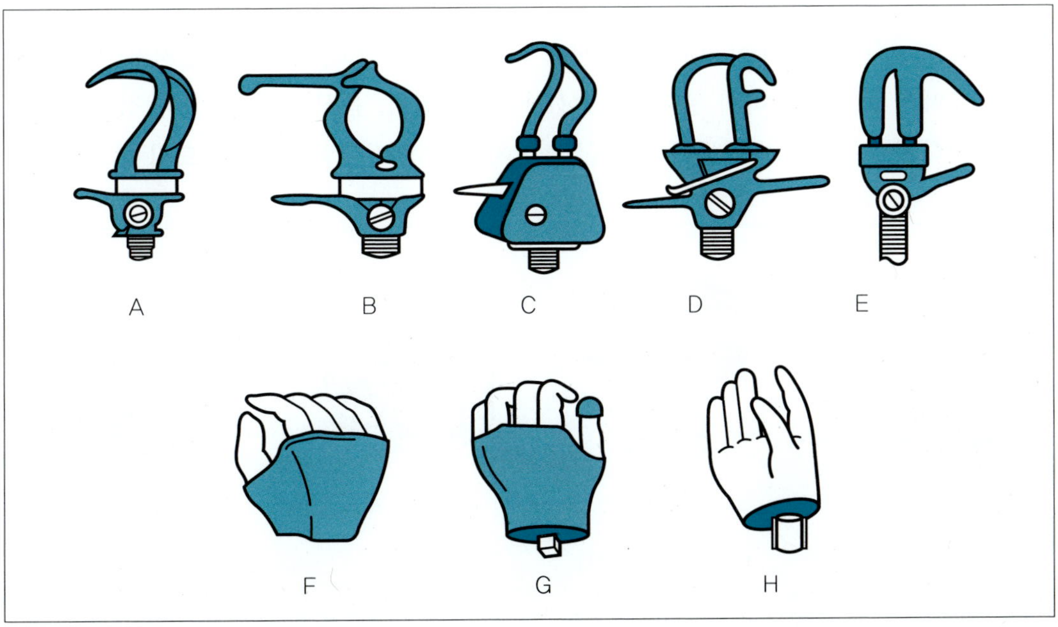

그림 9-36 말단 의수 : 수의적 개방형과 폐쇄형 의수 hook과 hand(VO: 수의 개방형, VC: 수의 패쇄형)

A. dorrance hook(VO) B. dorrance 중작업용(VO) C. APRL hook(VC) D. 독일 오토 복 훅(VO) E. 일본 hook(VO) F. dorrance hand(VO) G. 베커 메커니칼 핸드(VO) H. 오토 복 핸드(VO)

㉠ **마찰 손목장치**(Friction wrist unit)

이 손목장치는 알루미늄이나 스테인리스 스틸로 되어 있고 성인용(직경 5cm)과 중간용(4.4cm)이 있다. 원형으로 된 것과 타원형으로 된 두 종류가 있고 타원형으로 된 것은 긴아래팔 절단환자의 절단부와 원형이 같기 때문에 미관상 보기 좋다. 손목관절 이단 때의 손목장치는 아래팔의 길이가 길어지지 않도록 두께가 얇은 것을 사용한다.

㉡ **빠른 교환 손목장치**(Quick change wrist unit)

말단장치를 쉽게 교환할 수 있도록 고안된 것이다. 손목장치에서 말단장치를 뺀 다음 다른 말단장치를 넣고 건측 손으로 엎침, 뒤침의 위치를 정한 다음 잠글 수 있다. 레버를 아래로 약간 누르면 잠겼던 말단장치가 풀리고 다시 엎침과 뒤침의 위치를 정한 다음 축 방향으로 누르면 잠긴다. 레버를 아래쪽으로 세게 누르면 말단장치와 어댑터는 튀어나오게 된다.

㉢ **손목 굽힘 장치**(Wrist flexion unit)

이 장치에는 두 가지 버전이 있다. Hosmer 손목 굽힘 장치는 중립(neutral), 30° 굽힘, 50° 굽힘이 가능하다. 다음으로 반구 형태의 Sierra 손목 굽힘 장치는 표준손목장치(standard wrist unit)를 나사로 고정시킬 수 있고, Hosmer 장치처럼 같은 각도에서 돌거나 굽히게 된다. 화장실 사용, 옷 입기, 음식 먹기를 할 때 정중선에 도달하기에 유용하기 때문에 손목 굽힘 장치는 양쪽 절단환자에게 반드시 필요하다.

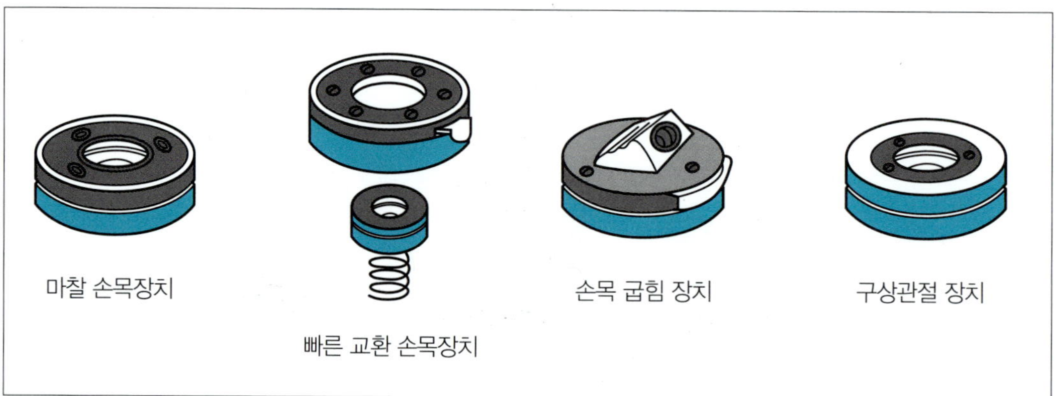

그림 9-37 손목관절장치(wrist unit)

㉣ 구상관절 장치(Ball & socket wrist unit)

구상관절 형태로 되어 있기 때문에 의수를 자유자재의 위치로 놓을 수 있지만, 잠금 상태가 불가능하다.

③ 팔꿈치관절 장치(Elbow unit)

의수용 팔꿈치관절 장치는 팔꿈치관절이나 그 이상의 위치에서 절단한 환자에게 처방한다. 팔꿈치관절 장치는 팔꿈치관절 굽힘의 5~145°를 허용하며 다양한 자세에서 잠글 수 있다. 팔꿈치관절 장치의 2가지 형태는 내재적 잠금장치와 외재적 잠금장치이다.

더 내구력이 있는 내재적 잠금장치가 팔꿈치관절에서 2인치(5cm) 이상 높이 절단된 환자에게 처방된다. 이 장치는 의수 아래팔을 위해 팔꿈치 위 소켓에 연결한다. 잠금 기계는 장치 안에 있으며, 조절케이블에 부착되어 있다. 또한 팔꿈치관절 장치와 아래팔 외벽에 부착된 타이트하게 감겨진 스프링으로 구성된 올리기 보조 장치(lift assist)는 팔꿈치를 잠그지 않고 걸을 때 아래팔에 약간의 반동이 있다. 이러한 반동은 외형적으로 자연스런 팔 흔들기를 나타내는 데 도움이 된다.

외재적 잠금장치는 팔꿈치관절 이단이나 팔꿈치관절 위 2인치 내로 절단한 환자에게 처방한다. 의수의 어느 한쪽 면에 위치한 한 쌍의 경첩으로 되어 있으며 아래팔의 소켓에 부착한다. 케이블은 경첩 중 하나에 부착하며 장치를 잠그고 푼다.

④ 어깨 장치(Shoulder unit)

어깨관절에서 절단한 환자는 말단장치, 손목관절 장치, 아래팔 껍질, 팔꿈치관절 장치, 소켓, 어깨멜빵, 케이블 외에도 어깨관절 장치가 더 필요하다. 그러나 절단 위치 때문에 어깨관절 움직임은 케이블로 작동하는 어깨관절 장치를 사용하기에 충분하지 않다. 대부분의 어깨관절 장치는 수동적으로 작동하는 마찰 장치이다. 말단장치와 팔꿈치관절 장치는 케이블로 작동할 경우도 있다.

자주 처방되는 2가지 형태의 어깨관절 장치는 굽힘-벌림 장치와 잠금 어깨관절 형태이다. 굽힘-벌림 장치는 수동적으로 굽힘과 벌림의 상태로 의수의 자세를 취할 수 있게 하며, 마찰 장치 형식이다. 잠금장치는 의수를 다양한 각도의 어깨관절 굽힘 형태로 잠글 수 있게 한다. 의수가 무거울 때와 마찰을 이용한 형태의 잠금장치가 유용하게 쓰인다.

어깨뼈와 빗장뼈의 일부나 전부를 제거한 전사반부절단의 경우 팔이 없기 때문에, 표준적 의수는 실제로 사용하기에 무거울 수 있다. 표준적인 의수 요소가 사용된다면 의수는 실제로 사용하기에 너무 무거울 것이다. 속뼈대 의수는 알루미늄과 같은 가벼운 재료로 만들어지며, 무게를 줄이기 위해 조밀한 폼으로 처방된다. 이러한 시스템은 특정한 형태의 의수 관절을 제공하지만, 무거운 작업을 하는 데는 한계가 있다. 많은 종류의 말단장치들이 이 속뼈대 시스템에 활용된다.

2) 의지 훈련

(1) 의지 착용과 벗기(Donning and doffing prosthesis)

상지 절단환자에 대한 의수 착용하기와 벗기에는 두 가지 방법인 코트방법과 스웨터방법이 있다. 착용과 벗기의 일반적 원칙으로는 위팔 의수인 경우 팔꿈치관절의 굽힘은 어깨관절 굽힘, 어깨뼈를 벌리며, 팔꿈치관절의 폄을 위해서는 어깨관절을 서서히 편다. 또한 팔꿈치관절을 잠그기 위해서는 어깨관절을 젖히고 벌리며 어깨뼈를 아래로 내린다. 열 때는 어깨관절을 10~135° 범위에서 천천히 구부린다. 신체적 조건으로는 관절가동범위의 차이는 가급적 10° 이내여야 하며, 긴 아래팔 절단(long B/E)인 경우, 의수를 착용하지 않은 상태에서 아래팔의 엎침과 뒤침이 정상가동범위의 50% 이상이어야 한다. 또한 팔꿈치관절의 굽힘 범위는 입 근처에서 말단장치를 70~100% 열 수 있을 정도여야 하며, 폄의 범위는 바지의 지퍼 선에서 말단장치를 70~100% 열 수 있을 정도여야 한다.

① 편측 아래팔 절단환자의 훈련

㉠ 코트방법

테이블이나 침대에 의수를 놓고 소켓에 남아 있는 아래팔을 넣는다. 절단된 쪽 어깨를 가로질러 어깨멜빵을 등 아래에 두고 정상쪽의 손을 뒤로 가져가 겨드랑이 고리(axilla loop)를 입는다. 그리고 의수를 정돈한다.

㉡ 스웨터방법

먼저 남아 있는 위팔을 소켓에 넣은 다음 정상쪽 팔을 어깨 멜빵에 넣은 후 머리위로 들어 올려 어깨 멜빵이 몸에 잘 맞도록 입는다. 벗을 경우는 양팔을 머리 위로 올리고 정상쪽 팔로 의수를 잡아당긴다.

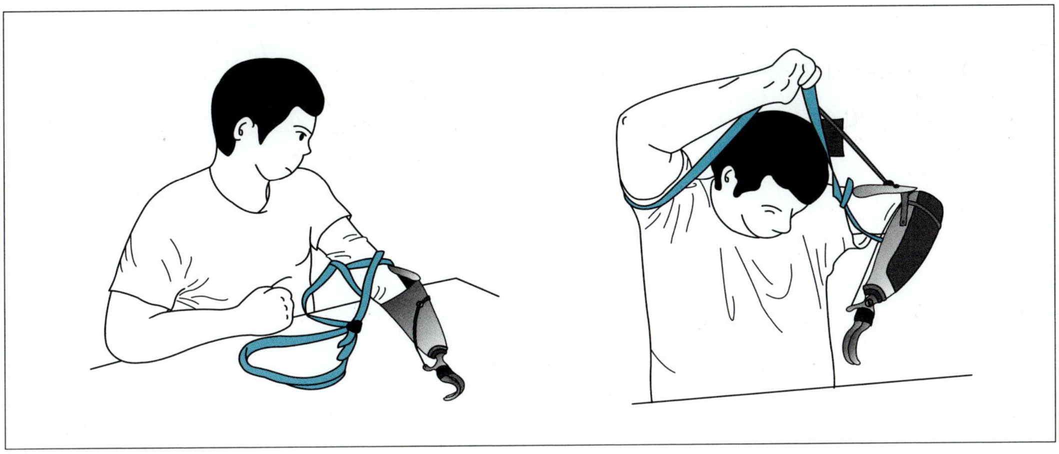

그림 9-38 편측 아래팔 절단환자의 스웨터방법으로 의수 착용하기

② 편측 위팔 절단환자의 훈련

의수의 팔꿈치관절을 90°로 잠근 후 겨드랑이 고리를 착용한 정상쪽 팔로 의수를 머리 위로 들어 올려 어깨멜빵이 등에 오도록 한 다음 남아 있는 위팔을 들어 올려 소켓에 넣는다. 벗을 때는 의수의 말단장치로 정상쪽의 겨드랑이 고리를 벗기고 절단측 띠를 벗는다.

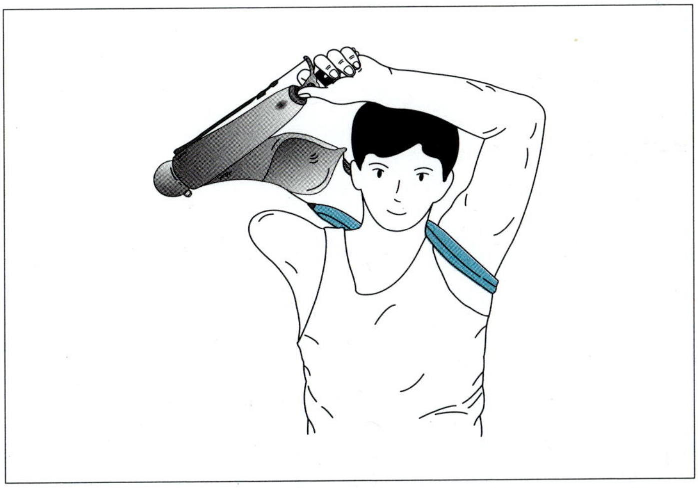

그림 9-39 편측 위팔 절단환자의 코트방법으로 의수 착용하기

③ 양측 아래팔 절단환자의 훈련

㉠ 코트방법

테이블 위에 의수를 놓은 후 허리를 구부려 먼저 조금 더 긴 절단지를 소켓 안에 넣

은 후 의수를 들어올린다. 등 뒤에 매달린 짧은 의수에 반대쪽 절단지를 넣는다. 벗을 때는 어깨를 들썩거려 어깨멜빵을 어깨에서 분리시킨 후 짧은 쪽 의수를 먼저 벗고 긴 쪽 의수를 벗는다.

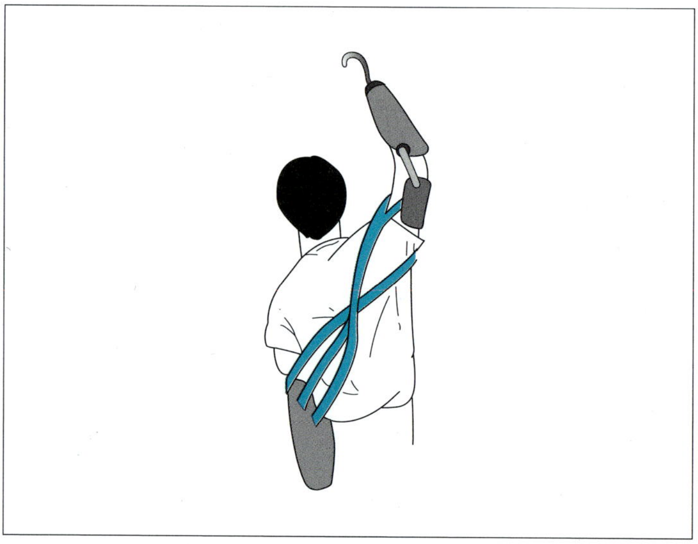

그림 9-40 양측 아래팔 절단환자의 코트방법 의수 착용하기

(2) 조절훈련(Control training)

① 아래팔 절단환자의 훈련

㉠ 말단장치 조절

환자는 절단측의 견갑골 벌림과 어깨관절 굽힘으로 말단장치를 조절한다. 작업치료사는 말단장치를 최대한 개방시켜 등 부분의 조절 케이블이 느슨해지는 것을 절단환자에게 확인시킨다. 그 후에 절단 환자의 어깨가 굽힘된 위치에서 말단장치를 개방시킨 후, 조절 케이블의 장력을 유지하도록 함으로써 말단장치를 열도록 한다. 어깨를 점진적으로 폄을 하며 조절 케이블의 장력을 감소시켜 말단장치가 닫히도록 한다. 치료사는 한손을 환자의 잔여팔다리 후방에 위치시키고, 수동적으로 위팔뼈를 굽힘시킨다. 작업치료사는 잔여팔다리를 몸통 옆의 중간에 위치시킨다. 이 과정 동안 절단환자는 말단장치의 작동을 관찰함으로써 의지 조절 케이블의 장력의 변화를 시각적으로 인식하게 한다.

② 위팔 절단환자의 훈련

㉠ 의지 팔꿈치관절 조절(Elbow control)

의지의 탈착 방법에 대해서 훈련이 이루어진 후에 위팔뼈 절단환자는 주관절 팔꿈치관절 조절에 대해 훈련을 받아야 한다. 의지 팔꿈치관절을 굽힘시키는 것을 배우는 것은 훈련과정에서의 첫 단계이다. 작업치료사는 한 손을 환자의 어깨관절에 다른 손은 아래팔 부위에 위치시킨다. 작업치료사는 수동적으로 의지를 완전 굽힘시키고 조절 케이블이 느슨해지는 것을 확인한다. 작업치료사는 환자의 어깨관절을 앞으로 굽힘시킨 후 작업치료사의 손이 이완되는 동안에는 환자가 자세를 유지하도록 한다.

환자는 이러한 동작으로부터 견갑골을 가로지르는 케이블 장력을 인식한다. 다시 몸통에 잔여팔다리를 이완시키도록 하여 서서히 아래팔을 편다. 이러한 과정은 환자가 위팔뼈를 굽힘시키고 견갑골을 벌림시켜 팔꿈치관절 굽힘을 발생시키고 팔꿈치관절 폄을 위하여 어깨관절이 폄 되도록 잔여팔다리를 이완할 수 있도록 반복하여야 한다. 환자가 팔꿈치관절 굽힘과 폄을 부드럽고 쉽게 수행하도록 케이블 장력을 조절할 때까지 반복된다.

작업치료사는 한손을 환자의 어깨관절에 다른 손을 말단장치에 위치시켜 팔꿈치관절 잠김을 교육한다. 치료사는 수동적으로 팔꿈치관절이 굽혀진 상태에서 어깨관절을 과신전시켜 팔꿈치관절 잠금을 발생시킨다. 작업치료사는 위팔 부위를 다시 중립적인 자세로 위치시키면서 의지에서 손을 떼며 환자에게 의지 팔꿈치관절이 잠겼음을 보여준다. 작업치료사는 이 동작을 반복하여 팔꿈치관절의 풀림을 확인시켜 준다.

환자는 어깨관절을 과신전시키고 어깨관절을 앞으로 이동시켜 견갑골을 내림 및 벌림시켜 팔꿈치관절을 잠근다. 이러한 조절 동작은 완전히 숙달하기에 어려움이 있으므로 숙달을 위해 연습과 고유수용성 감각 기억이 필요하다. 팔꿈치관절의 풀림을 위해서도 같은 동작이 이용된다. 환자는 다양한 팔꿈치관절 굽힘과 폄 상태에서 잠김과 풀림을 연습하여 완전한 굽힘과 폄이 가능하도록 한다.

㉡ 말단장치의 조절

팔꿈치관절 조절이 숙달되면 말단장치 조절 훈련을 시작한다. 팔꿈치관절이 잠긴 상태에서 아래팔을 굽힘시키기 위해 사용되었던 어깨관절 굽힘과 견갑골 벌림 같은 동작이 말단장치를 조절하기 위해 이용된다.

환자는 팔꿈치관절을 90°에서 잠근 상태에서 말단장치를 열기 위한 조절 동작을 수행한다. 팔꿈치관절 굽힘, 잠금, 폄의 순서에 따라 팔꿈치관절의 완전 폄에서 완전 굽힘까지 여러 각도의 위치에서 반복된다. 환자가 팔꿈치관절 조절방법에 완전히 숙달되었다면 작업치료사는 환자에게 아래팔을 안쪽으로 또는 바깥쪽으로 움직여서 아래팔을 원하는 안쪽돌림 또는 바깥돌림 상태로 위치시킨다.

(3) 기능적 훈련(Functional training)

① 쥐기 훈련(Prehension training)

쥐기 훈련은 먹기 위하여 도구나 손과 더불어 모든 형태의 말단장치를 사용하는 것을 환자에게 교육한다. 연필 깎기, 열쇠나 자물쇠, 병이나 통, 병따개와 같은 항목은 연습하는데 사용되기도 한다. 양쪽 활동에 있어서 건측 팔과 의수를 위한 적절한 사용과 최상의 자세를 위하여 격려를 해주어야 하며, 움직임들은 의식적이지 않고 보다 자연스러워야 한다.

② 일상생활동작 훈련(ADL training)

㉠ 식사하기

양측 의수 환자(한쪽 아래팔, 다른쪽 위팔)의 경우 나이프, 포크를 사용하는 식사 동작 시 아래팔 의수의 말단장치 연결부분을 90° 회전시킨 후 접시에 접근한다. 위팔 의수의 팔꿈치관절을 고정시키기 위해 90° 굽히고 말단장치는 중간으로 고정시킨 후 나이프는 아래팔 의수로, 포크는 위팔 의수로 잡고 먹기 좋게 잘라 놓는다. 아래팔 의수로 포크를 사용하여 식사한다(그림 9-41).

컵으로 물을 마실 때는 아래팔 의수의 후크를 최대한 벌려 컵의 중간을 잡고 위팔 의수로 컵의 상단부위를 잡거나 컵의 손잡이를 잡고 물을 마신다(그림 9-42).

㉡ 위생처리

이 닦기를 실시할 때 입으로 치약 뚜껑을 열고 칫솔에 치약을 묻힌다. 아래팔 의수의 후크로 칫솔을 잡고 머리를 이용하여 이를 닦는다(그림 9-43). 머리 빗기, 세수하기, 화장하기를 할 때 아래팔 의수는 도구들을 잡고 머리의 움직임을 통해 몸치장을 한다.

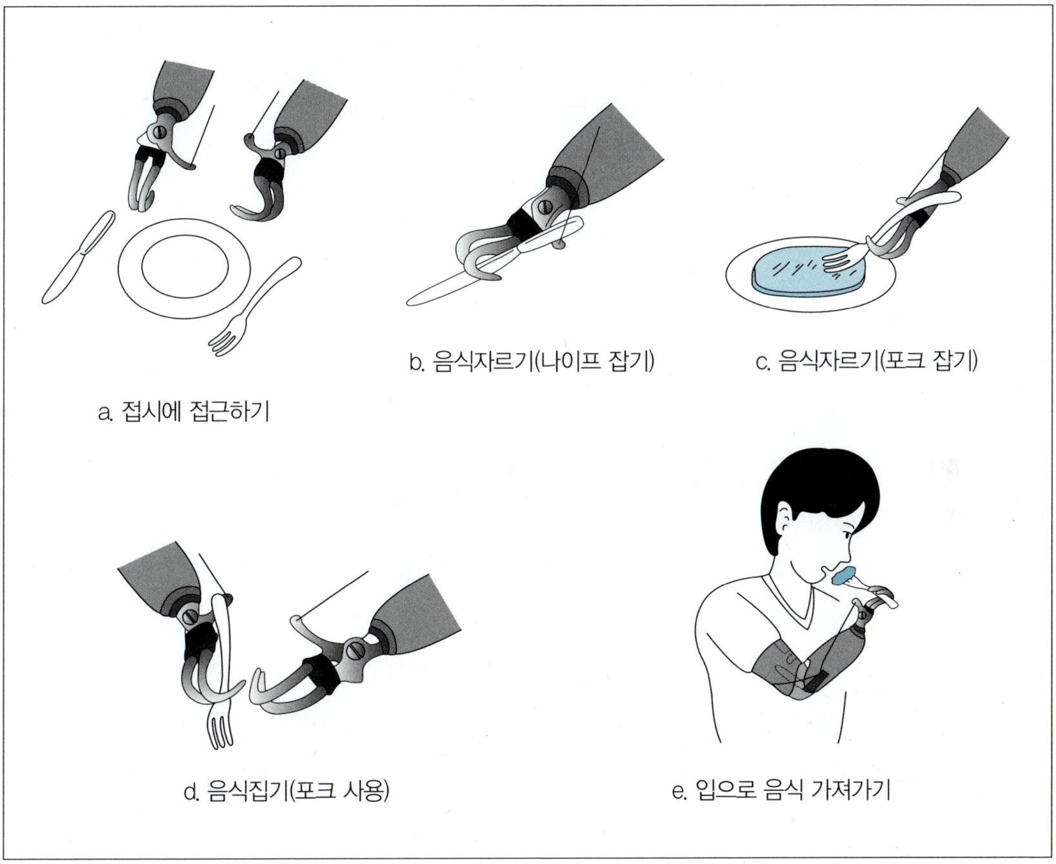

그림 9-41 식사하기 동작

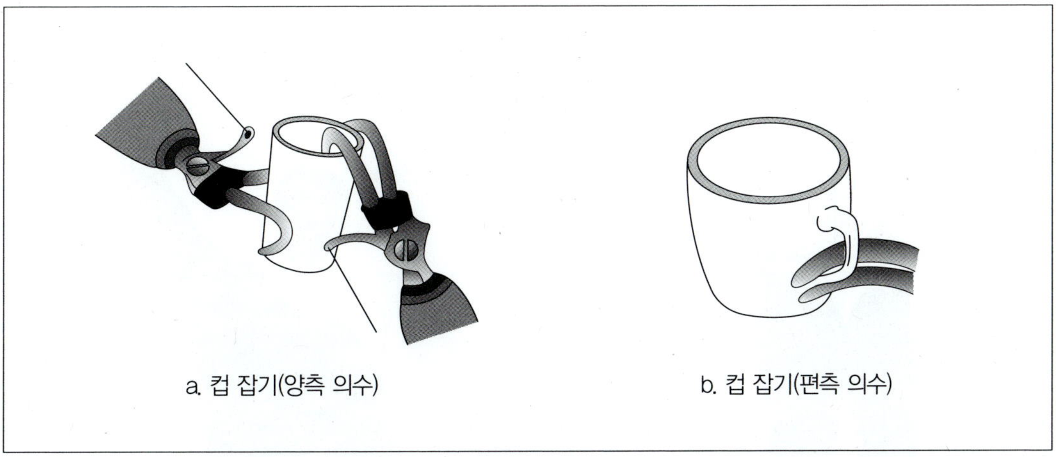

그림 9-42 컵 잡기

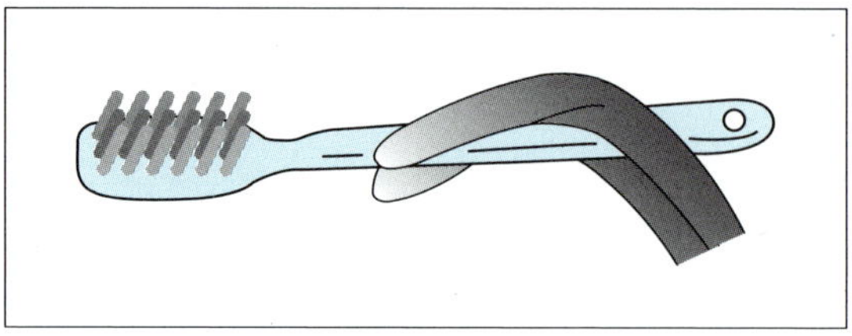

그림 9-43 이 닦기

㉢ 옷 입기

편측 아래팔 절단환자가 바지입기를 할 때, 아래팔 의수의 말단장치를 안쪽으로 45° 정도 돌린 후 벨트 구멍에 후크를 넣고 바지를 위로 올린다. 정상쪽 손으로 상의를 바지 안으로 집어넣고 후크로 지퍼 아래부위를 고정시킨 후 정상쪽 손으로 지퍼를 올린다(그림 9-44). 상의 입기에서는 앞트임이 있는 옷은 의지쪽을 먼저 소매에 넣고 옷을 뒤로 돌려서 정상쪽을 입는다(그림 9-45). 넥타이는 후크로 넥타이의 가는 쪽을 잡고 정상쪽으로 넥타이의 모양을 잡아맨다(그림 9-46).

양측 상지 절단환자(한쪽 아래팔, 다른쪽 위팔)의 경우, 테이블과 셔츠의 앞면이 만나게 펼쳐놓는다. 몸을 숙여 셔츠 안으로 아래팔 잔여팔다리를 먼저 넣고 머리와 위팔 잔여팔다리를 넣고 몸을 세운다. 소매 밖으로 나온 아래팔 잔여팔다리로 머리와 위팔 잔여팔다리가 옷 구멍 밖으로 나오게 한다. 브래지어 착용 시, 브래지어의 후크를 미리 채운 후 앞트임 없는 셔츠를 입듯 착용한다. 또는 후크가 앞쪽에 있는 브래지어를 착용한다.

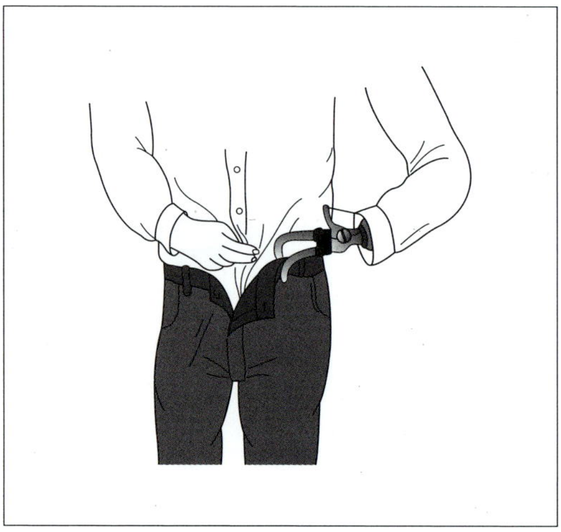

그림 9-44 바지 입기

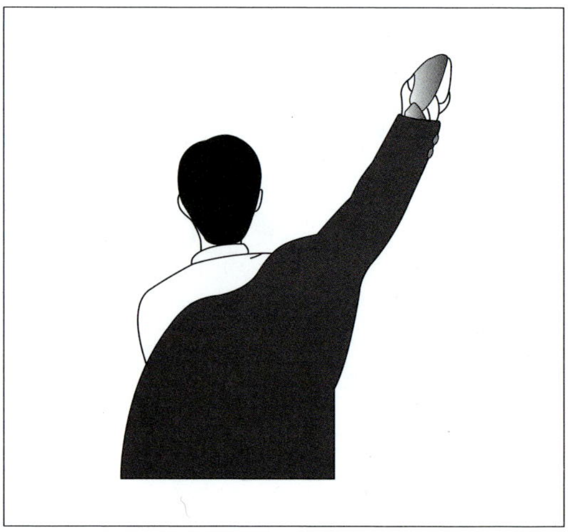

그림 9-45 상의 입기

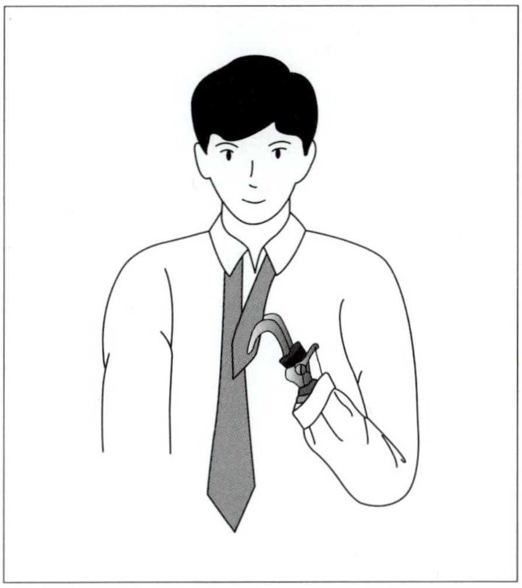

그림 9-46 넥타이 매기

㉣ 배변 뒤처리

넓고 약간 두꺼운 휴지를 준비한 후 발뒤꿈치 또는 휴지 고정도구가 있는 변기 위에 휴지를 위치시킨 후 엉덩이를 움직여서 뒤처리를 한다. 최근에는 비데를 주로 사용한다.

③ 운전훈련(Driver training)

운전할 수 있는 능력은 독립성을 증대시키고 직업 선택의 기회를 늘린다. 운전고리나 조정 손잡이(steering knob)와 같은 보조도구를 사용하여 평가와 훈련하는 적절한 운전 프로그램을 제공받아야 한다. 방향깜빡이나 라이트 스위치와 같은 차의 조절은 안전성과 편안함을 증가시키도록 변경할 수 있다. 훈련의 양과 조정범위는 절단 위치에 매우 영향을 받는다. 작업치료사는 운전 전 기술평가를 해야 한다. 운전 전 평가는 시력, 교통신호 인식, 색깔 구분, 깊이 지각, 반응시간, 상지기능의 검사를 포함한다. 부가적 인지, 시각, 지각적 기술이 필요할 때 평가를 실시한다.

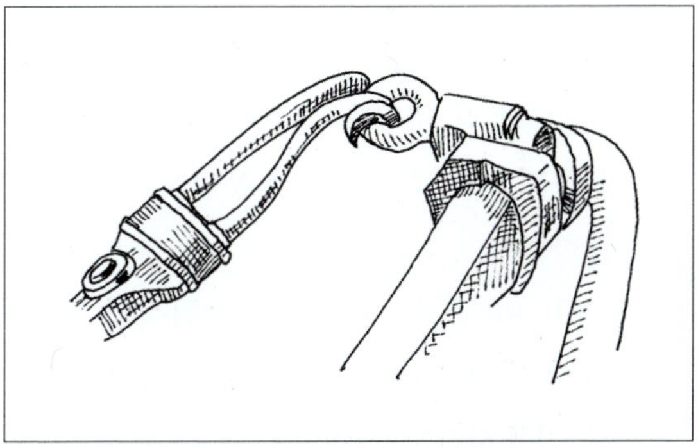

그림 9-47 Steering ring 사용하여 운전

④ 직업 및 여가활동(Vocational and leisure activities)

재활프로그램은 여가에 관한 흥미에 따른 훈련이나 정보를 포함하고 있어야 한다. 절단환자와 재활팀의 노력과 동기는 개인을 의미있고 생산적인 삶으로 복귀시킬 수 있다. 폭넓고 다양하게 특수화된 의수도구는 모든 종류의 스포츠와 취미활동을 가능케 한다. 치료적인 레크리에이션 시스템(therapeutic recreaional system, TRS)은 사진, 공놀이, 스키와 같은 활동에 참여하는 능력을 증진시키기 위해 설계된 의수 기구들의 안내책자를 제공한다.

제4절 사례

이○○는 부인과 슬하에 1남 1녀를 두고, 가구점을 운영하던 48세 남자이다. 추락에 의한 사고로 양측 정강이뼈 절단술을 받았다. 이○○는 재활치료를 위해 작업치료실에 의뢰되었다.

일상생활활동 수행에 있어서 중등도의 도움이 필요한 상태이고, 잔여팔다리의 근력, 균형감각, 지구력이 저하된 상태이다. 잔여팔다리에 부종이 있고 환상지 감각과 환상통을 호소하였으며, 심리적 불안정으로 인해 우울함을 자주 느끼고 불면증으로 약을 복용하고 있다.

주기적으로 부종 감소를 위한 마사지를 실시하고, 탄력붕대를 이용하여 양쪽 잔여팔다리 끝 부분부터 붕대감기를 지속적으로 시행하였다. 잔여팔다리에 다양한 질감의 감각적 정보를 입력시키고 피드백을 받았다. 관절가동범위 운동, 근력운동 및 지구력 강화 운동을 꾸준히 실시하였고, 의족을 착용하고 있는 시간을 점차 늘려가며 인내력이 허락하는 한 착용과 탈의를 주기적으로 반복 시행하였다. 작업치료사와 라포 형성 후 자연스러운 대화를 많이 시도하며 정서적 지원을 꾸준히 제공하였다. 의족 착용상태로 실내 및 실외에서 걷기, 화장실 사용하기, 세수하기, 물건 운반하기 등의 일상생활활동들을 점차 횟수나 시간을 늘려가며 시행하였다.

퇴원 시, 이○○는 감독하에 독립적인 일상생활활동 수행이 가능해졌고, 부종 감소로 의족 착탈시 어려움이나 통증이 감소하였다. 근력, 균형감각, 지구력 등의 전반적인 향상으로 의족 착용시간도 늘어나고 걷기 활동이 자연스러워졌다. 자신감 증대로 처음보다 표정이 밝아지고 불면증도 사라졌다. 하지만 여전히 환상통을 호소하며 퇴원하였다. 퇴원 시 독립적으로 의족을 착용하는 모습을 아래에 제시하였다.

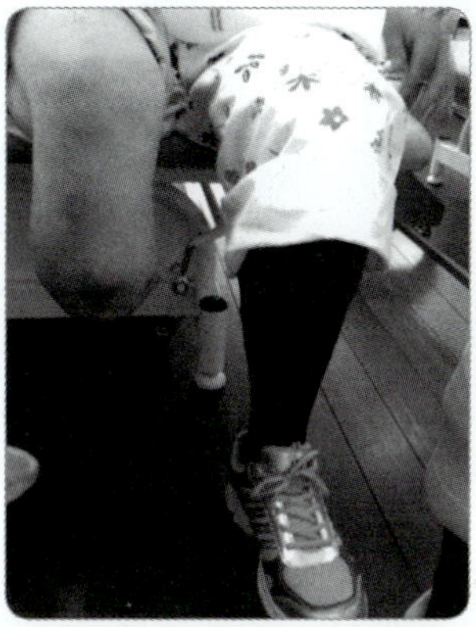
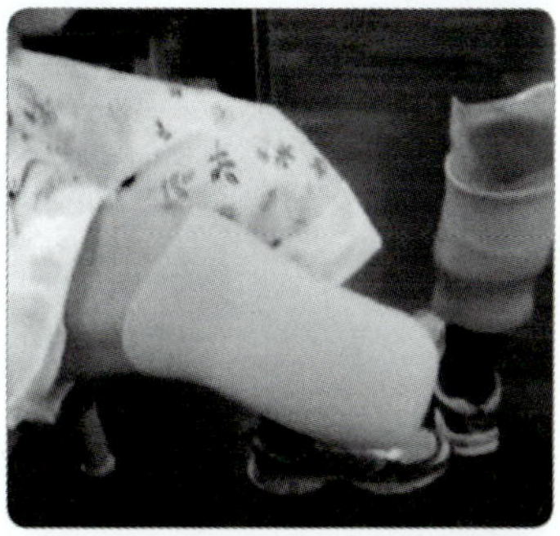
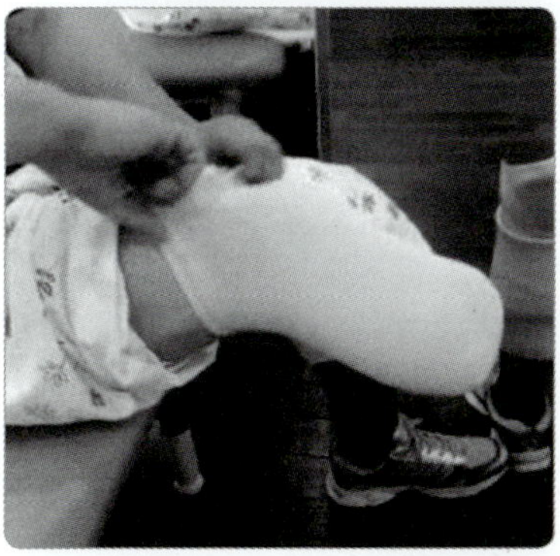
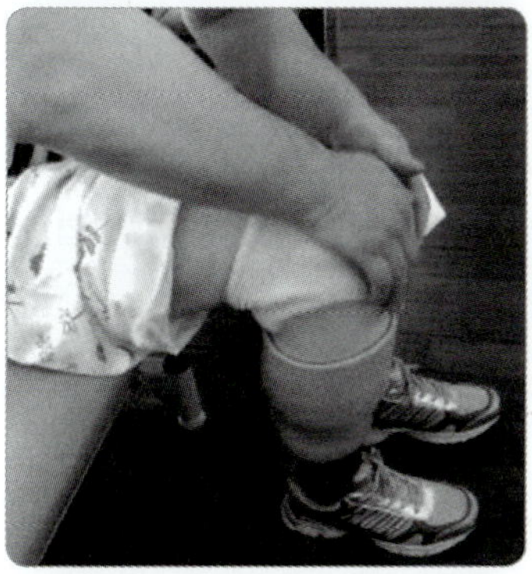
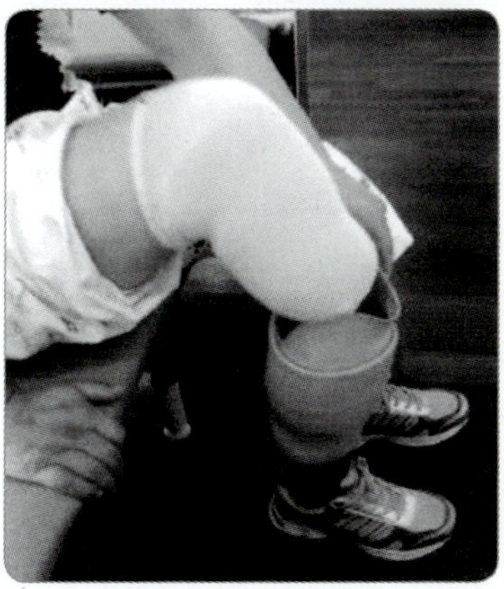
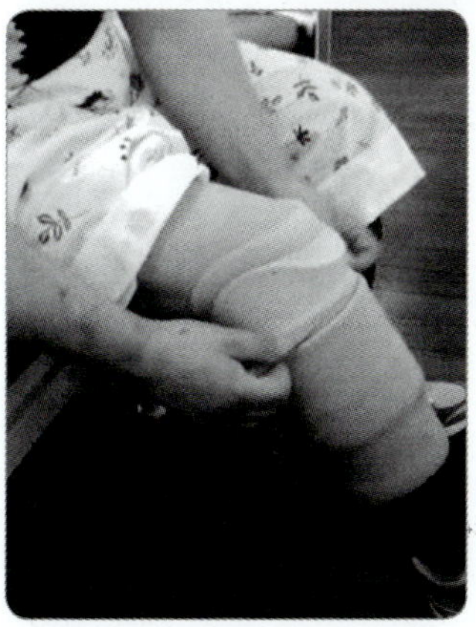

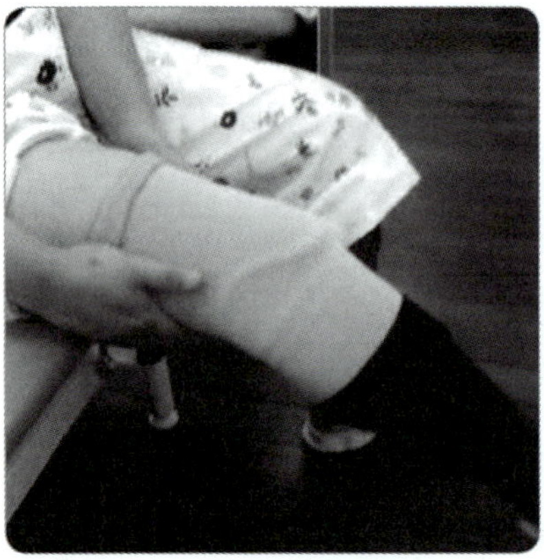

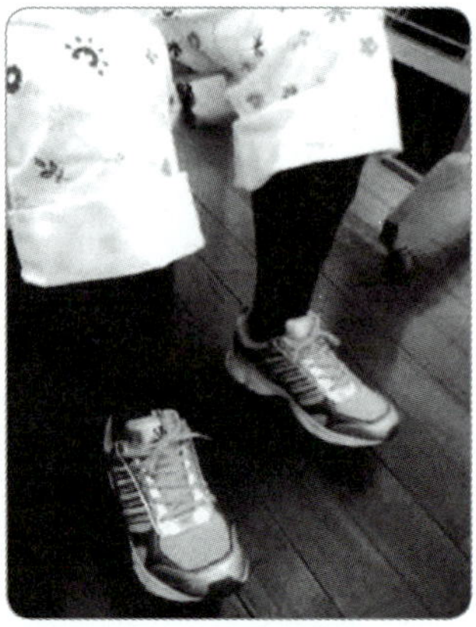

질문

1. 이 환자의 주 호소 문제점은?
2. 사례에 제시된 문제를 평가하기 적합한 도구는?
3. 이 환자의 중재를 위해 필요한 치료접근법과 FOR은?

Musculoskeletal Occupational Therapy

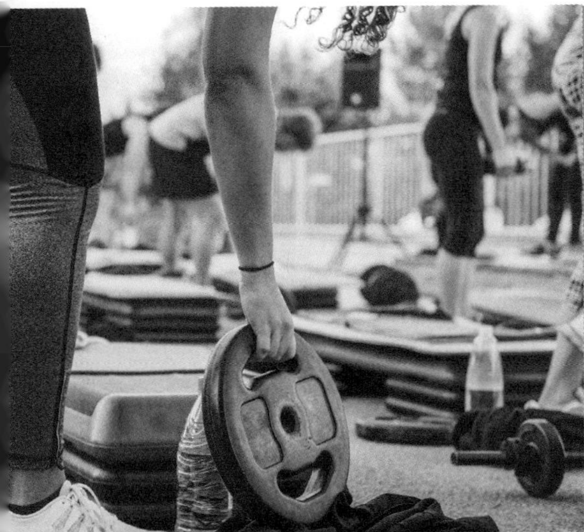

10 심폐질환

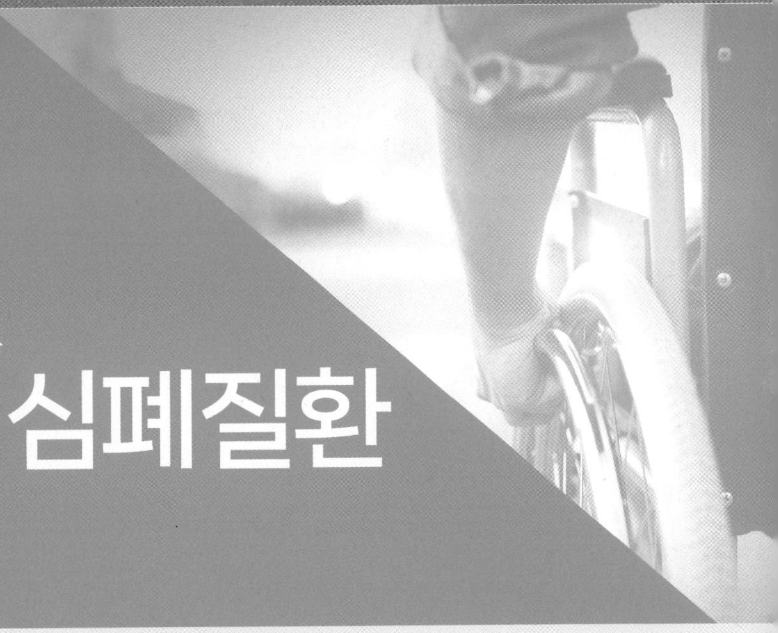

제10장 심폐질환

학습목표

1. 작업치료사가 알아야 할 대표적인 심폐질환의 원인과 증상에 대해 설명할 수 있다.
2. 심폐질환 환자에게 나타나는 운동이나 활동을 지속할 수 없는 증상 및 징후를 인지하고, 다양한 작업활동에서의 신진대사 해당치(MET) 값을 적용하여 활동 프로그램을 계획할 수 있다.
3. 심폐질환 환자에게 호흡기술, 일의 단순화에 에너지 법칙, 스트레스 관리 등의 중재 적용방법을 설명하고 적용할 수 있다.
4. 만성 폐쇄성 폐질환 환자를 위한 다양한 호흡 기술을 적용할 수 있다.

핵심용어

혈압, 심박동수, 만성 폐쇄성 폐질환(COPD), 심근경색(MI), 허혈성 심장질환, MET

제1절 심장질환(Cardiac disease)

1. 개요

2022년 우리나라의 심혈관질환 사망률은 인구 10만 명당 심장질환 65.8명으로 2021년 대비 심장질환은 4.3명 증가하였다. 미국심장협회의 보고에 따르면 심장질환은 미국의 주요 사망 원인이며 전체 사망자의 41%를 차지하는 원인은 관상동맥질환이다.

허혈성 심장질환으로 가장 흔한 원인은 관상동맥질환, 심근경색, 협심증 등이 있다. 관상동맥질환은 심장에 혈액을 운반하는 관상동맥의 혈액부족으로 심장근육의 국소빈혈 상태를 말하며, 심근경색은 산소의 부족으로 심장근육의 일부분이 괴사하는 것이다. 협심증은 심장근육의 혈액 공급이 일시적으로 불충분해서 나타난다.

비록 임상에서 작업치료사가 심장재활과 직접적인 치료를 하지 않더라도 환자의 과거력 중 심장기능과 관련된 진단은 작업치료사의 치료 계획과 밀접한 관련이 있다. 또한 환자가 심장질환의 병력을 가지고 있다면, 작업치료사는 규칙적으로 휴식과 활동중에도 환자의 혈압과 심박동에 대한 반응을 측정해야 한다. 작업치료사는 심장질환 환자에게 일상생활활동 수행과 지구력의 향상 및 유지, 건강관리에도 기여한다.

2. 심장질환의 분류

1) 관상동맥질환(Coronary artery disease)

관상동맥질환은 심장근육에 혈액을 공급하는 관상 순환계의 불충분한 혈액공급으로 심장근육이 필요로 하는 충분한 양의 산소를 공급하지 못하여 발생하는 질환이며, 일시적인 산소부족으로 나타나는 협심증과 비가역적인 심장근육의 괴사를 초래하는 심근경색증을 포함한다. 관상동맥질환의 위험요인으로는 흡연, 고혈압, 고지혈증, 운동부족, 당뇨, 심리사회적 요인 등이 있다. 이중 조절 가능한 위험요인으로는 고콜레스테롤혈증, 고혈압, 흡연, 비만, 운동부족, 스트레스 등과 같이 생활방식과 관련된 인자들이며, 조절 불가능한 위험요인으로는 연령, 성별, 가족력, 유전적인 요인 등이 있다.

증상은 처음에 방사된 가슴통증이나 압박감을 가지고 점차 치아, 턱, 귀, 팔 등으로 전이될 수 있다. 이러한 증상은 발한, 숨참, 오심, 구토와 피로를 동반할 수 있다. 위와 같은 증상 중 하나 이상 나타나며, 증상의 심각도와 강도는 개인에 따라 다양하다. 심전도를 통해 심장근육 손상 부위를 확인할 수 있으며, 혈액검사를 통해 심장발작을 확인할 수 있다. 관상동맥질환은 완전히 치료하기 힘들지만 질환의 주요 위험요인을 개선하고 질병에 관련된 지식을 높여서 삶의 질을 향상시키는 것이 중요하다.

2) 심근경색(Myocardial infarction)

심장발작, 심장마비를 일으키는 심근경색은 관상동맥의 이상으로 심장의 근육으로 전달되는 혈류가 부족해 발생하는 심장근육의 괴사이다. 만약 심장의 실질적인 부분에 손상이 나타난다면 심장의 펌프작용은 멈추게 된다. 심근경색은 불편한 압박감, 팽배감, 가슴 중심 부위의 조임이나 통증이 몇 분 이상 지속되며 어깨, 목, 턱까지 방사하는 통증, 현기증, 식은땀, 구토, 숨이 차는 등의 증상이 나타난다. 결과적으로 생기는 기능적인 손상은 영구적이며 그 예후는 관련 동맥, 연관된 심근조직의 양, 나머지 순환계통의 기능에 따라 다르게 나타난다.

3) 협심증(Angina pectoris)

협심증은 심장근육의 혈액 공급이 일시적으로 불충분해서 나타나는 일시적 이차성 동통으로 가슴뼈의 아래 부분에서 나타난다. 가슴뼈 뒤의 화끈거림, 저림, 불편함이 특징이며, 발병은 점진적이거나 갑작스럽게 나타난다. 또한 호흡곤란, 소화불량, 현기증, 실신, 불안과 같은 증세가 함께 나타날 수 있다. 대부분 심한 운동을 할 때 나타나지만, 춥거나 더울 때, 식후, 감정적인 스트레스로 인해 나타날 수 있다. 협심증은 예상하지 않게 갑작스럽게 나타나는 증상이며 휴식을 취하거나 예상되는 원인을 제거함으로써 경감시킬 수 있다.

4) 울혈성 심부전(Congestive heart failure: CHF)

심부전은 신체의 요구를 충족시키지 못할 정도로 펌프의 기능이 저하된 심장의 이상으로부터 기인하는 병리적 상태이다. 혈액을 박출시키는 능력의 약화로 박출률의 감소와 심장의 비대가 나타난다. 그로 인해 폐 또는 사지로 혈류가 밀집되고 심장근육의 수축력이 저하된다. 울혈성 심부전의 증상은 며칠 사이의 체중변화(0.9~2.3kg), 수면장애, 마른 기침, 일상적인 활동에서 숨이 참, 피로, 발목이나 발의 종창(염증으로 인한 부어오름)이다.

5) 부정맥(Arrhythmia)

율동부전(dysrthythmia)이라는 용어로 사용되는 부정맥은 불규칙한 심장박동을 의미한다. 심장기형, 관상동맥심장질환 등으로 인해 비정상적인 심장리듬이 발생할 수 있다. 여러 전신성 질환과 특정 약물, 카페인 등도 심장리듬을 변화시킬 수 있다.

심장리듬의 이상을 가지는 환자는 스스로 매우 빠른 심장박동을 불편하게 인식할 수 있는 심계항진을 경험한다. 만성 부정맥은 심장 펌프기능을 손상시키고 심박출량을 감소시켜

혈압을 감소시킨다. 결과적으로 호흡곤란, 어지러움, 피로감, 실신 또는 기절, 심한 경우 급사까지 초래한다.

(1) 심방조동과 심방세동

심방조동(atrial flutter)은 1분당 240~400회 정도로 빠른 심방 수축을 의미한다. 이로 인해 심실로 전도되는 흥분이 비정상으로 나타난다. 심전도 상에서 정상적인 P파가 관찰되지 않으며 전체적으로 맥박은 1분에 150회 정도이다.

심방세동(atrial fibrillation)은 심방이 혼돈스럽고 불규칙적인 양상으로 빠르면서도 불안전하게 박동하는 것이며, 심장의 혈액 펌프기능을 비효율적으로 만든다. 심방세동으로 심방벽내에서 혈전이 발생하게 되고 이로 인해 뇌졸중이나 폐색전증을 초래할 수 있다.

(2) 심실빈맥과 심실세동

심실빈맥(ventricular tachycardia: VT)은 1분에 120회 보다 빨리 박동하는 부정맥이며, 심전도상에는 QRS파가 넓게 관찰된다. 관상동맥질환과 연관되어 있으며 심장으로의 혈액의 유입과 박출을 방해하여 울혈성 심부전을 초래하고 급성 심실빈맥은 쇼크 상태를 야기한다.

심실세동(ventricular fibrillation: VF)은 맥박이 감지되지 않으며 불규칙적이고 혼돈스러운 전기적 활동과 심실 수축을 보인다.

6) 판막질환(Valvular disease)

(1) 협착증

판막이 협착되거나 좁아져서 혈액의 전방 흐름이 빨라지면서 난류하는 것이다. 협착증은 심장이 좀 더 강하게 수축하여 좁아진 판막을 통해 혈류를 박출해야 하므로 심장에 무리를 준다. 승모판 협착증은 판막의 결손 중에서 가장 많이 발생한다. 승모판이 제대로 닫히지 않으면 왼심실 수축 시 혈액이 대동맥에서 역류하게 된다. 이로 인한 심장의 용적 과부하는 심장의 잔떨림을 일으키고 불규칙적, 비효과적 수축의 원인이 된다.

(2) 폐쇄부전증

폐쇄부전증은 판막의 변형으로 인해 판막의 열림과 닫힘이 불완전하여 심근 수축시 역류가 발생하는 것이다. 폐쇄부전증도 심장이 강하게 수축해서 혈류를 박출해야 한다. 대동맥판 폐쇄부전증은 심장기능상실과 허혈의 원인이 되며 대동맥판막협착증은 압력 과다로 발생한다.

7) 심장급사증후군(Cardiac sudden death syndrome)

심장급사증후군은 심장질환으로 진단되었거나 진단되지 않은 개인의 심장정지로 증상의 발현 후 짧은 시간 내에 즉시 급사한다. 심장의 펌프기능이 감소되면 수축기 압력이 감소하고 교감신경계가 활성화되어 말초혈관의 혈관수축과 빈맥이 발생하여 동맥압, 관상순환, 뇌순환을 유지하려 한다. 결과적으로 심장의 부하를 증가시키고 치명적인 쇼크 상태를 초래한다. 심장정지의 가장 흔한 원인은 관상동맥질환이며, 그 외에 호흡정지, 감전사, 익사, 질식, 외상 등이 있다.

8) 선천성 심장질환

태아의 심장 발달은 복잡한 과정이기 때문에 이상이 발생하기 쉽다. 다양한 종류의 심장기형이 존재하며 심장의 특정 부위, 판막, 인접하는 혈관이 형성되지 않거나 부적절하게 형성되기 때문에 발생한다. 또는 비정상적인 심장 리듬이나 심장의 펌프기능의 이상으로 발생한다. 선천성 심장질환의 경우 경미한 손상의 경우 치료 없이 회복되기도 하며 의학적, 수술적 중재가 필요한 경우도 있다. 선천성 심장질환에는 동맥관 개존증, 선천성 판막 기형, 중격 결손, 대혈관 기형, 기형적 폐정맥 환류, 심장 방실 기형이 있다.

3. 심장질환의 진단

1) 심전도(Electrocardiograms: ECG)

심근의 단계적인 전기적 탈분극과 재분극으로 인해 발생하는 전기적 활동은 전기를 전도할 수 있는 전해질이 풍부한 체액에 의해 조직에 전파된다. 심장의 양측 피부에 부착된 두 표면전극의 약 1mV 정도의 전압 차이가 심전도로 증폭되고 기록된다(그림 10-1).

심전도는 심실근육의 정상적인 또는 비정상적인 기능에 대한 정보를 제공한다. [그림

10-2]는 전형적인 심전도의 그림이다. 그림에 나타난 P파는 심방의 탈분극, QRS파는 심실을 통한 충동 전도, T파는 심실의 재분극을 의미한다. 심방의 재분극은 심실탈분극동안 발생하며 QRS파에 의해 가려져 있다. P-R 간격은 방실결절을 통한 전도의 지연으로 발생한다.

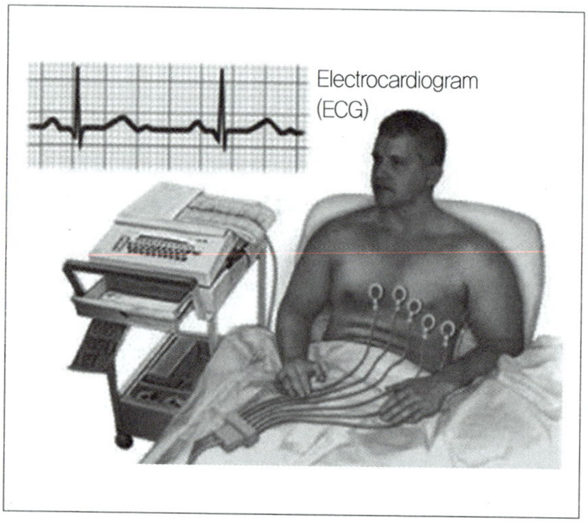

그림 10-1 심전도

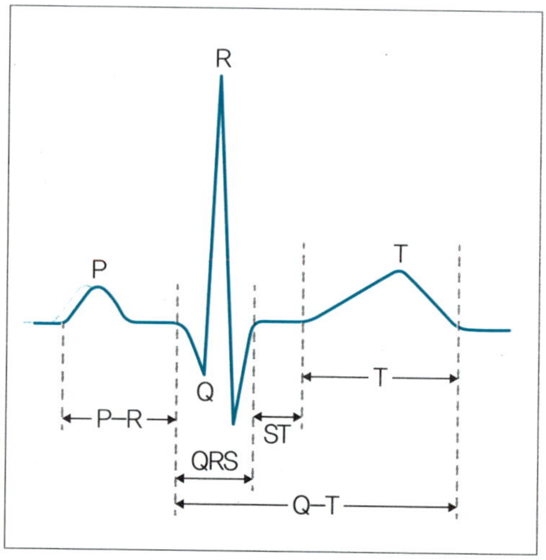

그림 10-2 전형적인 심전도의 그림

2) 가슴 X-선 방사선

심장질환의 초기 평가를 위한 비침습적 진단검사이다. 보통 심장의 비대를 확인하기 위해 사용된다. 가슴 X-선 사진(그림 10-3)은 심장 및 혈관의 확장, 폐혈류량, 폐부종 등을 보는데 가장 쉽고 편리하며 비용이 저렴하여 선천성 심장병 환자의 초기 진단과 치료 전 후로 병의 경과와 변화를 즉각 알 수 있는 필수적인 검사이다. 대개 앞뒤 정면과 측면으로 두 번 촬영하며 간혹 비스듬히 촬영하기도 한다.

정상 심장은 대개 흉곽 전체 직경의 절반을 넘지 않는다. 심장질환이 있으면 대부분 심장이 커지며 심장의 커진 정도와 심장병의 심한 정도는 대개 비례한다. 심장 윤곽이 크게 보이는 원인은 심장이 펌프해 주어야 하는 혈류의 양이 많은 경우, 심실 근육의 수축력이 감소하거나, 심장 근육에 가해지는 압력의 부하가 심해서 심실이 두터워진 경우, 심낭에 액체나 혈액이 고인 경우이다.

[그림 10-3]은 정상 가슴 X-선 정면사진에서 심장의 윤곽을 만드는 구조를 보여주고 있다. 오른쪽 심장 윤곽을 만드는 구조는 1은 위대정맥, 2부분은 왼쪽심방이며, 왼쪽 심장 윤

곽을 만드는 구조는 위에서 아래 순서로 1은 대동맥, 2는 허파동맥, 3은 왼심방돌기, 4는 왼심실이다.

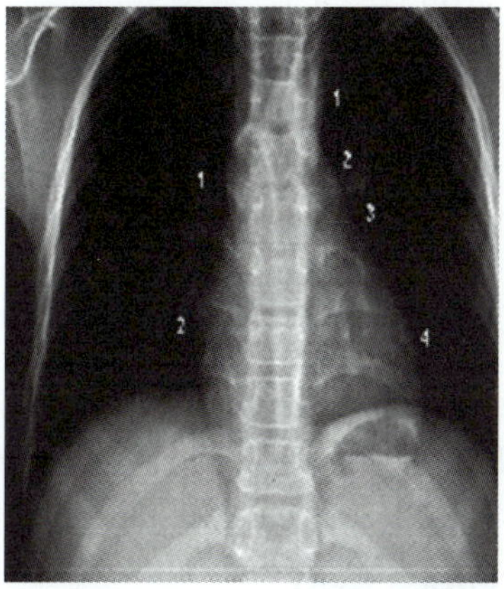

그림 10-3 정상 가슴 X-선 정면사진에서 심장의 윤곽

3) 혈액검사(Blood test)

혈액검사는 일반적으로 심장발작의 가능성이 있는 증상을 가진 환자에게 시행한다. 심장세포는 기관에 따라 다양한 동종효소와 단백질을 함유한다. 혈류속으로 배출된 수치가 증가된 동종효소와 구조 단백질에 의해 심장세포의 괴사를 측정할 수 있다. CPK(Creatinine Phosphokinase) MB는 심장발작 후 4~6시간 안에 혈액내에 두드러지는 동종효소이며, 트로포닌 I(TN-I) 및 T(TN-T)는 심장 손상 시 수치가 올라가는 구조 단백질이다.

4) 운동부하 심전도(Stress echocardiogram)

운동부하 심전도는 트레드밀과 같은 운동평가도구를 사용한다(그림 10-4). 검사를 시작하기 전에 초음파 기록 장치를 이용해 휴식 시 심장의 기능을 기록한다. 이후 최대의 용량으로 운동을 하고 운동 후에 심장이 운동에 어떻게 반응했는지를 보여준다. 이를 통해 심근 및 판막이 압력 하에 정상적으로 일하고 있는 지, 어느 부분이 표준 이하의 반응을 가지는 지, 혈액의 배출량은 얼마인지 측정한다.

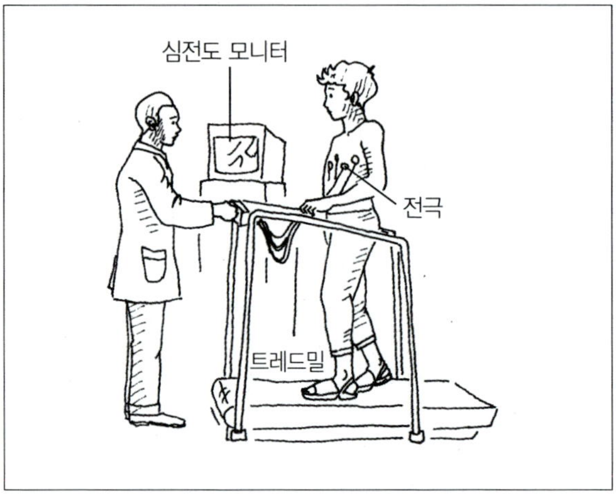

그림 10-4 운동부하 심전도(Stress echocardiogram)

5) 핵운동부하검사(Nuclear stress test)

핵운동부하검사는 트레드밀에서의 최대 능력을 측정한다. 환자가 더 이상 운동할 수 없다고 느낄 때 환자에게 방사성 동위원소를 주사로 주입한다. 신틸레이션카메라(그림 10-5)라는 특수 장비를 이용하여 심장근육의 방사성 동위원소를 관찰할 수 있다. 이 동위원소는 심근을 전혀 손상시키지 않고 건강한 심근에는 쉽게 나타나나, 관류가 좋지 못한 세포에는 느리게 반응한다. 방사성 동위원소는 약 72시간 동안 혈류에 남는다.

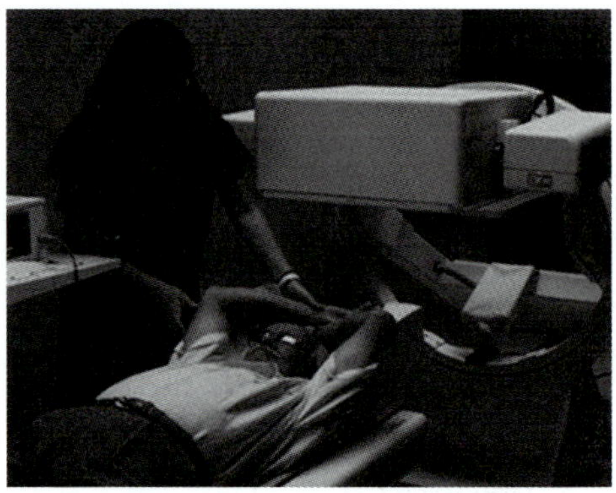

그림 10-5 신틸레이션카메라

6) 심도관술(Cardiac catheterisation) 및 심혈관 조영술(Angiocardiography)

심도관술은 다양한 검사를 수행할 수 있는 침습적 절차이다. 심도관술은 상지의 정맥이나 하지의 넙다리동맥을 통해 미세한 튜브(그림 10-6)를 삽입하여 실시한다. 방사선을 통하여 튜브의 이동이 관찰되며 튜브는 심장에 도달한다. 튜브가 심장에 도달하면 방사선 비투과성 조영제가 도관을 통해 주사되어 방사선 촬영술에 의해 심장에서 조영제의 이동이 관찰된다. 이러한 방법을 심혈관 조영술(그림 10-7)이라 하며 심장벽의 움직임, 판막의 결손, 관상동맥의 폐쇄부위와 정도를 확인할 수 있다. 또한 도관은 심장주기 동안 심장의 혈류 속도와 혈압을 측정할 수 있다.

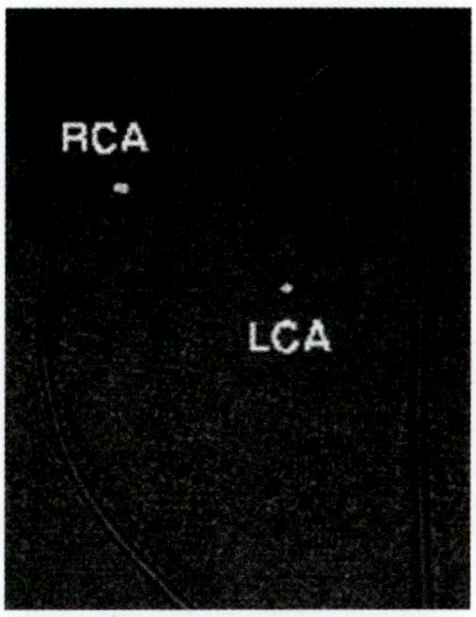

그림 10-6 관상동맥의 촬영용 심관

Rt. Coronary Artery(RCA) : 오른쪽 관상동맥용, Lt. Coronary Artery(LCA) : 왼쪽 관상동맥용

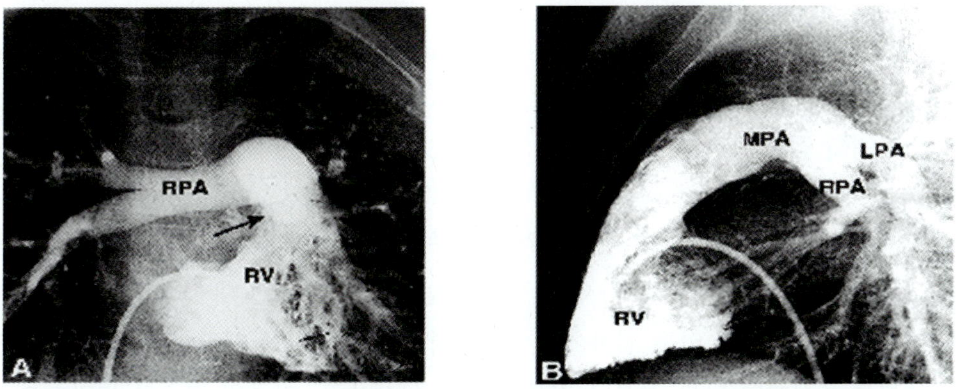

그림 10-7 정상 우심실 조영술

A. 정면사진(RPA : 오른쪽허파동맥, RV : 오른심실)
B. 측면사진(RV : 오른심실, MPA : 허파동맥, RPA : 오른쪽허파동맥, LPA : 왼쪽허파동맥)

7) 심장 초음파 검사(Echocardiography)

심장의 내부 구조와 움직임을 직접 확인할 수 있는 검사 방법으로써 심장의 자세한 구조

뿐만 아니라 기능까지도 확인할 수 있는 매우 중요한 검사이다. 대부분 소아에서의 심장 초음파 검사는 가슴 앞 벽을 통해서 시행하나 최근에는 식도를 통한 심장 초음파 검사와 혈관 내에서 직접 초음파 검사를 하는 방법들이 발전되어 있다. 심장 초음파 검사에는 M-mode 심장 초음파 검사(그림 10-8), 양면성 심장 초음파 검사(2-D Echo), 칼라 도플러(Color Doppler) 심장 초음파 검사가 있다.

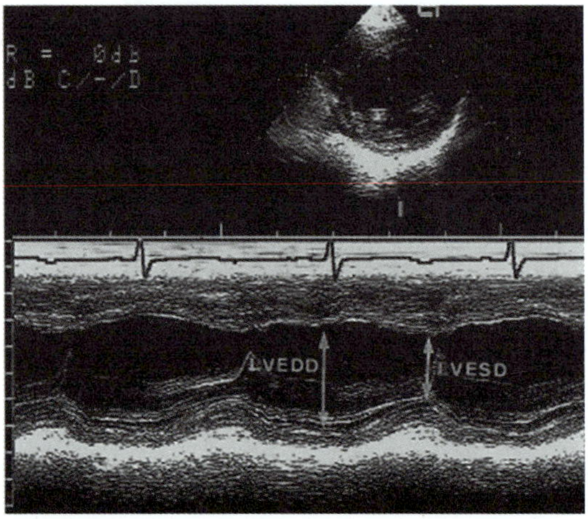

그림 10-8 좌심실의 M-mode 초음파 사진
좌심실의 이완기 직경(LVEDD : Lt. ventricular end diastolic diameter)과 수축기 직경(LVESD : Lt. ventricula end systolic diameter)을 측정

8) 심장 핵의학 검사

심장 핵의학 검사는 미량의 방사성 의약품을 주사하여 심장의 여러 기능을 알아보는 검사로써 심장질환의 구조에 대한 자세한 정보를 얻지는 못하지만 대신 생리적인 현상이나 심장 기능에 관한 정보를 얻는 검사이다. 즉 심장병으로 인하여 심장의 기능이 어느 정도 나빠졌는지를 조사하여 다른 검사나 치료의 계획을 세우고, 치료의 결과를 평가하는 데에 도움을 준다. 정맥 주사 이외에는 통증이나 불편함이 없으며 위험하지 않은 비 관혈적인 검사이므로 입원하지 않고 외래에서 간편하게 시행할 수 있고, 필요시 여러 차례 반복할 수 있다는 장점이 있다. 심장 핵의학 검사에 사용되는 방사성 동위원소에 의한 방사능 피폭량은 극히 미량이며, 심장근육 관류 영상(Myocardial SPECT), 방사성 동위원소 심혈관 촬영술(MUGA scan, Multi-gated acquisition blood pool scintigraphy), 허파 관류 스캔이 있다.

4. 의학적 처치

1) 약물치료

심장질환 환자의 처방약물에는 항부정맥 제제, 혈압강화제, 이뇨제, 혈관확장제, 항응고제 등이 있다(표 10-1). 작업치료사는 약물치료의 적응증과 부작용은 물론 운동과 휴식기의 반응과 관련된 투약법에 대해서도 이해해야 한다.

표 10-1 일반적인 심장병과 관련된 약물

분류	일반적인 약품명	사용목적과 용도	부작용
이뇨제	라식스(Lasix) 다이아지드(Dyazide) 하이드로클로로치아지드(HCTZ)	혈압을 낮춤 부종을 저하	기립성 저혈압 탈수증상 근경련
혈관 확장제	캅토프릴(Captopril) 하이드랄라진(Hydralazine)	혈압을 낮춤 울혈성 심부전 조절	두근거림 빠른맥 기립성 저혈압
강심배당제	디곡신(Digoxin) 라녹신(Lanoxin)	심박동수 낮춤 심실 박동조절	식욕부진 부정맥
항응고제	쿠마딘(Coumadin) 헤파린(Heparin), 아스피린(Aspirin) 페르산틴(Persantine)	혈액이 응고하여 덩어리가 생기는 것을 방지함	출혈 메스꺼움과 구토 배근육의 경련
항부정맥제	프로카인아미드(Procainamide) 아미오다론(Amiodarone) 소탈론(Sotalol)	심장의 리듬조절 불규칙한 심박조절; 느리거나 과도한 심한 활동 시 나타남	심실부정맥을 악화시킬 수 있음 느린 서맥
베타차단제 (Beta blocker)	페르프라놀로(Perpranolol)	혈압을 낮춤 협심증 조절 울혈성 심부전 조절	발기부전, 쇠약 심실기능상실
칼슘 채널 (Calcium channel)	디틸아젬(Diltiazem)	고혈압 조절 혈관을 확장 심박동수를 조절	기립성 저혈압 방실전도차단 심장기능상실
질산염	니트로글리세린(Nitroglycerine) 니트로파스테(Nitropaste) 아이소르딜(Isordil)	혈관 이완 심장의 부하 감소	기립성 저혈압 두통
콜레스테롤 저하제	아토르바스타틴(Atorvastatin)	저밀도지질단백질의 감소	간기능의 상실 횡문근 용해증

2) 심장수술

심장질환의 수술적 치료 시에는 개방성 심장수술이 요구될 수 있다. 개방성 심장수술은 심장 박동을 일시적으로 정지시키고 신체 밖에서 혈액의 순환과 산소화를 유지시켜주는 심폐우회기구(cardiopulmonary bypass device)를 사용한다. 개방성 심장수술은 판막질환의 복구, 선천성 심장결손의 교정, 중증 관상동맥질환을 치료하기 위해 적용한다.

비개방성 심장수술은 심장을 개하지 않고 시술한다. 심폐 우회술이 필요하지 않고 덜 침습적이며, 심장에 외상을 주지 않는다는 장점이 있다.

(1) 판막질환의 복구

대부분의 판막 교정을 위한 수술은 개방성으로 이루어진다. 승모판은 오른심방을 절개하여 수술하며 흔하지 않지만 삼천판은 개방성 수술로 교정한다. 하지만 허파동맥판의 결손은 심장을 개방하지 않은 상태에서도 복구될 수 있다. 기능부전성 대동맥판은 손상의 정도와 치환의 필요성에 따라 우회술이 필요할 수 있다.

(2) 선천성 심장결손의 복구

선천성 기형의 수술은 심폐 우회술을 필요로 하는 경우와 그렇지 않은 경우로 나뉜다. 심장 내 이상은 심폐 우회술을 필요로 하며, 동맥관 개존증을 영구적으로 지혈하거나 대동맥 협착증을 제거하는 수술은 심폐 우회술을 필요로 한다.

(3) 로봇을 이용한 심장수술

외과적 수술 후 조기 회복과 상처의 미용적 효과를 고려한 최소 침습적 수술 방법이 추세로 자리 잡고 있는 가운데 심장수술 방법에서도 로봇을 이용한 최소 침습적 수술 방법이 이루어지고 있다. 임상적으로 사용되고 있는 수술 로봇 중 가장 진보된 장비인 다빈치 수술로봇(da Vinci Surgical System)은 심방중격결손증, 승모판막질환, 관

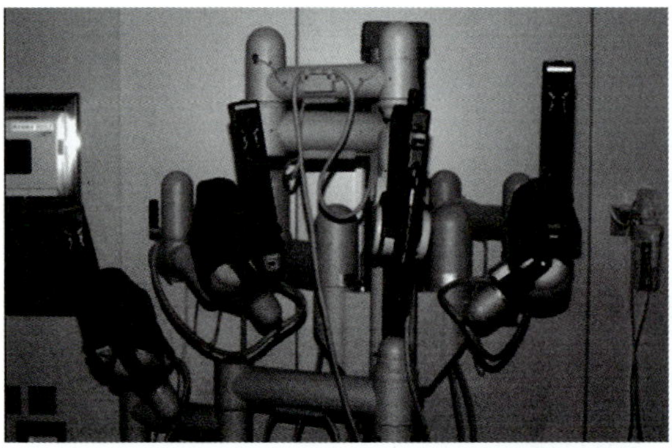

그림 10-9 다빈치 수술시스템

상동맥우회로술에 주로 사용되고 있다.

심장수술의 주된 접근방법이었던 정중 복장뼈 절개술은 훌륭한 수술시야를 확보할 수 있다는 장점이 있으나 수술의 상처가 크고, 수술 후 일상생활 및 사회생활 복귀가 지연된다는 단점이 있다. 이에 반해 로봇수술은 심장 수술 시 재원기간을 줄여주고, 빠른 회복 및 직업으로의 복귀가 빨라져 사회경제적 비용의 절감 효과가 있는 것이 장점이다. 또한 합병증 발병의 감소와 입원비 감소의 효과에도 불구하고 전체적인 의료비 상승은 대표적인 단점으로 작용한다.

(4) 경피적 경혈관 관상동맥성형술(Percutaneous transluminal coronary angioplasty: PTCA)

풍선혈관확장술(balloon angioplasty)이라 불리는 경피적 경혈관 관상동맥성형술은 넙다리동맥에 도뇨관을 삽입하여 혈관 협착의 위치를 알아낸 다음 동맥 내 벽에 있는 플라크를 밀어내기 위해 손상 부위에서 풍선을 팽창시킨 후 풍선을 다시 수축시켜 도뇨관을 제거하는 방법이다(그림 10-10). 시술 이후 8시간 동안은 넙다리동맥의 출혈을 방지하기 위해 침상에서 휴식을 취하여야 한다.

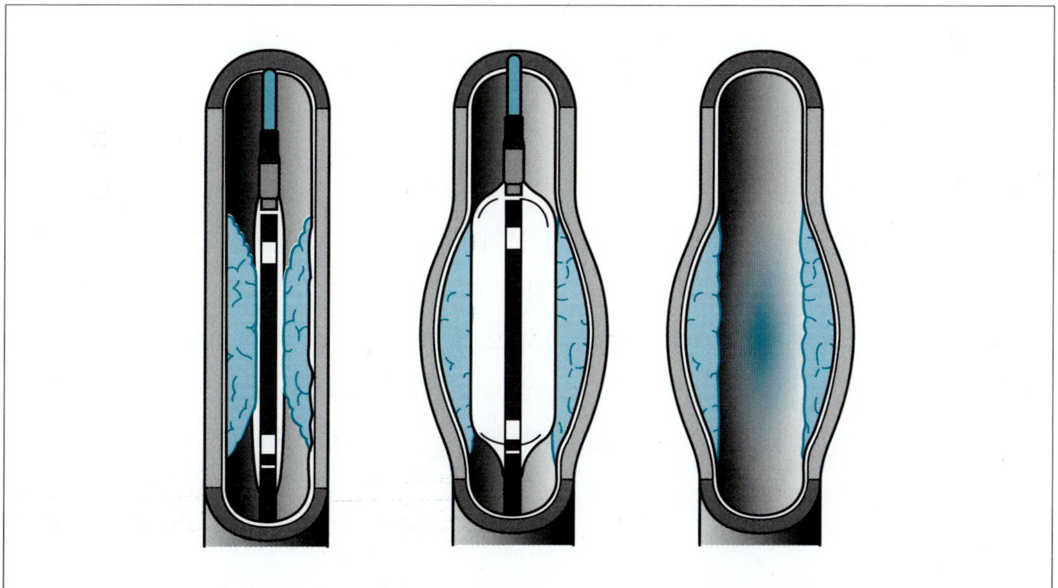

그림 10-10 경피적 경혈관 관상동맥성형술(PTCA)

(5) 관상동맥 우회 이식술(Coronary artery bypass graft: CABG)

관상동맥의 죽상경화증으로 인한 심한 혈관 폐쇄를 우회하여 심장 근육에 적절한 혈액을 공급하기 위해 시행된다. 병소가 너무 퍼져있거나 경피적 경혈관 관상동맥성형술 시행 후 다시 동맥이 막힌 경우 시행한다. 관상동맥의 손상된 부위를 몸의 다른 부분에서 이식한 건강한 혈관으로 대체하여 심장의 혈액순환을 향상시키는 방법이다.

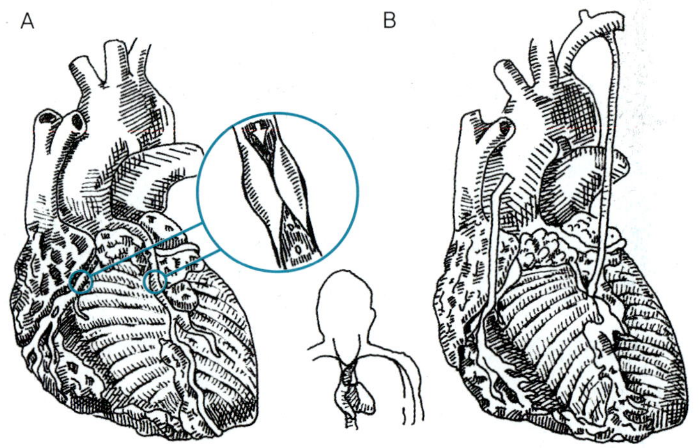

그림 10-11 관상동맥 우회 이식술

A. 수술 전 B. 수술 후

(6) 심장 이식

의학적인 또는 수술적인 방법으로 치료가 불가능한 비가역적인 심장 손상의 경우 심장 이식이 유일한 방법이다. 질환에 이환된 심장을 제거하고 건강한 인간의 심장을 이식하는 방법은 1967년 남아프리카의 케이프타운에서 외과의사에 의해 처음 시도되었다. 환자는 이식된 심장의 거부반응으로 18일 이후 사망했으나 이후 꾸준히 생존율이 증가하였다. 최근 인공심장의 이식에 대한 연구가 활발히 이루어지고 성공률도 높아지고 있다.

제2절 폐질환(Pulmonary disease)

1. 개요

호흡계의 질환들은 세계적인 질병의 주요한 원인이 되며 사망률과 질병률의 원인으로 매우 중요하다. 폐질환은 폐활량과 공기 흐름 및 용량 곡선에 따라 폐쇄적(obstructive), 제한적(restrictive) 질환으로 분류된다. 폐쇄적 폐질환은 기관지 경축 또는 염증, 기도와 폐포의 손상이 공기의 흐름을 방해하는 것이며, 제한적 폐질환은 폐, 장막, 가슴벽 또는 근육의 기전에 영향을 주는 질병에 의해 폐포의 탄성이 감소되어 폐 용량의 손실을 가져오는 것이다.

폐쇄성 폐질환에는 만성 기관지염, 폐기종, 천식, 기관지 확장증, 낭포성 섬유증이 있으며, 제한성 질환에는 폐렴, 늑막염, 가슴막 삼출, 기흉, 급성 호흡곤란 증후군, 섬유성 폐포염이 있다. 이외에도 폐농양, 폐결핵, 기관지와 폐종양, 호흡부전증과 같은 폐질환들이 있다. 대표적인 폐질환이며, 작업치료사가 가장 많이 만나게 될 질환인 만성 폐쇄성 폐질환(chronic obstructive pulmonary disease, COPD)은 만성 기관지염과 폐기종의 혼합으로 나타난다.

이중 폐쇄성 폐질환은 매우 흔한 질환이며 전 세계적으로 증가 추세에 있다. 미국의 경우 만성 폐쇄성 폐질환으로 인한 사망률은 심장질환, 암, 뇌혈관 질환에 이어 4위를 차지하고 있다. COPD 국내 유병률은 40세 이상에서 13.4%이며, 국내 10대 사망 원인 중 8위에 해당한다. 폐는 해부학적 용어의 구용어로 신용어는 허파로 사용하고 있으나, 진단용어에서는 여전히 폐라고 사용되는 부분이 많아 이 책에서는 폐질환이라는 용어로 사용한다.

2. 폐질환의 종류

1) 폐쇄성 폐질환

(1) 만성 폐쇄성 폐질환(Chronic obstructive pulmonary disease: COPD)

만성 폐쇄성 폐질환(COPD)은 '완전히 회복되지 않는 기류제한을 특징으로 하며 흡연이나 실내외 먼지/가스에 의해서 기도와 폐포가 손상되어 호흡기 증상을 일으키는 질환'으로 정의한다. 기류제한이라 함은 '숨을 쉴 때 공기의 흐름이 제한되어 줄어든다'는 의미이며,

COPD의 기도 병변을 만성기관지염 및 만성세기관지염이라 하고 폐포 손상 병변을 폐기종이라 한다. 흡연이 COPD를 발생시키는 가장 중요한 원인이며, 그 외 원인으로는 실내외 대기오염, 직업성 노출, 폐성장 이상, 유전 등이 있다

가장 특징적인 증상은 만성적이고 진행성인 호흡곤란, 기침, 가래이며, COPD 환자에서 기침과 가래가 기류제한보다 수년 전에 먼저 발생하는 경우도 있고, 일부 환자에서는 기침이나 가래는 없이 기류제한만 발생하기도 한다. 비록 COPD를 기류제한으로 정의하고 있지만, 실제 환자들은 기침, 가래 등의 증상 때문에 혹은 호흡곤란의 급성악화 때문에 병원을 찾는다.

COPD 환자들은 우선적으로 흡연을 중지해야 하며, 호흡기 감염을 예방하고 감염이 되면 심하지 않더라도 안정을 취하여 질병의 악화를 예방하도록 교육하여야 한다. 약물로는 항생제, 기관지 확장제(Theophylline 제제), 교감신경 항진제, 항 콜린제제, 부신피질 호르몬제, 거담제 등의 약물을 증상에 따라 사용하며 충분한 수분섭취가 중요하므로 수분섭취를 충분히 늘리도록 하여야 한다. 만성 폐쇄성 폐질환은 일반 육체적 노동자와 심한 흡연가들에게 많이 나타나는 질환으로서 현저한 일상생활의 장애가 나타난다. 또한, 자조 생활은 물론 만성 피로와 여가생활은 제한되고 전반적으로 지구력이 감소되며 얕고 가쁜 호흡이 나타난다. 따라서 작업치료사는 만성 폐쇄성 폐질환의 원인과 증상, 치료에 대하여 충분히 이해하여야 한다.

(2) 만성기관지염(Chronic bronchitis)

만성적으로 객담을 동반하는 기침을 하며, 기도점액의 분비가 증가하고 객담을 동반하는 기침이 1년에 3개월 이상, 2년 연속으로 나타난다. 기침과 가래는 아침에 제일 심하게 나타나며, 만성기관지염 환자의 10% 정도는 호흡곤란을 호소하게 되며 증상이 심해지면 호흡부전이 나타난다. 이 질환은 흡연과 직접적인 관련이 있다. 민성기관지염의 증상에는 기침 외에도 운동내성, 과잉팽창과 호흡 보조근의 사용으로 인한 가슴(barrel chest)의 발달, 청색증, 폐활량의 감소가 있다.

(3) 폐기종(Emphysema)

폐기종은 병리적 검사로만 확진이 가능한 질환으로 종말세기관지(terminal bronchiole) 이하의 폐포들이 비정상적으로 늘어나고 폐포의 격벽이 파괴되어 폐 탄력성(elastic recoil pressure)이 감소하고 호기성 기도폐쇄를 일으키게 된다. 호흡곤란이 주 증상으로 운동 시 호흡곤란을 40~50대에서부터 느끼기 시작하여 병이 진행되면 안정 시에도 호흡곤란을 느

끼게 되어 일상생활에 지장을 받게 된다. 동시에 체중이 감소하여 때로는 악성 종양을 의심할 정도로 심한 체중감소를 보인다.

폐기종의 임상적 특징은 호흡의 짧아짐, 호흡패턴의 변화, 객담이 따르는 기침, 가슴뼈 사이의 공간이 넓어짐이 나타나게 된다. 기흉과 울혈성 심부전증이 합병증으로 나타날 수 있으며, 점차적으로 진행되어 호흡부전으로 죽음에 이를 수 있다.

(4) 천식(Asthma)

폐 조직 내 기관이 좁아져 천명음과 숨가쁨을 증상으로 하는 임상적 증후군이다. 천식은 젊은 연령층에서 발병하며 특별한 알레르기와 같은 원인에 의해 나타나는 외재적 천식과 만성 상태로서 노인환자에게 발생하며 만성기관지염과 연관되는 내재적 천식으로 구분된다. 숨을 쉴 때 씨근거리거나 짧은 호흡과 호흡곤란, 재채기 등의 증상을 보이며 원인으로는 오염물질, 향수, 먼지, 꽃가루 등의 여러 가지 원인으로 인하여 나타난다. 만일 기도가 심하게 좁게 되면 혈액의 산소감소로 인하여 저산소혈증이 나타난다.

(5) 기관지확장증(Bronchiectasis)

기관지확장증은 기관지의 비정상적 확대로 인한 폐쇄와 감염이 동반되는 질환을 말한다(그림 10-12). 가장 흔한 원인은 감염 후 세기관지의 손상이다. 기관지확장증은 기관지 폐쇄 또는 더 넓게 퍼지는 장애로 이환될 수 있다. 임상적인 특징은 기침과 객담, 호흡곤란, 용혈, 재발성 폐렴, 만성 부비동염, 발열, 식욕부진, 체중감소와 관절통증이다.

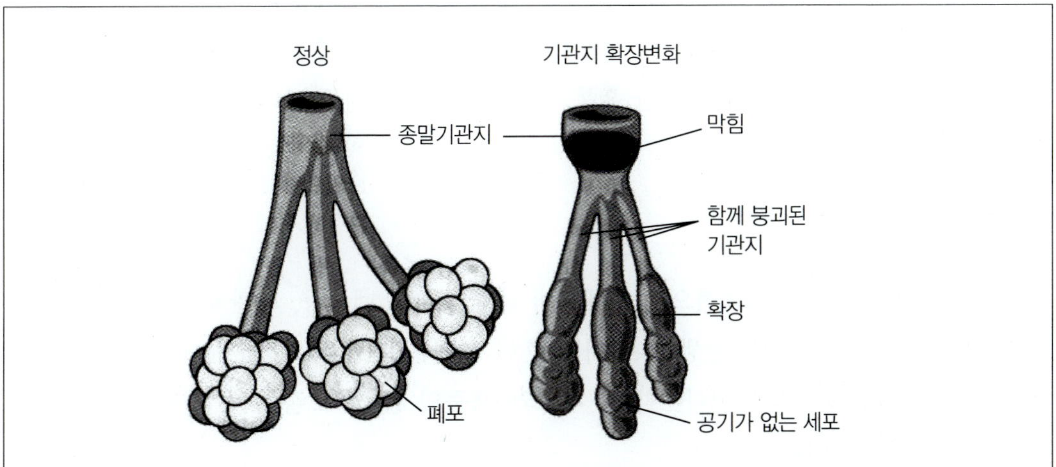

그림 10-12 기관지확장증의 변화

2) 제한성 폐질환

(1) 폐렴(Pneumonia)

우리나라 사망원인 5위인 폐렴은 폐의 급성염증으로 해부학적 분포에 따라, 미생물학적 원인에 따라, 감염의 장소에 따라 나뉜다. 발병은 갑작스럽거나(대엽성 폐렴) 점차적(기관지 폐렴, 소엽성 폐렴)이고 권태감, 발열, 경직, 구토, 저산소증으로 인한 혼란, 빈맥과 연관된다. 폐렴을 조절하기 위해 항생제, 가슴막염의 통증을 경감시키기 위해 진통제를 제공한다.

(2) 늑막염(Pleuritis)

늑막염은 장측과 벽측 늑막에서 염증이 발생하는 것이다. 늑막염은 공기오염이 심한 도시 거주자들에게 흔하게 나타나며, 결핵과 대엽성 폐렴이 이차적인 원인이 될 수 있다. 늑막염의 원인으로는 바이러스 감염, 폐 경색, 기관지 암, 폐렴, 자가면역성 류마티스 질환이 있다. 늑막염의 통증, 늑막의 마찰음, 기침, 빈맥과 발열이 임상적 특징이다.

(3) 기흉(Pneumothorax)

기흉은 자발성과 외상성의 두 가지 형태로 나뉜다. 기흉은 공기주머니에 해당하는 폐에 구멍이 생겨 공기가 새고 이로 인해 늑막강 내에 공기나 가스가 고이게 되는 질환이다. 자발성 기흉은 젊고 강한 남성에게 흔하며, 50세 이상에서는 폐기종이나 만성기관지염이 동반될 수 있으며 다른 기초 질환에서 유발되는 경우가 흔하다. 외상성 기흉은 관통성 흉부손상(자상, 총상), 비관통성 흉부손상, 정맥내선삽입시, 흉벽의 수술시, 흉막흡입 또는 부검사 시에 나타난다. 기흉은 종종 심한 흉통과 함께 갑작스럽게 나타나며 점진적인 숨가쁨이 나타난다.

(4) 농흉(Empyema)

농흉은 늑막강내의 농의 축적으로 박테리아 폐렴, 결핵, 폐농양, 기관지확장증과 같은 질환이 선행될 때 이차적으로 발생한다. 가장 흔한 원인은 폐렴 연쇄상구균으로 인한 늑막강내로 감염의 직접적인 퍼짐이다. 발열, 피로와 체중의 감소, 호흡곤란, 빈맥, 흉곽운동의 감소가 임상적 특징이다.

(5) 급성호흡곤란증후군(Acute respiratory distress syndrome: ARDS)

급성호흡곤란증후군은 넓은 범위의 위험에 빠뜨리는 호흡부전증의 급성형태이다. 직접적, 간접적 폐 상피 또는 폐포 모세혈관 막의 손상이 원인이 될 수 있다. 이는 전신의 호흡질환이며 최초 유발 사건 후 12~48시간 이내에 나타난다. 임상적 특징으로는 저산소증, 폐부종, 폐 침윤 확산의 출현, 폐 탄성의 하강이 있다. 병원 폐렴은 급성호흡곤란증후군 환자에게 나타나는 흔한 합병증이며, 30~60% 환자들은 사망한다.

3. 의학적 처치

폐질환 의학적 관리의 가장 기본이 되는 것은 약물치료이다. 약물은 휴식과 운동 시 운동수행, 심박동수와 혈압에 영향을 미치므로 폐질환 환자에게 사용하는 약과 영향을 이해하는 일은 매우 중요하다.

기관지확장제는 기도 입구의 크기를 넓혀 공기환류에 대한 저항과 폐쇄를 줄이기 위해 사용된다. 코티코스테로이드(corticosteroid)와 같은 항염증제는 만성폐질환의 치료에 사용된다. 스테로이드는 기관지점막의 염증을 감소시키고 기관지 확장과 면역반응 상승에 도움을 준다. 폐의 감염을 치료하기 위해 항생제가 사용된다.

제3절 평가

1. 의무기록의 검토(Review of the medical record)

환자의 수행 능력 평가에 앞서 작업치료사는 다음과 같은 내용의 의료기록을 검토해야 한다.

(1) 의료문제, 과거병력, 의사의 검진내용

(2) 투약에 관한 내용

(3) 병리검사 – 혈액검사, 심장효소, 콜레스테롤 수치

(4) 진단상의 검사 – 가슴 방사선, 심전도기록지, 수술기록지 등

(5) 기타 팀 전문가의 기록 – 간호사, 심장재활팀, 사회복지사의 기록지

2. 환자 인터뷰(Patient interview)

환자의 면담은 왜 작업치료가 필요한지 주호소에 대한 환자의 인식으로부터 시작한다. 이때 정중한 예의를 갖는 것이 중요하며 정확하게 질문하고 환자의 대답을 듣고 환자의 반응을 관찰해야 한다. 작업치료사는 환자의 불안, 혼란, 이해불가, 피로, 비정상적인 자세, 지구력 저하, 이동능력의 저하와 스트레스 등에 관한 증상에 대해 관찰한다. 인터뷰를 통해 의료기록상의 불분명했던 정보를 명확히 이해할 수 있다.

3. 임상평가(Clinical assessment)

임상평가의 목적은 현재 환자의 기능과 제한을 파악하기 위함이다. 심장질환 환자의 경우는 심박동수, 혈압, 심장곤란의 증상과 징후, 자세변화에 대한 지구력 평가, 심전도 검사가 필요하다. 폐질환 환자는 호흡곤란의 증상과 징후가 있는지 관찰한다. [표 10-2]에 활동 시 심혈관계 반응을 관찰하기 위한 반응을 표로 제시하였다. 작업치료사는 심폐질환 환자의 평가와 중재 시 부적절한 심혈관계 반응의 증상과 징후가 나타나는지 주의 깊게 관찰하여야 한다. 또한 환자의 관절가동범위, 근력, 감각은 일상생활활동 평가 내에서 일괄적으로 평가한다.

초기 평가는 병실에서의 구강위생, 개인위생, 목욕하기, 옷 입기 등의 일상생활에 대한 평가를 실시하며, 심폐질환으로 인하여 나타나는 지구력의 감소와 작업 활동에 대한 지구력 감소를 예방하기 위하여 신진대사 해당치(MET; Metabolic Equivalent Task)(표 10-3)를 기준으로 하여 교육 · 훈련한다. MET란 휴식하고 있을 때 필요한 에너지와 몸에서 필요로 하는 산소의 양에 해당되는 운동량을 말한다.

표 10-2 활동 시 심혈관계 반응

	적절한 심혈관계 반응	부적절한 심혈관계 반응
심박수	활동 시 휴식 시에 비해 심박동수가 증가 하나 분당 20회 이상 증가하지는 않음	• 활동 시 휴식 시 때보다 분동 심박수가 20회 이상 증가 • 휴식때의 심박수가 분당 120회 이상이거나, 활동 시 심박수가 떨어지거나 증가하지 않음
혈압	활동 시 수축기 혈압이 상승함	• 수축기 혈압 220mmHg 이상 • 기립성 저혈압(수축기 혈압 10~20mmHg) • 활동 시 수축기 혈압 감소
징후와 증상	유해 증상이 관찰되지 않음	과도한 호흡 협심증, 메스꺼움, 구토 과도한 땀, 극도의 피로

표 10-3 다양한 활동에서 MET값

일상생활활동 및 가정활동	여가생활 및 직업	운동 및 스포츠
	1.0 ~ 2.5 METs	
바닥쓸기, 먼지털기, 정리정돈, 접시 닦기 음식나르기, 식탁차리기 뜨개질 및 코바늘 뜨기 식료품 정리하기 침대 정리하기 조용히 똑바로 서기 잔디깎기 성생활 옷입고 벗기 잠자기 TV 시청하기	모터보트타기 낚시하기 컴퓨터 타이핑 백열전구 갈기 사무실에서 앉아서 일하기 카드놀이, 보드게임 피아노 또는 오르간 치기 트랙터 운전하기 재봉틀로 바느질하기 오토 자동차 운전하기 공부, 책 읽기, 앉아서 쓰기	느린 속도로 걷기 야구공 또는 축구공으로 공잡기 승마, 걷기
	2.6 ~ 4.0 METs	
아이 돌보기, 목욕하기, 치장하기 걷기, 뛰기, 아이와 놀기 일반적인 집안 청소 계단 내려가기 주차장 또는 보도 청소하기 갈퀴로 잔디 정리 걷기 및 6.8kg 부하의 물건 나르기	가정 자동기기로 수리 묘목 및 관목 심기 드럼 연주하기 가정 배선 또는 배관 작은 농장 동물 먹이주기 경-중도 무게의 상자 정리하며 서있기 서서 바텐딩 안마당 걷기 및 파기	매우 가볍게 정지된 자전거 타기 경-중등도 힘으로 웨이트 들어올리기 스트레칭, 요가 카트를 사용한 골프 중등도 속도로 걷기 수중 에어로빅
	4.0 ~ 6.0 METs	
세탁하기와 같은 집안 청소 강한 힘으로 창 닦기 가구 옮기기 손과 무릎으로 바닥 세게 문지르기 하수도 청소하기 집 외부 페인트칠하기 집 내부 페인트칠하기 및 도배하기 잡초 뽑기, 경작하기	카페트 깔기 또는 타일 바르기 천천히 나무 자르기 가축 기르기, 먹이주기 집 외부 목수일하기 목수일-표면 손질하기 사냥 도로 공사 무거운 무게 나르기	중등도 힘으로 미용체조 굴렁쇠 던지기 골프 소프트볼 낮은 강도 또는 댄스 에어로빅 피구 또는 돌치기 놀이 10-11.9mph로 자전거 타기
	6.0 ~ 10.0 METs	
위층으로 식료품 나르기 상자 안의 집안 용품 옮기기 분당 3.7kg 이상의 삽질 22.7~33.6kg 무게를 들고 걷기 또는 서있기	농사일, 건초 나르기 콘크리트 벽돌 공사 가구 같은 무거운 물건 옮기기	높은 강도의 에어로빅 6.3~7.5 분/km로 뛰기 농구, 줄넘기, 경보 중등도 속도로 수영하기 12mph의 중등도 속도로 자전거 타기

Answorth et al. 1998

1) 신체적 평가(Physical examination)

작업치료사는 심폐기능 환자의 평가와 중재에 앞서 환자의 신체적 상태를 평가하고 지속적으로 관찰해야 한다. 심폐기능은 생존과 직접적으로 연결되어 있으며 환자의 신체적 평가를 통해 환자의 활동 적용의 강도를 조절할 필요가 있다. 생명징후라 불리는 체온, 심박수, 혈압, 호흡률, 피부색을 지속적으로 체크해야 한다.

2) 활동에 대한 반응 검사

(1) 심박수(Heart rate)

심박수 측정은 환자의 손목을 촉지하여 15초 동안의 환자의 심박수를 측정한 후 4를 곱하면 1분 동안의 심박수를 측정할 수 있다. 정상심박수는 60~100bpm이며, 최대심박수는 걷기나 자전거 타기 등의 큰 근육을 움직일 때 나타나는 심박수로써 220에서 환자의 나이를 빼는 것으로 알 수 있다. 또한 이 최대심박수에 0.6을 곱한 값이 평상시의 심박수가 된다. 심박수를 측정하는 동안 작업치료사는 환자가 호흡곤란과 같은 증상과 징후가 있는지를 관찰하여야 한다.

최대심박수(bpm) = 220 − 환자의 나이
평상시의 심박수(bpm) = 0.6 × 최대심박수(bpm)

(2) 혈압(Blood pressure: BP)

혈압은 심장이 수축과 이완 시 혈액이 혈관 벽에 부딪히는 압력으로써 위팔부위에 커프스를 둘러서 측정하는 것으로 정상혈압은 120/80mmHg이다. 혈압은 특히 얕은 호흡, 현기증, 근력약화, 청색증의 증상이 있는 환자들은 반드시 측정하여야 하며, 혈압이 140/90mmHg이면 경한 고혈압으로 보아야 하며, 160/90mmHg 이상이면 중정도의 고혈압으로 보아야 한다. 저혈압은 수축기 혈압이 90mmHg 이하로 현기증, 두통의 증상을 보이며 사지의 혈액순환이 원활하지 못하다는 것을 의미한다. 심장질환 환자의 증상과 징후인 기립성 저혈압은 누웠다가 앉거나, 앉았다가 일어섰을 때 이완기 혈압이 10mmHg 이상 떨어지는 것이다.

(3) 운동부하검사(Exercise stress test)

빠른 속도로 회전하는 벨트나 실내 운동용 자전거를 이용하여 최대한의 운동을 시키면서 심박동수, 혈압, 심전도, 산소 포화도의 변화 등 심혈관 계통의 생리적 변화를 관찰하는 검사이다. 운동부하검사는 부정맥을 호소하는 환자, 특히 운동과 연관되어 나타나는 빈맥의 진단과 치료에 유용하며 원인불명의 졸도, 흉부 통증 등의 증상을 호소하는 환자, 수술 전, 후로 심장과 폐의 기능, 운동량을 알기 위해 시행한다.

(4) 피로인지운동척도(Ratings of perceived exertion: REP)

피로인지운동척도(표 10-4)는 환자가 지각하는 피로를 측정하는 척도이다. 환자에게 활동 전에 척도를 보여주고 “6”이라는 수치는 힘의 발휘가 전혀 없는 상태를 의미하고 “19”는 전에 느껴보지 못한 정도의 극단적인 격렬한 활동을 할 때 느껴지는 피로를 의미하고 설명한다. 활동이 완전히 끝난 후 환자가 인지한 피로도를 점수화한다.

표 10-4 피로인지운동척도(Ratings of perceived exertion: REP)

20점 척도		새로운 10점 척도	
점수척도	기준	점수척도	기준
6	“전혀 힘이 들지 않음”	0	없음
9	“매우 가벼운”	0.5	매우, 매우 약함
7	“가벼운”	1	매우 약함
13	“약간 힘든”	2	약함
15	“심한”	3	중등도
17	“매우 힘듦”	4	다소 강함
19	“극도로”	5	강함
		7	매우 강함
		10	매우, 매우 강함(최대)

(5) 협심증 및 호흡곤란증 척도

작업치료사는 환자가 신체활동의 정도를 견뎌낼 수 있는가 아닌가를 지속적으로 관찰해야 한다. [표 10-5]는 협심증과 호흡곤란증을 등급화할 때 사용되는 비율이다.

표 10-5 협심증 및 호흡곤란증 척도

협심증 척도	특 성
1+	경미, 거의 눈에 띄지 않음
2+	보통, 성가실 정도
3+	심함, 매우 불안정
4+	심한 통증을 매번 경험함
호흡곤란증 척도	**특 성**
1+	경미, 환자는 인지하나 검사자에게 관찰되지 않음
2+	경미, 환자는 약간 힘들어하고 검사자도 관찰할 수 있음
3+	중등도 어려움, 하지만 활동을 지속할 수 있음
4+	심함, 계속할 수 없음

출처 : 미국스포츠 의학대학. 운동검사와 처방의 지침서, ed. 4Lea & 필라델피아 1991. p.73

(6) 수정된 Borg 호흡곤란척도

활동 시 주관적인 호흡곤란 정도를 측정하는 지표이다. 환자가 직접 호흡곤란의 정도를 평가하는 방법으로 0~10의 비례적 분류척도에서 환자의 호흡곤란의 정도를 정량적으로 평가한다.

표 10-6 수정된 Borg 호흡곤란척도

등급	증상
0	전혀 호흡곤란 증상이 없음
0.5	아주 아주 경미한 호흡곤란(신경을 써야 알 수 있을 정도)
1	아주 경미한 호흡곤란
2	약간의 호흡곤란
3	중간 정도의 호흡곤란
4	약간 심한 호흡곤란
5	심한 호흡곤란
6	–
7	아주 심한 호흡곤란
8	–
9	아주 아주 심한 호흡곤란(거의 최대로 느끼게 되는 정도)
10	최대 호흡곤란(질식)

출처 : 대한결핵 및 호흡기학회. 호흡재활 지침서. 2015

(7) 호흡곤란점수(mMRC, modified Medical Research Council Dyspnea Scale)

호흡곤란의 정도는 mMRC 호흡곤란점수를 이용하여 평가하는데, 이를 이용하여 측정한 호흡곤란점수는 환자의 건강상태를 평가하는 다른 도구(평가 방법)를 이용한 검사 결과와 비교적 일치하며 호흡곤란점수가 높을수록 예후가 더 나빠서 사망위험도가 더 커진다.

표 10-7 호흡곤란점수(mMRC)

mMRC 호흡곤란점수	호흡곤란 내용
0	힘든 운동을 할 때만 숨이 차다.
1	평지를 빨리 걷거나, 약간 오르막길을 걸을 때 숨이 차다.
2	평지를 걸을 때 숨이 차서 동년배보다 천천히 걷거나, 자신의 속도로 걸어도 숨이 차서 멈추어 쉬어야 한다.
3	평지를 약 100 m 정도 걷거나, 몇 분 동안 걸으면 숨이 차서 멈추어 쉬어야 한다.
4	숨이 너무 차서 집을 나설 수 없거나, 옷을 입거나 벗을 때도 숨이 차다.

(8) COPD 평가검사(CAT, COPD Assessment Test)

COPD 환자의 삶의 질을 평가하기 위한 도구이다. 8개 항목으로 구성되어 있고 각 항목은 0점에서 5점까지 평가하며 8개 항목 점수를 모두 합한 값을 CAT 점수로 한다. 삶의 질

표 10-8 COPD 평가검사(CAT)

예: 나는 매우 행복하다	⓪ ① ② ③ ④ ⑤	나는 매우 슬프다	점수
나는 전혀 기침을 하지 않는다	⓪ ① ② ③ ④ ⑤	나는 항상 기침을 한다	
나는 가슴에 전혀 가래가 없다	⓪ ① ② ③ ④ ⑤	나는 가슴에 가래가 가득 차있다.	
나는 전혀 가슴이 답답함을 느끼지 않는다	⓪ ① ② ③ ④ ⑤	나는 가슴이 아주 답답함을 느낀다	
나는 언덕이나 계단을 오를 때 전혀 숨이 차지 않다	⓪ ① ② ③ ④ ⑤	나는 언덕이나 계단을 오를 때 아주 숨이 차다	
나는 집에서 활동하는데 전혀 제약을 받지 않는다	⓪ ① ② ③ ④ ⑤	나는 집에서 활동하는데 많은 제약을 받는다	
폐질환에도 불구하고 나는 외출하는 데 자신이 있다	⓪ ① ② ③ ④ ⑤	폐질환으로 인하여 나는 외출하는데 전혀 자신이 없다	
나는 잠을 깊이 잔다	⓪ ① ② ③ ④ ⑤	폐질환으로 인하여 나는 잠을 깊이 자지 못한다	
나는 기운이 왕성하다	⓪ ① ② ③ ④ ⑤	나는 전혀 기운이 없다	
		총점:	

이 가장 좋은 상태는 0점이며 점수가 높아질수록 삶의 질이 나쁜 것을 의미하는데 40점이 가장 나쁜 상태이다. CAT는 호흡곤란 이외의 호흡기 증상과 일상생활에서 활동 정도(activity), 수면, 자신감을 포함하고 있어 삶의 질을 평가하는 데 유용하게 이용할 수 있다.

제4절 치료

1. 심장재활

심장재활은 심장질환 환자의 신체적 · 정신적 · 사회적 상태를 가능한 한 최적으로 하기 위해 총체적인 접근으로서, 혈압, 식습관, 혈청 콜레스테롤, 흡연 등의 위험요인 관리와 신체적인 활동, 즉 운동의 단계적 중재, 사회 · 심리적 통합을 통해 수명을 연장하고 삶의 질을 향상시키는 것이다. [표 10-9]는 심장질환의 4가지 기능적 분류와 기능적 단계에 따른 활동 척도를 요약하였다. 작업치료는 3, 4단계의 환자에게 큰 도움을 줄 수 있다.

표 10-9 심장질환의 기능적 분류 방법

분류	뉴욕협회 기능분류	캐나다 심혈관협회 기능분류	특정활동척도
I	• 심장질환은 있지만 신체활동의 제한이 없음 • 일상적인 신체활동 시 피로, 심장의 두근거림, 호흡곤란, 협심증을 유발하지 않음	• 일상적인 신체활동 시 협심증이 나타나지 않음 • 노력을 요하거나, 속도가 빠른, 장시간의 노력이 필요한 활동 시 협심증 발생	• 7METs 이하의 활동은 수행할 수 있음
II	• 신체활동에 약간의 제한이 있음 • 휴식 시에는 불편함이 없지만 가벼운 활동 시 피로, 심장의 두근거림, 호흡곤란, 협심증이 나타남	• 일상적인 활동에 약간의 제한이 있음 • 정상 속도, 정상 컨디션에서 평지를 두 블록 이상 걷고 계단을 한층 이상 오르는 것이 어려움	• 5METs 이하의 활동은 수행할 수 있음 • 7METs 이상의 활동은 수행할 수 없거나 완수하지 못함
III	• 심장질환으로 신체활동에 현저한 제한이 있음 • 휴식 시에는 불편함이 없지만 일상적인 신체활동에도 피로, 심장의 두근거림, 호흡곤란, 협심증이 나타남	• 일상적인 활동에 심각한 제한이 있음 • 정상 컨디션에서 평지의 한두 블록을 걷거나 계단을 한층 이상 오르지 못함	• 2METs 이하의 활동은 수행할 수 있음 • 5METs 이상의 활동은 수행할 수 없거나 완수하지 못함

Ⅳ	• 신체활동을 수행할 수 없음 • 휴식 시에도 심장기능상실, 협심증이 나타남 • 신체활동 수행 시 불편함	• 모든 신체활동 시 불편함이 나타남 • 휴식 시에도 협심증이 나타나기도 함	• 2METs 이상의 어떠한 활동도 수행할 수 없거나 완수하지 못함

2. 심장질환 환자의 작업치료 접근법

효과적인 치료를 위해서 작업치료사는 심장질환 환자들의 기능적 수준상태에 대한 이해를 충분히 하여야 한다. 심장재활은 환자들의 회복상태에 따라 4단계로 나누어진다. 치료사는 등척성 운동, 위팔을 이용한 동작과 같은 심장에 스트레스를 주는 활동이 무엇인가를 알고 있어야 한다. 심장재활의 초기목표는 환자들의 기능적인 능력수준을 최대한 회복시키는 것이므로 재활치료 프로그램은 각 개인의 심리적 상태, 가족의 지지도, 나이, 의학적 상태 등을 고려하여 계획하여야 한다(표 10-10).

표 10-10 심장재활의 4단계

심장재활의 4단계	
1단계	심장발작 후 심장재활치료를 위하여 입원한 급성기 상태로 내 · 외과적인 치료를 받고 있는 상태이다. 발병 후 2~4일 후부터 의사의 처방에 의하여 재활프로그램을 시작하게 된다.
2단계	발병 후 아급성의 상태로 병원에서 퇴원하여 외래환자로 6~12주 정도 가정에서의 건강관리에 대한 재활프로그램을 시행한다.
3단계	지역사회 활동을 시작하는 단계로써 건강관리를 위한 신체적 체력강화와 지구력 증진, 심장호흡기계의 강화훈련에 중점을 둔다.
4단계	심장재활을 평생 지속하는 단계로써 주기적인 평가를 실시하는 단계이다.

1) 심장재활의 각 단계별 작업치료 중재

(1) 제1단계에서의 작업치료 중재

제1단계는 발병 후 내 · 외과적인 치료를 위하여 병원에 입원한 상태로 2~4일 후 심장재활 프로그램을 실시하게 된다. 먼저 작업치료사는 환자의 의료기록을 통하여 환자의 상태와 의학적 병력에 대한 정보를 알아보고 환자와의 면담평가를 통하여 환자의 생활유형과 환자의 치료에 대한 목표를 알 수 있다. 이 시기는 주로 병실에서 시작되는데 작업치료사는 환자의 일상생활활동에 대한 교육, 스트레스를 감소하기 위한 올바른 생활유형을 환자에게 교육하기 위하여 여가활동과 일, 휴식에 대한 행동모델을 이용하여 환자에게 교육한다. 또한 에너지 보존방법과 작업의 단순화에 대하여 환자에게 교육 · 훈련하며 기초 대사량(MET)에 대한 이해와 활동 등에 대하여 교육 · 훈련한다. 이 시기의 자조 생활을 비롯한 모든 활동은 1.5~3.5 MET 정도의 가벼운 활동으로 한다. 또한 퇴원 후 가정에서 안전하고 기능적인 활동을 위한 적절한 보조도구를 적용 · 훈련한다.

(2) 제2단계에서의 작업치료 중재

이 시기는 회복과 치유의 단계로써 환자는 내 · 외과적인 치료를 위하여 잠시 동안 병원생활 후 퇴원하여 외래 환자 상태로 재활치료 프로그램을 실시하게 된다. 따라서 이 시기의 재활 프로그램은 환자의 전반적인 건강상태를 관찰하여 심장에 스트레스를 가할 수 있는 위험요인을 알아내고 수정 보완하여 환자에게 새로운 생활유형을 훈련 · 교육하는 단계이다.

(3) 제3단계에서의 작업치료 중재

이 시기의 재활 프로그램은 환자가 재활치료 프로그램을 실시한지 2~3개월 정도 되는 시기로써 혈압, 심박수가 안정된 상태로 3.5MET 이상의 활동수준을 유지할 수 있을 때 시작한다. 이 단계의 치료목표는 새로운 생활유형을 환자가 충분히 훈련하고, 심폐기능을 향상시킬 수 있는 기능적인 활동의 능력을 향상시키는 것이다. 치료 프로그램은 주 2~3회 정도 실시하며, 신체적인 기능을 향상시키기 위한 식이요법 및 금연 등을 실시하고 자주 상담하여 환자가 새로운 생활방식을 성공적으로 습득할 수 있도록 격려한다. 또한 기능적인 향상을 위한 보조도구를 적용 · 훈련하고 에너지 보존방법에 대하여 지속적으로 교육 · 훈련하며 새로운 생활방식의 자세를 지속적으로 훈련한다.

(4) 제4단계에서의 작업치료 중재

제3단계에서의 치료를 지속적으로 유지하며 지역사회 일원으로서의 직업에 대한 흥미와 직업으로 복귀를 위하여 교육 · 훈련한다.

2) 생활양식 변경

생활양식의 변경은 심장질환 환자의 건강을 증진시키는 데 중요하다. 작업치료사는 혈압, 피로인지척도를 관리할 수 있는 가이드라인, 의복과 관련된 건강이슈, 환경적 요인, 응급상황에 대한 가이드라인, 운동프로그램 설계에 관해 도움을 줄 수 있다. 작업치료사는 심장질환 환자의 위험요인을 관리하는 데 있어 개개인의 의미 있고 유익한 작업을 통해 클라이언트의 참여를 이끌어낸다는 점에서 기여하는 바가 크다.

3) 환자와 가족 교육

작업치료사는 환자와 가족들에게 심장의 해부학적 구조, 병의 진행과정, 징후관리, 위험요인, 식이요법, 운동 및 에너지 보존에 관한 지식을 교육해야 한다. 환자에게 간접적인 지지를 제공하기 위해 교육 프로그램에 가족구성원을 포함하도록 한다. 환자가 일상생활을 수행하는 데 가족의 도움이 많이 필요하다면 가족 교육은 필수적이다.

3. 호흡재활

호흡재활 프로그램은 의사, 호흡 치료 전문가, 영양사, 약사, 작업치료사와 물리치료사가 팀을 이루어 참여한다. 호흡재활의 목표는 병의 진행을 안정화하고 환자의 기능을 회복하여 최상의 수행능력으로 활동과 작업에 참여시키는 것이다. 각 분야의 전문가는 최종 목표에 도달할 수 있도록 개별적 치료 프로그램을 적용하며 서로 활발히 의사소통해야 한다.

1) 운동프로그램의 적용

40년 전 만성 폐질환자들에게는 휴식과 운동이 가장 일반적인 처방이었다. 또한 운동에 의해 야기되는 스트레스가 폐기능장애 환자에게 위험한 것으로 인식되었다. 1964년 피에르스 등의 연구에서 만성 폐쇄성 폐질환에 운동이 효과적이었다는 결과를 시작으로 폐질환자의 운동훈련 효과에 대한 많은 연구들이 이루어졌고, 긍정적인 결과를 보였다. 폐질환자의 개별적 능력에 적절한 운동프로그램은 심박동수, 호흡수, 분당환기량, 산소소비와 이산화탄소 생성 감소의 효과와 운동 지구력의 향상을 가져온다.

운동프로그램을 적용하기에 앞서 운동방법, 강도, 운동기간, 반복횟수를 고려해야 하며 각 개인에게 맞게 계획된 운동프로그램을 적용해야 한다. 또한 환자의 나이, 기능적 능력, 증상, 병의 정도를 고려하고 환자의 상태에 변화가 나타나면 새로운 단계적 운동검사를 실시하여 결과에 따라 운동프로그램을 수정한다.

폐질환 환자에게는 일반적으로 큰 근육이 사용되며 지속적으로 할 수 있는 운동을 적용한다. 에어로빅 운동의 타입이 적합하며 보행, 조깅, 노젓기, 수영, 자전거 타기와 같은 활동이 포함된다. 프로그램 적용 시 환자의 흥미를 유지하기 위해 몇가지 운동을 혼합하여 적용할 수 있다. 운동의 강도는 심박동수, 호흡부족감지율(Rate of perceived shortness of breath) (표 10-11), 대사에너지 소비를 고려하여 처방한다. 운동은 최소한 20분이 기본이며 환자의 능력에 맞게 조정할 수 있다. 운동의 빈도는 주 3~5회가 추천되며 기능이 낮은 환자는 강도를 약하게 조절하고 빈도를 늘린다.

표 10-11 호흡부족 감지를 위한 10점 호흡범주

점수	활동	호흡부족감지
1	휴식	호흡의 어려움 없음
2	최소 운동	최소의 호흡부족
3	아주 가벼운 운동	가벼운 호흡부족
4	가벼운 운동	약간의 호흡부족
5	약간 힘든 운동	경증 호흡부족
6	힘든 활동	중등도 호흡부족
7		중등도에서 심한 호흡부족
8	매우 심한 활동	심한 호흡부족
9		호흡 조절 불능
10	최대 심한 활동	최대의 호흡부족

출처 : 폐재활 프로그램, 메사추세스 호흡기 병원 Braintree, MA.

2) 폐재활의 부가적인 프로그램

(1) 분비물 제거술

기관지의 분비물은 환기와 산소와 이산화탄소의 확산을 방해한다. 폐 시스템의 평가로 폐 분비물의 위치를 확인하고 분비물 제거를 위해 개별적인 프로그램을 적용하여야 한다. 특히 운동전 분비물 제거는 운동 수행능력을 향상시킬 수 있다. 분비물 제거술에는 체위배담법, 타진법, 흔들기, 기도 청소의 방법이 있으며 [표 10-12]에 요약하여 기술하였다. 체위배담법(표 10-13)은 기관지가 땅에 수직이 되도록 환자의 자세를 취하는 것이나 잘못된 방법은 호흡상태나 수반문제를 악화시킬 수 있으므로 주의하여야 한다.

표 10-12 폐의 분비물 제거 기술

구분	내 용
체위배담법 (postural drainage)	• 중력을 이용하여 기관지가 땅에 수직이 되도록 환자의 자세를 취하여 기관지의 과다한 분비물을 제거함 • 폐부종, 심울혈, 고혈압 환자, 경사자세가 호흡부족을 악화시키거나 복부팽창, 토기, 음식먹은 직후에는 주의하여야 함
타진법 (percussion)	• 치료사의 손을 컵모양으로 만들어 환자의 흉부벽에 주기적으로 적용시키는 방법으로 관련 폐분절에 2~5분 동안 시행함 • 기도벽으로부터 폐분비물을 떨어뜨려 기도 입구에 유입시키기 위함
흔들기 (shaking)	• 손상된 폐분절에 일치하는 흉부의 특수부위에 적용하여 분비물의 제거를 가속하기 위해 사용함 • 흉부에 힘을 가하므로 가슴뼈의 골절에 주의해야 함
기도 청소 (airway clearance)	• 기침을 유도하는 방법, huffing • 환자에게 심호흡을 하도록 하고 복부근육을 급속히 수축하면서 힘을 주어 "하하하"를 하도록 지시함

표 10-13 체위배담을 위한 자세(position used for postural drainage)

왼쪽위엽앞꼭대기구역 (upper lobes apical segment)	왼쪽위엽뒤꼭대기구역 (upper lobes posterior segment)	위엽 앞구역 (upper lobes anterior segments)
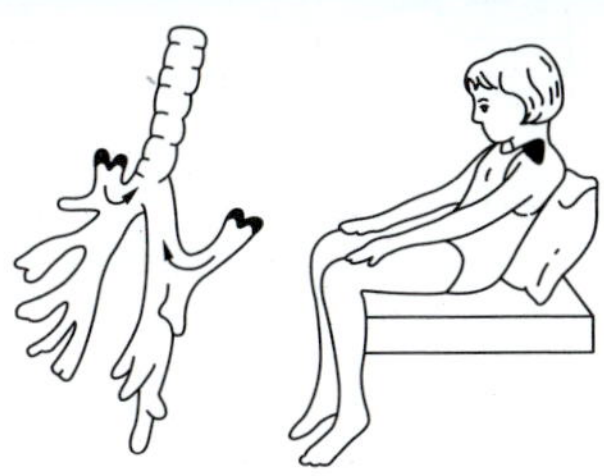	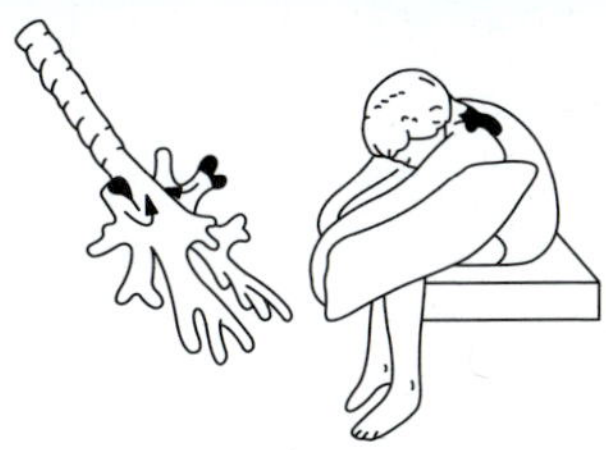	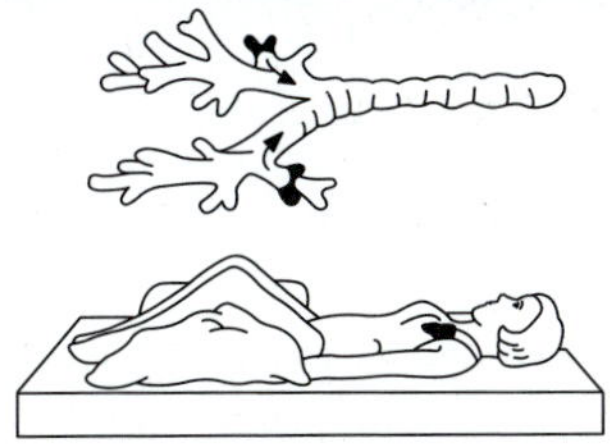
• 침대 또는 평편한 테이블 • 환자는 30도 정도 뒤로 기울여 베개에 기댄다. • 치료사는 빗장뼈와 어깨뼈 사이의 측면부분에 손을 컵모양으로 만들어 두들긴다.	• 침대 또는 평편한 테이블 • 환자는 몸을 앞으로 30도 정도 굽혀 베개에 몸을 기댄다. • 치료사는 환자의 뒤에 서서 양쪽 등을 두들긴다.	• 침대 또는 평편한 테이블 • 환자는 무릎 아래에 베개를 대고 바로 눕는다. • 치료사는 빗장뼈와 유두사이의 각 측면을 두들긴다.

오른쪽 중간엽 (right middle lobes)	왼쪽위엽 주름구역(left upper lobes linguar segment)	아래엽 앞쪽바닥구역(lower lobes anterior basal segment)
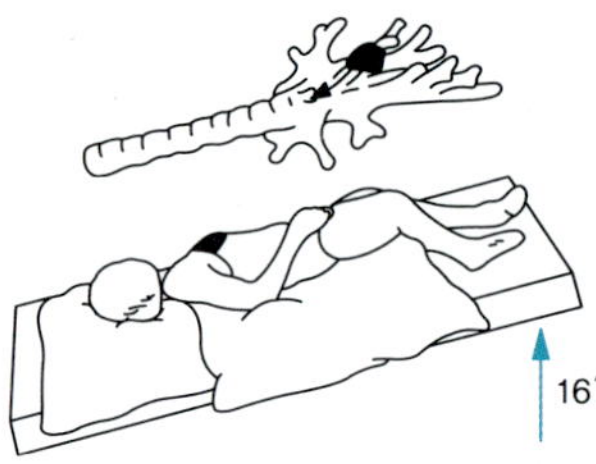 	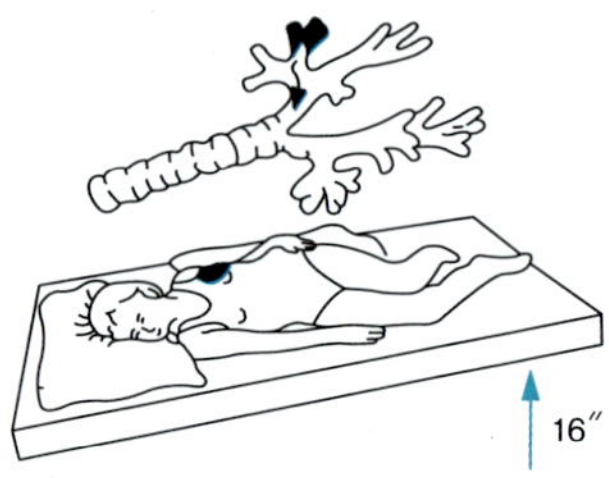 	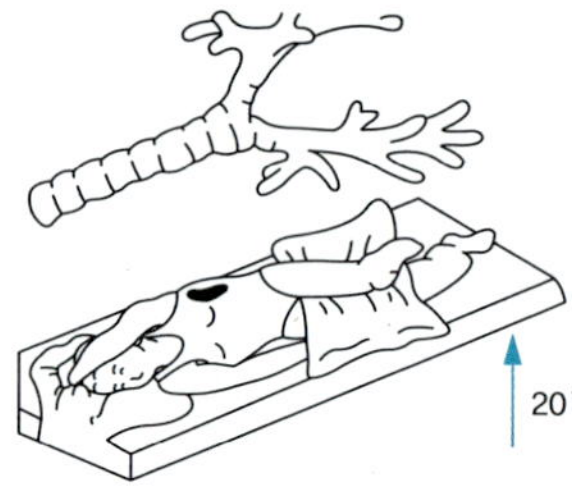
• 발쪽이 16인치 올라간 침대 • 환자의 머리를 침대의 아래쪽에 두고 왼쪽을 아래로 측면으로 눕는다. 등은 1/4회전하고 베개를 어깨에서 엉덩이까지 등 뒤에 놓는다. 무릎은 굽힌다. • 치료사는 오른쪽 가슴의 윗부분을 두들긴다.	• 발쪽이 16인치 올라간 침대 • 환자의 머리를 침대의 아래쪽에 두고 오른쪽을 아래로 측면으로 누워 등쪽으로 1/4회전하고 베개를 어깨에서 엉덩이까지 등 뒤에 놓는다. 무릎은 굽힌다. • 치료사는 왼쪽 가슴의 부분을 손을 컵모양으로 만들어 두들긴다.	• 발쪽이 20인치 올라간 침대 • 환자의 머리를 아래쪽에 두고 무릎사이에 베개를 넣어 옆으로 눕는다. • 치료사는 아래 갈비뼈의 앞부분에 손을 컵모양으로 만들어 두들긴다.
아래엽바깥바닥구역 (lower lobes lateral basal segment)	**아래엽 뒤바닥구역(lower lobes posterior basal segment)**	**아래엽위구역 (lower lobes superior segment)**
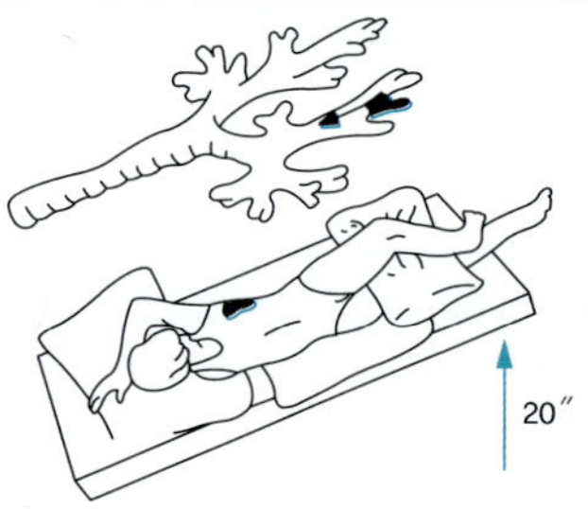 	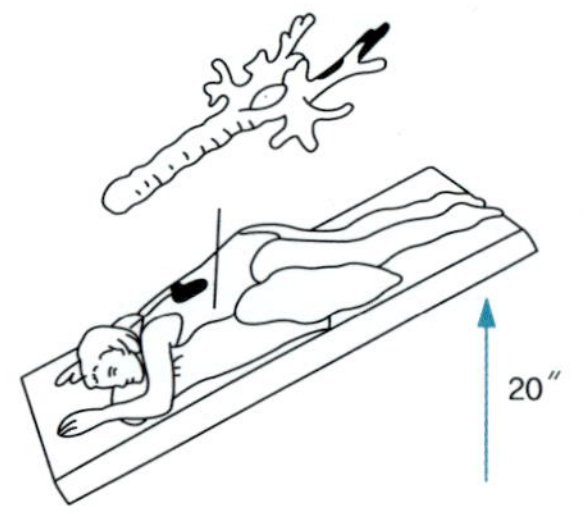 	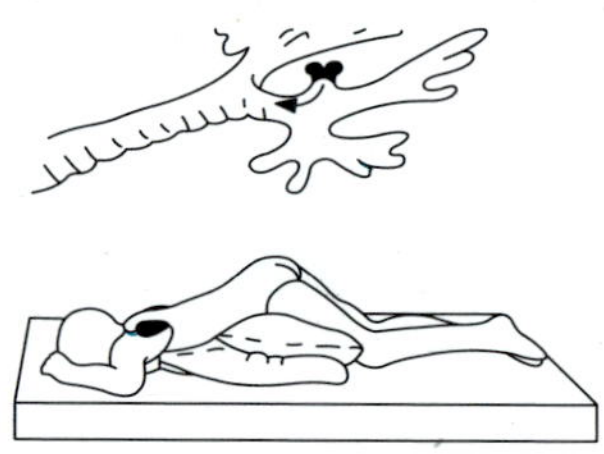
• 발쪽이 20인치 올라간 침대 • 환자의 머리를 침대의 아래쪽에 두고 오른쪽을 아래로 측면으로 누워 위쪽을 향해 고개를 돌린다. • 몸을 지탱하기 위해 두 다리 사이에 베개를 걸친 후 아래쪽 갈비뼈 부위를 두들긴다.	• 발쪽이 20인치 올라간 침대 • 환자의 머리는 침대 아래쪽에 두고 엉덩이 아래에 베개를 넣고 엎드려 눕는다. • 치료사는 척추에 근접한 아래쪽 갈비뼈의 각 측면을 두들긴다.	• 침대 또는 평편한 테이블 • 환자의 엉덩이 아래에 베개를 두 개 넣고 엎드려 눕는다. • 치료사는 앞면 어깨뼈 위부분에서 허리의 중간부분의 각 옆면을 두들긴다.

출처 : From rothstein, J., Roy, S., and Wolf, S. (1991). The Rehabilitation Specialist's Handbook, FA Daves, Philadelphia. 624–625.

(2) 호흡 재교육

환기가 어려운 환자는 기능적 활동성과 운동 지구력에 제한을 가지므로 환기 기능을 최적화함으로써 호흡빈도를 감소시키고 업무 수행능력을 향상시킬 수 있다. 폐질환 환자들에게 보다 효율적인 환기패턴을 가르치는 호흡 재교육을 통해 호흡의 빈도를 줄일 뿐만 아니라 일상생활 수행 능력의 향상을 이끌어낼 수 있다.

호흡 재교육 방법에는 여러 가지가 있다(표 10-14). 첫째로 가로막 호흡법이다. 이는 호흡보조 근육의 사용을 줄여 호흡의 산소소비를 감소시켜 준다. 즉 적은 에너지로 호흡할 수 있는 방법이다. 두 번째는 입술 오므리기 호흡법이 있다. 이는 기도붕괴를 지연시키거나 방지하여 보다 나은 가스교환을 허용한다. 또 다른 방법으로는 흡입근육연습기(inspiratory muscle trainers: IMTs)(그림 10-13)를 사용하는 방법이다. 이는 구멍의 크기가 다양한 입구를 통해 흡입근육의 부하를 조절할 수 있으며 흡입근육을 단련할 수 있다.

표 10-14 폐질환자를 위한 호흡기법

구분	내용
호흡곤란 조절자세 (dyspea control posture)	1. 앉은 자세 : 팔이나 테이블에 허벅지를 기대고 상체를 지지하는 동안 허리를 살짝 앞으로 굽힌다. 2. 선 자세 : 계산대나 쇼핑카 높이의 가구에 기댄다.
입술 오므리기 호흡법 (pursed lip breathing : PLB)	1. 코로 숨을 들이쉰다. 2. 입술을 오므린 상태로 천천히 공기를 배출한다. 3. 날숨은 들숨보다 2배 이상의 시간이 소요되도록 한다.
가로막 호흡법 (diaphragramatic breathing)	1. 편안한 상태로 앉거나 눕는다. 2. 손을 배위에 올려놓는다(누운 자세에서는 저항감을 주기 위해 배위에 책을 놓고 시행할 수도 있다). 3. 천천히 코로 숨을 들이마시되 배가 위로 올라오는 것을 느낀다. 4. 입술을 오므리고 천천히 숨을 뱉으면서 배가 아래로 내려가는 것을 느낀다. 5. 반복적으로 시행하되, 약한 두통이나 피로감을 느끼게 된다면 멈춘다.
이완 (relaxation)	1. 천천히 숨을 들이마시는 동안은 근육을 긴장시키고, 내쉴 때는 들숨보다 2배로 길게 천천히 숨을 내쉬면서 근육을 이완한다. 2. 얼굴을 긴장, 이완하고 다음은 얼굴과 목을 같이 긴장 이완시킨다. 그 다음은 얼굴, 목, 어깨를 같이 한 다음, 같은 방법으로 발가락까지 내려간다.

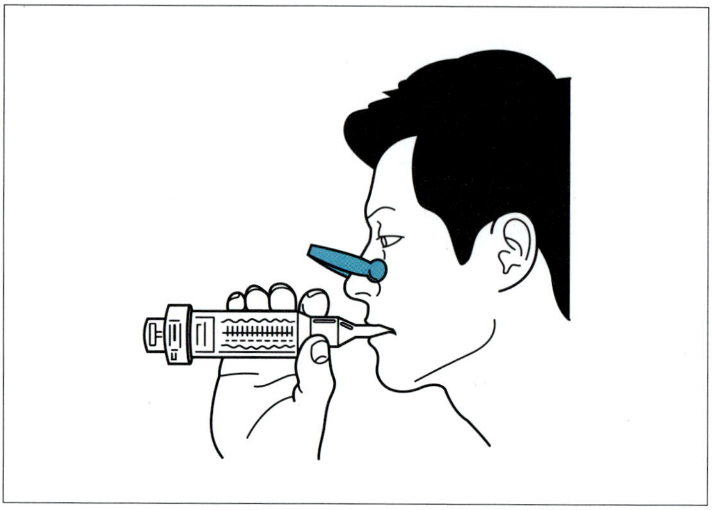

그림 10-13 흡입근육연습기(inspiratory muscle trainers: IMTs)

(3) 속도조절

속도조절은 호흡곤란 없이 안전하게 활동을 마무리하도록 환자의 호흡능력의 한계 내에서 이루어지도록 한다. 활동은 호흡의 경계를 초과하지 않는 범위 내에서 이루어지도록 구성한다. 또한 활동의 구성요소 사이에 휴식시간을 구성하여 세분화시키도록 한다.

(4) 금연

흡연은 폐질환의 주요 원인이므로 금연은 반드시 폐재활 프로그램에 포함되어야 한다. 특히 만성 폐쇄성 폐질환자의 치료 시 가장 우선해야 하는 것이 금연이다. 금연을 위해서 행동수정, 기분전환치료, 혐오치료법, 니코틴 껌 등의 다양한 방법을 제안할 수 있다. 금연은 성공률이 높지 않으므로 한 가지의 방법보다는 여러 방법을 결합하여 사용하는 것이 효과가 높다. 또한 반드시 환자로 하여금 스스로 금연하도록 인도하는 것이 중요하다.

4. 폐질환 환자의 작업치료 접근법

1) 기능적인 지구력 증진을 위한 ADL 평가와 훈련

폐질환 환자는 호흡곤란 때문에 ADL 수행을 위한 능력에 제한이 있다. 작업치료사의 ADL의 평가와 훈련 시 환자의 호흡 패턴을 관찰하고 기록해야 한다. 얕고 빠르게 숨을 쉬거나, 호흡 시 어깨를 과도하게 올리거나 숨을 멈추는 듯한 모습이 나타난다면 활동을 중단해야 한다. ADL 훈련은 에너지 소비를 최소한으로 하되 환자의 수행능력 내에서 최대의 독립성을 유지하도록 한다.

2) 일상생활활동에 적합한 호흡기술의 교육 및 훈련

폐질환 환자에게 호흡기술을 사용하는 것은 독립적인 ADL 수행에 있어 중요하다. 가로막 및 입술 오므리기 호흡방법이 익숙하도록 훈련한다. 또한 일을 하면서 호흡의 속도를 조절하는 방법을 교육하도록 한다. 예를 들어 청소를 할 때 진공청소기를 밀면서 호흡을 뱉고 청소기를 당기면서 숨을 들이마시는 것은 호흡 속도 조절을 원활히 해준다.

3) 상지기능 평가와 근력 강화

폐질환 환자의 약물치료로 많이 쓰이는 스테로이드는 어깨, 몸통, 엉덩관절을 약해지게 한다. 약해진 상지근력은 작업수행능력을 감소시키므로 상지근력의 향상으로 활동의 산소 요구량 감소와 삶의 질을 향상시켜야 한다. 다양한 무게의 바벨, 세라밴드, 저항운동을 이용할 수 있다.

4) 일의 단순화 및 에너지 보존

폐질환 환자는 작업수행능력이 현저히 감소된다. 작업치료사는 에너지 보존법칙과 일의 단순화에 대한 교육을 제공한다. 목욕 시 탕에 들어가는 것은 에너지 소비가 많으므로 샤워하는 방법을 대신하고 샤워하는 동안 샤워의자를 사용하도록 한다. 머리 빗기나 면도 시에 팔꿈치를 책상에 기대도록 하고 전동 칫솔과 같은 전동 기구를 보조적으로 사용하도록 한다. 에너지 소모가 많은 활동의 수행 시 자주 휴식을 갖도록 스케쥴을 변경하도록 한다.

5) 보조도구의 필요성 평가

폐질환 환자 모두에게 보조도구가 필요한 것은 아니지만 증상이 악화됨에 따라 몇 가지 보조도구가 필요할 수 있다. 신발이나 바지를 입기 위해 몸통을 구부리는 것은 에너지 소비를 증가시켜 숨이 차게 하는 원인이 될 수 있으므로 탄력성 있는 신발끈, 드레싱 스틱, 리쳐, 양말보조도구 등이 도움이 될 수 있다.

6) 적절한 여가 활동의 보조

폐질환 환자는 우울증과 불안감으로 타인으로부터 자신을 단절시키는 경향이 있다. 에너지가 너무 많이 소비되는 활동은 증상을 악화시킬 위험이 있지만 수행기술에 적합한 여가활동은 생활의 활력과 긍정적 사고를 갖는 데 도움을 준다. 작업치료사는 진단 이전에 가졌던 여가활동에 관한 흥미를 되찾게 도와주고 활동 수준을 환자의 능력에 맞게 적응시킨다. 또한 지역사회에서 폐질환 환자가 참여 가능한 프로그램이나 활동에 대한 정보를 제공한다.

7) 스트레스 관리와 이완 기술에 대한 교육

폐질환 환자는 숨 막힘에 대한 공포를 경험한다. 예측할 수 없는 숨 막힘은 생각만으로도 무섭고 두려운 경험일 것이다. 극도로 숨이 찬 상황에 대한 대처방법 교육이 두려움을 경감시킬 수 있다. 책상 앞으로 몸을 기울이는 자세는 가로막을 이완시키고 호흡을 쉽게 한다. 앞서 설명한 입술 오므리기와 가로막 호흡법은 천천히 깊은 숨을 쉬게 한다. 시각화와 같은 스트레스 관리 기술은 환자에게 마음의 안정을 갖게 한다. 대처방법 교육에 있어 중요한 점은 환자가 스스로 필요성을 인식하고 숙련되게 연습하는 것이다.

제5절 사례

한○○는 학원에서 학생들에게 영어를 가르치는 선생님으로 3세와 1세 남아를 둔 기혼녀이다. 둘째 아이를 낳은 후 심한 편두통에 자주 시달렸고 그 이후 증상은 빠르게 악화되었다. 집안일에 매우 숨이 차했다. 심박수는 135~140bpm이었고 혈관 조영술 촬영 결과 관상동맥에는 이상이 없었으며 심근병증으로 진단되었다.

한○○는 상태 유지 및 가정에서의 적절한 활동의 유지를 위한 교육을 위해 입원 환자 심장재활에 의뢰되었다. 4kg의 물건을 들어 유지하는 것도 매우 힘들어 할 정도로 지구력이 낮았고 일상생활활동의 많은 부분을 의존했다. 지구력 향상과 에너지 보존 기술의 교육을 위해 작업치료 의뢰되었다.

인터뷰 및 평가 결과 스스로 자기관리를 수행할 수 있었으나 가사활동과 양육활동은 대부분 타인에게 의지하고 있었다. 치료를 위한 비용과 집안 관리를 위한 추가 비용 등의 재정적 어려움으로 스트레스가 심하다고 호소했고 하루의 일과를 운동이나 활동을 수행하기보다 잠을 자는 데 주로 소요한다고 했다. 이전에 우울증의 병력을 가지고 있었고 요즘에도 혼자 자주 운다고 했다.

그녀의 담당 작업치료사는 그녀의 문제점을 신체적 능력의 저하, 지구력 감소로 인한 직업과 여가활동 수행의 어려움, 과도한 의존성 및 우울증, 대부분의 IADL 수행저하라 판단하였다. 그녀의 어려움을 해결하기 위해 스트레스 조절 훈련, 유산소 운동과 근력강화 프로그램 적용, 그녀가 이전에 즐겨했던 꽃꽂이 활동을 다시 참여하도록 하였다.

한○○는 운동을 통해 신체적 근력을 회복해감에 따라 IADL 활동에 더 많이 참여하기 시작했고 보조자의 의존성이 감소되기 시작했다. 작업치료사의 운동과 활동에 대한 신체반응 평가방법의 교육으로 한○○는 자신의 운동과 움직임 조절에 신뢰가 형성되기 시작하였다. 작업치료사의 권유로 우울증에 대한 전문적인 상담과 약물을 처방받았고 자신의 삶에 대한 주체성과 긍정적인 사고를 키워갔다.

질문

1. 이 환자의 주 호소 문제점은?
2. 사례에 제시된 문제를 평가하기 적합한 도구는?
3. 이 환자의 중재를 위해 필요한 치료접근법과 FOR은?

Musculoskeletal Occupational Therapy

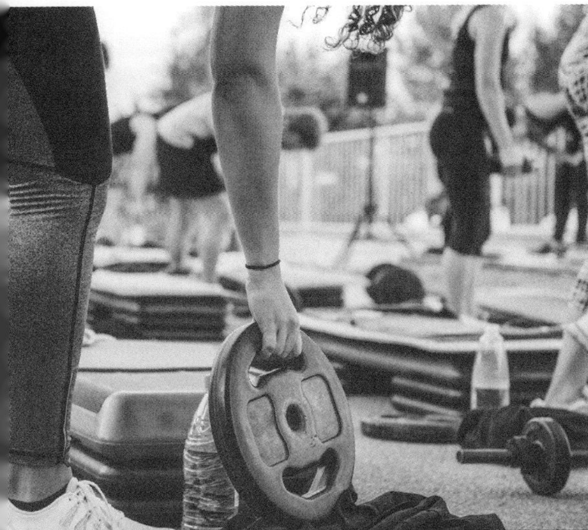

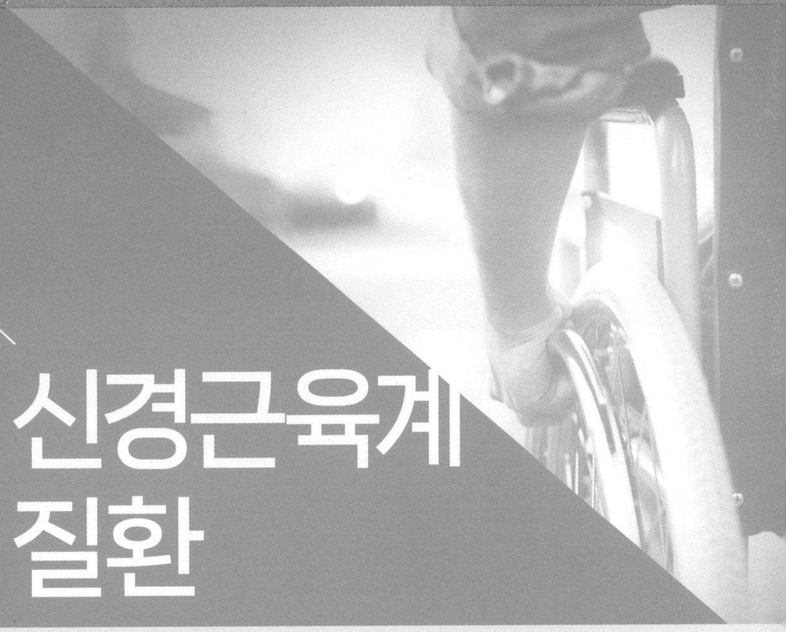

11

신경근육계 질환

제11장

신경근육계 질환

학습목표

1. 신경근육계 질환들의 종류 및 증상을 이해하고 설명할 수 있다.
2. 신경근육계 질환에 대한 작업치료 평가를 적용할 수 있다.
3. 신경근육계 질환에 대한 작업치료적 중재를 적용할 수 있다.

핵심용어

근육위축가쪽경화증, 근육퇴행위축, 척수성 근위축증

제1절 개요 및 정의

신경근육계 질환(myopathy and motor neuron disease)은 진행성이며 완치가 되지 않는 난치성인 경우가 많아 재활치료에 대한 효과 판정이 어렵고 치료 자체도 회의적이어서 적극적인 재활치료를 시행하지 않는 경우가 많다. 그러나 신경근육계 질환 중 상당수가 완치 불가능하나 치료 불가능은 아니기 때문에 적절한 치료를 적절한 시기에 시행하면 합병증을 예방하거나 감소시킬 수 있고 환자에게 많은 도움을 줄 수 있다. 따라서, 신경근육계 질환에서는 치료를 통해 환자를 정상적인 상태로 회복할 수는 없지만 적극적인 재활치료를 시행하여 잔존 기능의 최대화, 독립적 기능과 보행 유지, 신체기형 예방, 사회생활 유지와 삶의 질 향상을 목표로 한다.

운동단위(motor unit)는 척수 앞뿔세포와 말초신경, 신경근육 접합부(neuromuscular

junction) 및 근육으로 구성되며 신경근육질환은 이러한 운동단위의 질환을 의미한다. 척수 앞뿔세포는 대뇌에서 시작한 겉질척수로의 종착지인 동시에 축삭이 시작되는 곳이기도 하다. 신경근육질환은 근육수축 조절의 기능적, 구조적 장애로 비슷한 임상양상을 보여 근력 약화, 지구력 감소, 근 위축, 관절 구축, 자세이상이나 골격계의 변형 등의 증상을 보인다. 신경근육질환은 운동단위의 구성에 따라 다양한 질병이 있으나 본 장에서는 근육위축가쪽경화증, 근육퇴행위축, 척수성 근위축증에 대하여 서술하였다.

신경근육질환에 대한 작업치료는 질병의 초기부터 시작하여 포괄적이고 연속적인 치료를 하게 된다. 이는 병원을 내원한 환자에 대한 급성 치료, 외래 치료, 가정에서의 치료, 혹은 장기적인 치료계획을 통해 수행된다. 작업치료는 환자와 그들의 환경에 연관되어 있고, 가치 있고, 생산적인 활동과 직업에 초점을 둔다는 점에서 중요하다고 할 수 있다. 작업치료 평가의 시작은 관찰과 면담이며, 환자의 병력, 주요 역할과 직업에 대한 정보 수집이 진행되고, 이를 통해 특정한 관련성과 문제점을 확인한다. 선별검사는 환자와 가장 연관된 활동을 결정하고 측정을 통한 특정한 영역을 주요 목표로 하도록 도와준다. 작업 중재 과정에서 작업치료사는 환자가 기본적 일상생활활동과 수단적 일상생활활동을 안정성 있게 도와주고, 우선순위 활동에서 독립성을 유지하도록 하며, 필요한 도구들을 이용하거나 에너지 보존 방법을 사용하여 환자에게 도움을 줄 수 있다. 대부분의 작업치료사들은 퇴행성 질환을 도와주는 팀의 구성원이 된다. 팀 구성원으로서 작업치료사는 다른 전문가와 함께 치료를 제공하며 보편적이고 필요한 서비스를 환자에게 제공한다. 본 장에서는 근육위축가쪽경화증을 중심으로 서술하였으며 간략하게 기술하거나 기술하지 않은 신경근육질환에서도 같은 방식의 치료접근을 사용할 수 있다.

제1절 근육위축가쪽경화증 (Amyotrophic lateral sclerosis: ALS)

1. 개요 및 정의

근육위축가쪽경화증은 대뇌겉질의 위운동신경세포와 뇌줄기 및 척수의 아래 운동신경세포의 진행성 사멸을 특징으로 하는 신경퇴행성 질환이다. 1869년 샤르코(Jean Martin

Charcot)가 처음으로 환자의 병리와 임상양상을 기술하여 알려졌으며 루게릭병(Lou Gehrig's disease)으로도 알려져 있다. 근육위축가쪽경화증은 전 세계적으로 1년간 10만 명당 발병률이 1.4~1.8명이고 유병률은 4~5명이다. 국내의 경우 건강보험공단 자료를 이용한 연구에 의하면 발병률은 일 년에 10만 명당 1.2명이고 유병률은 3.4명이다. 주로 60대에 증상이 나타나고 남성이 여성보다 더 많다. 근육위축가쪽경화증은 점진적으로 진행되는 사지의 위약 및 위축으로 시작하여 수년 내에 심한 근육 마비를 보이고, 상기도 감염, 폐렴, 환기 부전 등의 호흡근 마비를 보인다. 또한 50~70%는 연하곤란 등을 경험하게 되며, 이로 인해 부적절한 영양공급의 위험성이 증가하여 16~50%의 환자에서 영양결핍이 나타난다.

2. 원인

근육위축가쪽경화증의 발병에 작용하는 기전 중 하나는 글루타메이트(glutamate)와 같은 신경전달물질의 과도한 축적과 관련된 것이다. 글루타메이트는 중추신경계의 흥분성 신경전달물질로 작용하지만, 과도한 축적은 신경세포에 독성을 유발하여 신경세포 손상을 초래할 수 있다. 근육위축가쪽경화증 환자는 글루타메이트를 제거하는 기저의 기능 장애로 글루타메이트 수치가 비정상적으로 높게 유지되는 경우가 많다. 이러한 글루타메이트-매개성 독성에 의해 신경세포가 손상된다. 그 밖에 중금속 독성, 상염색체 인자, 유전적 인자 그리고 바이러스 감염 등 발병원인에 대한 이론은 많으나 아직 확실한 기전은 밝혀져 있지 않다.

3. 진단

근육위축가쪽경화증을 진단하기 위해 자세한 병력 청취와 신경학적 검사가 필요하다. 특히 위운동신경원 징후와 아래운동신경원 징후를 확인하는 것이 중요하다. 하지만 감각증상, 시각이상, 자율신경 증상, 기저핵(basal ganglia)의 기능이상 및 알츠하이머 증상이 없어야 한다. 근전도 검사, 신경생리 검사, 방사선 검사 및 혈액검사를 통해서 비슷한 임상증상이 나타나는 다른 질환과 구분해야 한다.

4. 예후

근육위축가쪽경화증은 종종 위팔의 움직임과 언어기능, 삼킴기능을 급속히 손상시키고 일상생활활동과 직업적 과제 수행에 대한 능력과 삶의 질에 큰 영향을 주는 질병이다. 근육위축가쪽경화증을 가진 사람들은 정상군에 비해 더 심한 우울증, 절망감, 상실감이 나타날 수 있다. 영양결핍은 생존기간을 감소시키는 독립적 예후인자로 작용하며, 경피적내시경위조루술(percutaneous endoscopic gastrostomy)을 시행하여 충분한 영양공급을 해주면 생존기간이 증가한다는 보고들이 있다.

5. 평가

작업치료평가 방법으로는 ALS Functional Rating Scale(ALSFRS)을 이용하여 기능적 능력을 판단할 수 있다. 기본적 일상생활활동과 수단적 일상생활활동 평가는 모든 평가에 포함된다. 기능적 제한으로 상지 기능이 감소될 것이고 평가는 상지기능 평가, 관절가동범위와 도수근력검사가 유용하다. 언어적 의사소통과 삼킴기능이 저하되기 때문에 평가와 중재 시 영양적인 면이 고려되어야 하며 이는 사회적 참여와도 연관이 있다. 이 질환은 진행성이므로 재평가가 지속적으로 이루어져야 한다.

6. 치료

질병의 진행 과정에서 작업치료는 보상적이고 2차 합병증을 예방하며 장애에 적응하는 것에 초점을 두고 치료해야 한다. 운동기능이 저하되면 이동성과 자조관리(self-care)에 어려움이 증가한다. 질병의 말기에는 주거환경 평가와 가정에서의 치료가 중요하고 중재 목표는 환자에게 안전하고 효과적이며, 보호자에게 도움을 주는 것이 중요하다. 전반적인 단계에서 환자와 가족, 보호자가 예민해지고 스트레스가 있을 수 있으므로 작업치료사가 환자 관리 시 끊임없는 변화가 요구된다. 물리적인 요구, 경제적인 측면, 병원과 같은 구조로 주거환경을 변경하는 것이 환자와 보호자에게 제공되어야 한다. 환자와 보호자, 그리고 근육위축가쪽경화증 팀과의 협력과 공개적인 회의를 통해 환자에게 요구되는 변화를 계획하고 준비하여 치료해야 한다. [표 11-1]은 ALS의 병의 진행단계에 따른 기능적 장애와 치료를 보여준다.

표 11-1 근육위축가쪽경화증(ALS)의 중재

<table>
<tr><th colspan="2">단계</th><th>중점적 활동</th><th>작업수행요소</th></tr>
<tr><td rowspan="3">PHASE 1
(독립)</td><td>1단계
• 경한 약화
• 서투름
• 걷기
• 독립적 ADL 수행</td><td>• 불사용 위축과 우울증을 예방하기 위하여 가능하면 앉아서 하는 활동을 증가시키고, 정상적인 활동에 지속적인 참여
• 일상생활활동에서 에너지 보존 사용</td><td>• 관절운동 프로그램시작(스트레칭, 요가, 체조)
• 많은 피로를 주지 않는 범위에서 모든 근육에 부드러운 저항운동 프로그램 실시</td></tr>
<tr><td>2단계
• 보통, 선택적인 약화
• 독립적인 ADL 수행 능력이 다소 감소 (예, 계단오르기 어려움, 팔올리기의 어려움, 옷의 단추끼우기 어려움)</td><td>• 기능의 소실로 인하여 손상된 자조활동, 일, 레저 기술 등을 평가
• ADL 수행능력을 촉진시키기 위한 적응 도구 이용(예, 단추걸이, 리처, 손잡이를 두껍게 한 도구, 샤워의자 등)
• 일상생활활동에서 보조기 이용
• 삼킴장애 평가 기초선 마련 ; 질병의 각 단계에서 재평가 실시</td><td>• 구축을 방지하기 위하여 지속적인 스트레칭
• MMT 결과 F+(3+) 이상인 근육에 대하여 신중하게 근력 강화운동 지속
• 피로를 많이 느끼는지 관찰
• 보조기를 고려(예, 발목–발 보조기, 손목과 엄지 손가락 보조기)</td></tr>
<tr><td>3단계
• 심한 발목과 손목 그리고 손의 선택적인 약화
• 독립적인 ADL 수행 능력이 보통 정도로 감소
• 장거리를 걸으면 쉽게 피로를 느낌
• 숨을 쉬기 위해 약간의 노력이 필요</td><td>• 머리를 지지하고, 다리를 올려 쉴 수 있는 장치, 팔과 몸통을 지지하는 장치가 달려 있고 등을 뒤로 젖힐 수 있도록 변경이 가능한 수동 또는 전동휠체어 처방
• 작업의 단순화와 우선순위 활동을 하도록 함
• 적응도구의 필요성에 대하여 재평가
• 무선전화기나 스피커폰과 같은 의사소통도구의 이용 권장, 쓰기에 컴퓨터 이용, 타이핑을 위하여 적응도구 이용
• 직업을 잃었을 경우에는 지지를 제공하고 다른 대체 활동 모색
• 주거환경 수정에 대하여 논의(경사로 설치, 침실에서 낮은 바닥으로 이동 등)
• 에너지 보존과 안전을 위하여 욕실에 알맞은 형태의 보조도구 소개</td><td>• 즐거운 활동이나 걷기를 통해 가능하면 오랜 시간 신체적 독립성 유지
• 깊은 호흡을 위한 운동과, 가슴 스트레칭, 필요할 경우 호흡 자세 교육</td></tr>
<tr><td>PHASE 2
(부분적
독립)</td><td>4단계
• 어깨통증과 어깨통증을 나타내는 손에 때때로 부종을 보이는 Hanging–arm 증후군
• 휠체어에 의존
• 심한 하지의 약화
• ADL을 수행할 수 있으나 쉽게 피로를 느낌</td><td>• 팔걸이, 오버핸드 슬링, 유동성 팔 지지대(MAS) 등이 식사, 타이핑, 책장 넘기기 동작 시에 필요한지 평가
• 환자가 독립적으로 이동하기를 원한다면 전동휠체어 처방
• 환경조절 시스템이나 소리로 작동되는 컴퓨터와 같은 고도의 기술을 요구하는 장치가 필요한지 평가
• 환자의 우선순위 활동을 돕고 다른 중요한 역할을 협의하여 결정
• 주거환경 수정의 요구를 보강</td><td>• 휠체어를 탄 자세에서는 휠체어 위의 지지대나 아래팔 지지대를 제공
• 경직 조절을 위해 필요한 부위에 열치료나 마사지, 부종 방지
• 약한 관절에 능동보조운동이나 수동 관절가동범위 운동 실시, 벌림 운동을 하는 동안 어깨를 지지하고, 회전하는 것에 주의
• 인내력 증진을 위하여 모든 근육에 등척성 운동 실시</td></tr>
</table>

		• 목욕 의자나 욕조 이동의자와 샤워호스가 필요할 경우 보강 • 편지쓰기, 테이프 녹음, 회고록 쓰기, 가정관리, 일지쓰기와 같은 정리 활동에 참여하기 위한 환자의 능력 보조	
	5단계 • 심한 하지 약화 • 심한 상지 약화 • 휠체어 생활 • ADL의 의존도가 증가 • 움직임 감소로 피부 괴사의 위험이 존재	• 자조활동을 돕기 위한 방법을 가족에게 지도, 특히 목욕하기와 옷 입기 동작, 보호자의 노력과 부담을 최소화함 • 적절하게 이동하기, 자세유지 원리와 구르기 기술에 대한 환자 가족 교육 실시 • 필요한 경우 침대에서 내려오기 위하여 기계적 리프트의 이동을 권함 • 전화기, 스테레오, 텔레비전, 병원용 전동침대 등을 스스로 조절하기 위하여 필요한 조절기기를 정하고 적응능력 향상 • 지속적인 지역사회 접근이 용이하도록 필요할 경우 휠체어에 호흡기 장착	• 피부 관리 기술을 보호자와 환자에게 지도 • 병원용 전동침대와 압력방지용 보조도구의 사용 지도 • 필요할 경우 호흡기를 휠체어에 장착하고 압력 감소를 위하여 휠체어 방석의 적합성을 재평가
PHASE 3 (의존)	6단계 • 휠체어 생활/침상 생활 • ADL 완전 의존 • 사지의 피로	• 삼킴장애 평가, 적절한 식사종류 추천, 흡인의 위험이 있으면 식사관 삽입에 대하여 논의 • 부수적인 의사소통보조기기 추천	• 모든 관절에 지속적인 수동관절가동범위 운동 실시 • 마사지와 함께 감각자극 제공, 피부 관리

출처 : Modified from Yase Y, Tsubaki T, editors: Amyotrophic lateral sclerosis: recent advances in research and treatment, Amsterdam, 1988, Elsevier Science. In Umphred DA, editor: Neurological reha– bilitation, ed 3, St Louis, 1995, Mosby.

근육위축가쪽경화증의 경우, 급속히 진행되며, 치명적인 상태를 일으킨다. 운동기능의 저하를 보상하는 치료를 제공하고 환자가 자가 설정목표를 달성하도록 돕는 보상전략을 제공하여 환자의 기능을 최대화하는 것이 작업치료의 목표이다.

제3절 근육퇴행위축(Muscular dystrophy: MD)

1. 개요 및 정의

1891년 에르브(Erb)에 의해 처음으로 '근디스트로피'라는 용어를 사용하였으며 유전적 요인으로 진행성 근력약화를 보이고 병리학적으로 근섬유의 괴사 및 재생을 특징으로 하는 퇴행성 근육병증이다. 이는 디스트로핀(dystrophin) 유전자 등의 유전자 돌연변이로 디스트로핀(dystrophin) 같은 근세포막에 존재하는 특정 단백이 소실되어 근세포막의 안정성에 관여한다고 알려져 있는 구성 단백질인 디스트로핀-당단백질 복합체(dystrophin-glycoprotein complex) 등이 제대로 형성되지 못한다. 그 결과 근세포막이 손상되어 근육섬유의 괴사와 퇴행과정을 거쳐 결국 근력저하 및 위축이 발생하게 되는 질환이다.

근육퇴행위축의 종류는 임상 및 유전 양상을 고려하여 분류하는데, 두시엔느(Duchenne) 근육퇴행위축, 벡커형(Becker) 근육퇴행위축, 팔다리이음(limb-girdle) 근육퇴행위축, 얼굴어깨위팔(facioscapulohumeral) 근육퇴행위축, 근육긴장(myotonia) 퇴행위축 등이 있다. 두시엔느 근육퇴행위축이 임상에서 가장 흔히 접할 수 있는 신경근육계 질환이다(그림 11-1).

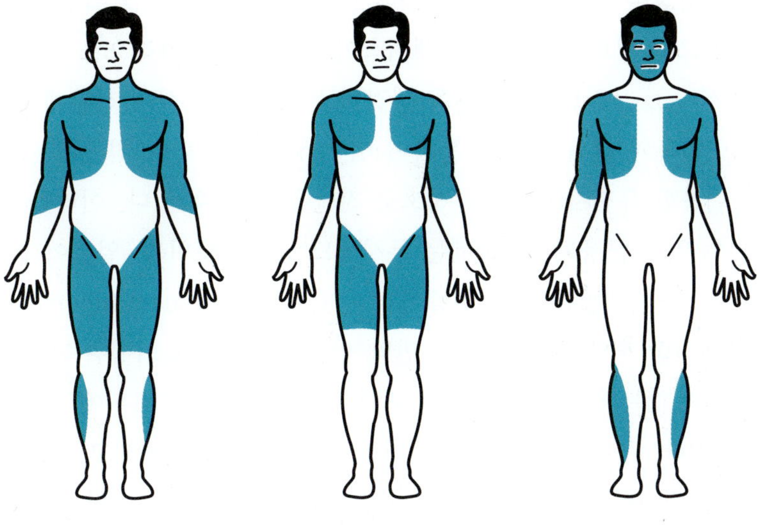

(가) 두시엔느, 벡커형　(나) 팔다리이음　(다) 얼굴어깨위팔

그림 11-1 근육퇴행위축의 종류

2. 원인

대부분 횡문근 형질막의 구성 성분인 디스트로핀-당단백질 복합체를 형성하게 하는 여러 유전적인 결함으로 발생하게 된다. 두시엔느 근육퇴행위축이나 벡커형 근육퇴행위축은 X염색체 단완 21부분(Xp21) 유전자 이상이 관여하는 것으로 알려져 있으며, 이외에도 보통 염색체 우성이나 열성으로 전달되는 팔다리이음 근육퇴행위축 관련 유전자(LGMD1A,

LGMD1B, LGMD1C) 등 현재까지 많은 종류의 원인 유전자가 밝혀져 있다. 또한, 보통 염색체 우성으로 유전되는 4번 염색체 장완 35부분(4q35)이 얼굴어깨위팔 근육퇴행위축과, 19번 염색체에서 CTG 삼뉴클레오티드(trinucleotide)의 비정상적인 반복이 근육긴장 퇴행위축과 관련된 원인 유전자로 알려져 있다.

3. 진단

먼저, 병력 청취와 이학적, 신경학적 검진을 통하여 가족력이나 발병 나이, 주로 위약을 호소하는 근육 부위를 확인하게 된다. 근력 약화와 위축이 어느 부위에 발생하는지, 대칭적인지 또는 비대칭적인지, 진행성 여부와 발병시기 등을 자세히 문진하고 가족력에 대해서도 조사하여 유전양상을 확인한다. 이를 통해 근육퇴행위축 유형을 확인하기 위해서 여러 가지 검사들이 반드시 필요하다. 근육퇴행위축이 의심되면 추가적으로 임상병리검사(혈중 크레아틴키나이제 등), 근전도 검사, 근육 생검 혹은 유전자 분석이 진단에 도움이 된다.

진단은 주로 근전도와 근육 생검을 통하여 이루어진다. 그러나 최근에는 혈액검사를 통하여 백혈구를 이용한 유전자(DNA) 분석으로 진단을 내릴 수 있다. 이러한 유전자 분석을 진단에 이용할 수 있는 근육퇴행위축에는 두시엔느 근육퇴행위축, 얼굴어깨위팔 근육퇴행위축, 팔다리이음 근육퇴행위축, 어깨종아리 근육퇴행위축(scapuloperoneal muscular dystrophy), 근육긴장 퇴행위축이 있다. 만약 팔다리이음 근육퇴행위축인데도 전혀 유전적 변이가 관찰되지 않는다면, 근세포막의 핵심 단백질인 디스트로핀에 대한 조직화학검사가 도움이 될 수 있다. 근육 생검은 주로 넙다리네갈래근이나 어깨세모근 등을 국소마취 하에 일부 떼어내어 병리학적으로 확인하는 방법으로, 대부분의 선천성 근육병증이나 대사 근육병증(metabolic myopathy)을 진단하는 데 중요하다. 근육 생검의 병리적 소견을 관찰하면서 면역조직 화학염색이나 웨스턴 브롯 분석(western blot analysis)을 통해 디스트로핀의 결핍 등을 확인하는 것이 진단에 중요하다.

또한 근육퇴행위축을 진단하는 데 근육의 손상으로 인해 증가하는 효소인 혈청의 크레아틴 키나아제(creatine kinase)를 확인하여야 하며 그 상승 정도는 근육병의 종류에 따라 차이가 있을 수 있다. 두시엔느 근육퇴행위축이나 벡커형 근육퇴행위축의 경우 혈청 크레아틴 키나아제가 매우 많이 증가하는데, 대개 두시엔느형은 15,000~20,000U/L 정도, 벡커형은 5,000~7,000U/L 정도까지 증가한다. 만일 크레아틴 키나아제가 정상이라면 두시엔느형이나 벡커형이 아님이 확실하다. 또한 동반된 심근이나 호흡근의 침범을 확인하기 위해 심전도 검사나 심초음파, 폐 기능 검사를 진행하기도 한다.

4. 증상

유형에 따라 소아부터 성인 초기에 시작되고, 나이가 들수록 더욱 진행되어 보행이 힘들어지면서 척추뒤굽음증, 호흡곤란이 나타난다. 심근을 침범하면 대부분의 생활을 침상에 의존하게 될 수도 있어 폐렴이나 패혈증 등으로 사망할 수 있다. 하지만 얼굴어깨위팔형 근육퇴행위축과 같이 비교적 늦게 발병하고 진행이 느려 휠체어에 의존하게 되는 경우가 약 20%이다. 또한 유형에 따라 지능지수도 감소할 수 있고, 호흡근이나 심근 침범으로 인한 호흡 부전 등으로 사망하게 되는 경우도 흔하다.

두시엔느 근육퇴행위축의 경우, 주로 남아에서 발생하며 몸통과 가까운 몸쪽 근력 약화가 3~5세경에 뚜렷해진다. 출생 남아 3,500명당 1명 정도로 발생하는 것으로 알려져 있으며, 근육퇴행위축 중 가장 심한 임상 양상을 보이게 된다. 흔한 임상 증상으로 쪼그리고 앉았다 일어날 때 땅바닥을 집거나 넙다리를 집고 일어나는 가우어(gower) 징후를 보이며(그림 11-2), 일부 약한 부위와 관련된 특정 자세를 취하게 되면 관절 구축, 척추옆굽음증 등의 골격 변형이 올 수 있다. 두시엔느 근육퇴행위축에서는 질병 발현 범위가 여러 근육들을 동시에 침범할 수 있어 심장근육 이상을 보이기도 하며, 지적 기능장애가 동반되는 경우가 많다. 초기에 일부 장딴지 근육이 오히려 굵어 보이는 거짓비대(pseudohypertrophy)도 관찰될 수 있다. 대개 12세 경에는 보행이 불가능해져 침상에 누워지내다가 20세 무렵에는 호흡근 침범에 의한 호흡마비로 사망하게 된다.

벡커형 근육퇴행위축의 경우에는 두시엔느 근육퇴행위축과 유사하나 심한 정도나 진행 속도에서 차이가 나며 좀 더 경한 경과를 보인다. 5~15세경 처음 증상이 발생하여 15세 이후에도 보통 보행이 가능하고, 30~40대까지 생존이 가능하다. 벡커형 근육퇴행위축의 경우 출생 남아 10만 명당 3~6명 정도 발생하는 것으로 알려져 있어, 두시엔느 근육퇴행위축의 경우보다 발병률이 낮다.

팔다리이음 근육퇴행위축이나 얼굴어깨위팔 근육퇴행위축은 소아나 성인 초기에 발병하여 특징적인 근 약화와 위축의 분포를 보이게 된다. 즉, 팔다리이음의 경우 어깨위팔, 하지이음부위(pelvic girdle)와 같은 사지 연결 근육의 진행성 약화를 보인다.

얼굴어깨위팔 근육퇴행위축은 얼굴, 어깨 이음부(shoulder girdle), 다리 먼쪽부위, 날개어깨뼈(winged scapula) 등에서 좌우 비대칭적인 근력 저하와 근육 위축 등의 증상을 보이며, 진행이 느린 것이 특징이다. 지능장애는 없는 경우가 많으며, 오목가슴, 무증상고음 청각소실, 망막혈관병증을 보이기도 한다.

근육긴장 퇴행위축 1형의 경우 대개 10~30대 성인 초기에 증상이 시작된다. 특징적으로 얼굴 아래가 마른 뾰족한 얼굴을 하게 되고, 목 근육, 사지 먼쪽부위의 근력 약화와 위축을 보인다. 또한 근육 긴장증을 보여 손을 쥐었다 빨리 펴지 못하는 등의 증상을 호소하는 것이 특징이며, 대머리, 백내장, 생식선 위축, 지적 기능 장애가 동반될 수 있다.

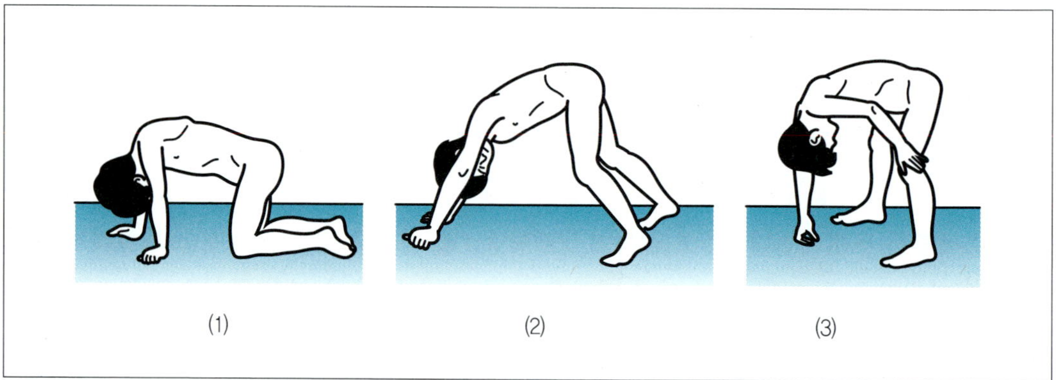

그림 11-2 가우어 징후(Gower's sign)

5. 평가

환자의 가치 있는 역할과 직업, 환자의 신경근육질환과 관련된 병력, 일상생활 관리에 대한 과거와 현재의 전략, 현재 우려되는 사항이나 문제의 성격에 대한 정보를 수집하기 위해 면담으로 시작한다. 이러한 정보와 함께 작업 영역에 대해 심도있는 정보를 제공할 수 있는 평가방법과 측정도구들을 선택한다. 신경근육계 질환을 가진 환자들을 위해서 적용되는 측정 내용은 작업수행 영역(예, 기본적 일상생활활동, 수단적 일상생활활동, 일, 오락 영역 등), 감각, 경직, 약화와 같은 증상들이 포함될 수 있다.

6. 치료

작업치료사는 의뢰된 환자가 기본적 및 수단적 일상생활활동에서 독립성을 유지하도록 도와주며, 보조도구들을 사용하거나 에너지 보존 방법을 사용하도록 돕는다.

또한 지역사회, 이웃, 가족활동 유지뿐만 아니라 여가활동에 대한 요구는 신경근육계 질환을 가진 개인에게 높은 우선순위가 될 수 있다. 활동수정, 창의적인 교통문제 해결방안 및 웹 기반 인터페이스의 사용은 개인에게 의미있는 직업을 지속적으로 할 수 있도록 한다.

자기유지, 자기발전, 자기향상의 역할과 관련된 작업은 스마트폰, 태블릿 및 환경조절을 포함한 최근에 만들어진 주요 기술에 의해 지원된다. 신경근육계 질환이 있는 사람들에게 이러한 진보적인 발전은 참여의 차별성을 없애주고 보조장비의 필요성과 사용법의 변형을 최소화하였고 환경수정이 구현되었다.

제4절 척수성 근위축증 (Spinal muscular atrophy: SMA)

1. 개요 및 정의

척수성 근위축증은 척수와 하부 뇌줄기의 운동신경세포가 진행성으로 퇴행하여 나타나는 유전성 운동신경질환이다. 운동신경 손상으로 팔다리의 근육이 점차적으로 위축되며 근력 저하가 나타난다. 척수성 근위축증은 증상이 나타나는 시기에 따라 1형, 2형, 3형으로 구분하며 드물게 성인에서 유전없이 산발적으로 발생하는 경우도 있다. 유전성 척수성 근위축증은 모두 상염색체 열성으로 유전된다. 5번 염색체에 있는 생존 운동신경원 유전자의 돌연변이가 매우 흔히 발견되므로 유전자 검사로 정확한 진단이 가능하다. 소아 6,000~10,000명당 한 명의 비율로 발생하는 것으로 추정되며 소아의 열성 유전질환 중 두 번째로 흔한 질병이다. 남녀 동일한 비율로 발생하는 것으로 알려져 있으나 발병 연령에 따라 병의 진행경과가 다르다.

2. 원인

척수성 근위축증의 원인 유전자 위치는 5번 염색체(5q13)에 있는 SMN(survival motor neuron) 유전자(SMN1 또는 SMNT)의 결실 또는 돌연변이가 척수성 근위축증의 유전자 원인으로 밝혀져 있다. SMN 유전자는 운동신경에서 단백질 정보를 전달하는 RNA(mR-NA)를 만드는 과정에 중요한 역할을 하는 SMN 단백질을 만드는 유전자로 알려져 있다. 또한 운동신경이 WCP 유전자 프로그램에 따라 스스로 죽게 되는 자멸사를 억제하는 역할도 한다고 알려져 있다.

3. 진단

SMN1의 유전자는 9개의 액손(axon)으로 구성되어 있는데 95%의 환자에서 액손 7의 결손을 확인할 수 있으며 척수성 근위축증의 진단을 위한 가장 강력한 방법이다.

4. 분류

1) 제1형 척수성 근위축증: Type 1(급성기)

제1형 척수성 근위축증은 베르드니히-호프만병(Werdnig-Hoffman Disease)으로 불린다. 척수성 근위축증의 약 80%를 차지하는 가장 흔한 형태이며 증상이 가장 빨리, 가장 심하게 나타난다. 이 질환의 신생아들은 6개월 이전에 심한 근력 약화를 보이며 증상은 급격하게 진행되는 것이 보통이다. 이 질환의 유아는 출생 전, 혹은 태어나자마자 운동능력과 빨기, 삼키기 능력이 약화되어 있고 가슴우리 근육도 약화되어 복식 호흡을 한다. 근육이 약해지는 증상은 양쪽 대칭으로 진행하며 혀 근육의 부분 수축이 종종 일어난다. 눈 근육은 영향을 받지 않고 인지 능력도 정상이다. 대부분의 환아가 생후 1년 이내에 호흡부전에 빠져 사망하지만 호흡기의 기능 정도에 따라 생존기간이 달라질 수 있다. 특히 최근에는 만성 호흡부전에 대한 관리기법이 발전하여 오랜기간 생존할 가능성도 높아졌다.

2) 제2형 척수성 근육위축증: Type 2(만성형)

근육이 약해지는 증상은 주로 생후 3~12개월에 시작되므로 초기 발달 단계 동안 정상적인 발달을 보여 혼자서 앉을 수 있다. 그러나 보행은 불가능하며 호흡부전은 2세 이후에 나타난다. 손가락 경련이 일반적으로 나타난다. 약 70%의 환자들에게서 깊은힘줄반사가 없어지며 10대 중반에 이르면 혼자서 앉을 수 없다.

3) 제3형 척수성 근육위축증: Type 3(경증)

보통 18개월 이후에 발병하고 근력 약화가 서서히 진행되며 몸쪽부위 근력 약화가 특징적으로 나타난다. 증상의 정도는 다양하나 독립적인 보행이 가능한 경우가 많다. 척추옆굽음이 초기에 나타나기도 한다. 질병의 예후는 발병 당시의 증상이 얼마나 심한지가 중요하며 발병 연령도 고려된다. 증상 발생 이전에 습득한 운동 기능의 정도에 따라 장애 정도가 달라진다.

표 11-2 척수성 근위축증 분류

유형	증상발현시기	임상증상 특징	치사율
제1형 척수성 근위축증	6개월 미만	대부분 앉을 수 없음	90%
제2형 척수성 근위축증	6~18개월	대부분 앉을 수 있으나 걸을 수 없음	10~20대까지 생존 가능
제3형 척수성 근위축증	18개월 이후	걸을 수 없음	성인과 비슷

4) 치료 및 관리

척수성 근육위축증은 근본적인 치료법이 없고 합병증의 예방, 관리 및 재활에 대한 치료가 주가 된다. 중요한 합병증으로 제한성 폐질환, 영양결핍, 골격계의 변형 등이 있다.

호흡기 관리는 척수성 근위축증 환자 관리에서 가장 중점을 두는 분야이다. 초기부터 호흡에 문제를 고려하여 호흡재활치료를 실시한다. 가슴 근육의 힘이 빠짐에 따라 효과적으로 숨을 쉬거나 기침하는 능력이 떨어지고 감염에 걸릴 위험이 높아진다. 호흡기 관리는 침습적인 방법과 비침습적인 방법이 있다.

비침습적 호흡기 관리는 두 단계 양압(Bilevel Positive Airway Pressure, BiPAP)을 번갈아 공급하는 가정용 인공호흡기에 눈과 코 또는 코만 덮는 마스크를 연결하여 폐에 지속적으로 공기를 공급하는 방법이다. 기관삽관이나 절개관 확보 등 침습적 시술을 피하거나 늦추기 위해 시도한다. 기침 유발기를 사용하면 가정에서도 환자가 기침과 분비물 배출을 보다 효과적으로 할 수 있다. 침습적 호흡기 관리는 폐까지 이어지는 숨길을 유지하기 위해 입을 통해 가는 관을 꽂거나 목에 절개로를 만들어 숨길을 확보한다. 이 길을 통해 가래를 제거하며 인공호흡기를 연결하여 안정적인 호흡을 유지할 수 있다.

척수성 근위축증 환자 중 일부는 근육이 약화될 경우 씹거나 삼키는 능력을 잃을 수 있다. 이로 인해 음식이나 액체가 폐로 들어가 호흡기 감염을 일으킬 위험이 있다. 삼키는 능력을 유지하기 위해서 연하재활치료를 조기에 진행하여 근육이 약화되는 것을 늦추는 방법이 있다. 환자는 근육의 힘이 약해 관절을 충분한 범위로 움직이지 못할 수 있다. 이로 인해 관절이나 근육이 굳어질 위험이 높아지고 영구적으로 관절과 근육 운동에 제한이 생길 수도 있다. 따라서 초기에 어떤 문제점이 나타나는지 발견하기 위해 환자를 관찰하는 것이 중요하다. 문제가 발생할 시 전문가와 상의하여 적절한 작업치료와 물리치료 등의 프로그램에 참여할 것을 권장한다. 재활치료는 전반적인 신체 기능과 유연성을 개선하기 위한 운동들로 이루어져 있다. 기립기(stander)는 적절히 사용하면 뼈의 강도를 개선할 수 있고 가정에서 환자의 엉덩관절, 무릎, 발목 관절의 유연성 유지에 도움이 될 수 있다. 작업치료사는 일상생활활동의 개선을 위한 다양한 일상생활 보조도구들이나 홈프로그램을 가이드 해 줄 수 있다. 근력운동을 근육 약화로 인한 척추측만증(척추가 굽음)은 척수성 근위축증 환자들이 자주 겪는 문제이며 척추측만증에 대한 자세 지지를 위한 보조기 또는 보조 장비들을 추천해 줄 수 있다. 영유아 환자의 경우 적절한 수유가 불가능하여 영양 부족 및 성장장애 등의 문제가 발생할 수 있어 이에 대한 예방이 필요하다.

제5절 사례

1. 환자 정보

○○는 최근에 근육위축가쪽경화증(ALS)을 진단받은 49세 여성이다. 작업치료 의뢰 전 6개월 동안 그녀는 손에 힘이 빠지는 것을 느꼈고 약해지는 경험을 했으며 손에서 물건들을 떨어뜨리기 시작했다. 그녀는 팔과 다리에 힘의 약화를 보고했다. 다리의 약화가 매우 심해져서 현재 대여한 휠체어를 사용한다. 그녀는 다리의 경련 때문에 잠을 자는 것이 어렵다고 호소했다. 또한 지난 반년 동안 체중이 대략 10kg 줄었다고 보고했다. ○○는 기혼 여성이고 16살의 아들이 한 명 있다. 그녀는 보험설계사무실에서 일을 한다. 그녀는 손과 팔의 약화 때문에 일을 하는데 어려움을 호소한다. 그녀의 남편은 트럭을 운전하는 일을 하고 있다. 그는 낮에 일을 하고 밤에 아들과 집안일을 유지하느라 매우 바쁘다. 그는 ○○에 대해 매우 지지적으로 보였지만 책임감 때문에 괴로운 것처럼 보였다. ○○는 스포츠와 바깥

활동에 흥미가 많다. 그녀는 자전거 타기와 등산을 즐겼다. 그녀는 아들의 운동시합에 지지자였다.

근육위축가쪽경화증의 진행과 예후에 대해 ○○와 그의 남편이 설명을 들었고 그들은 미래 계획에 대해 의논하고 있다. 그들은 기적적인 희망을 가지고 있다. 지금 그녀는 다리의 경련으로 인한 통증을 완화하기 위해 통증완화제를 복용하고 있다.

2. 평가 및 결과

ADL을 평가하였으며, 이동하기, 목욕하기, 사회활동하기 등의 항목에서 의존도가 높았다. 관절가동범위(ROM)와 도수근력검사(MMT)상 구축이 나타나고 근력이 약했으며 상지기능평가에서 수행은 가능하나 소동작의 기민성이 떨어졌다. 삼킴기능 평가에서 삼키는 시간이 많이 소요되며 저작능력의 약화가 나타났다.

3. 작업치료 중재

다리를 올려 쉴 수 있는 장치, 팔과 몸통을 지지하는 장치가 달려 있고 등을 뒤로 젖힐 수 있도록 변경이 가능한 수동 또는 전동휠체어를 처방하였다. 작업을 단순화시키고 우선순위가 높은 활동을 할 수 있도록 하였다. 스피커폰과 같은 의사소통 도구의 이용을 권장하고 경사로 설치, 침실에서 낮은 바닥으로 이동 등 주거환경 수정에 대하여 논의하였다. 에너지 보존과 안전을 위하여 욕실에 알맞은 형태의 보조도구를 소개하였다.

질문

1. 이 환자의 주 호소 문제점은?
2. 사례에 제시된 문제를 평가하기 적합한 도구는?
3. 이 환자의 중재를 위해 필요한 치료접근법과 FOR은?

Musculoskeletal Occupational Therapy

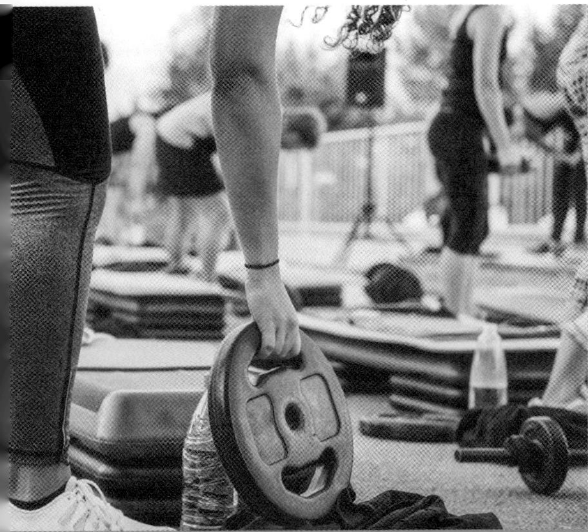

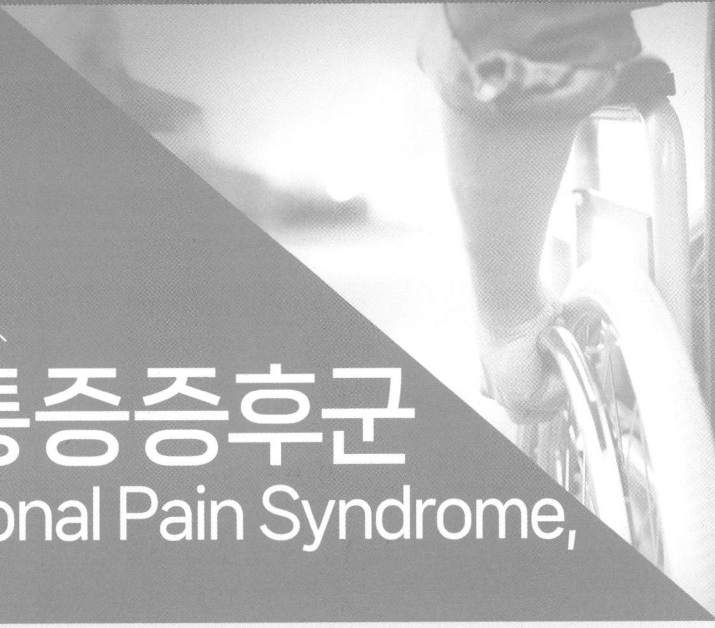

12

복합부위통증증후군 (Complex Regional Pain Syndrome, CRPS)

제12장 복합부위통증증후군

학습목표

1. CRPS의 원인 및 병리 기전을 이해할 수 있다.
2. CRPS의 증상과 진단기준을 이해할 수 있다.
3. CRPS의 평가와 중재 시 작업치료사의 역할을 이해할 수 있다.

핵심용어

복합부위통증증후군(Complex Regional Pain Syndrome, CRPS), 통증, GMI(Graded Motor Imagery), 탈감각화

제1절 개요 및 정의

1. 개요

복합부위통증증후군(Complex Regional Pain Syndrome, CRPS)은 주로 팔, 다리, 손, 발과 같은 사지에 발생하는 만성 통증 증후군으로, 신경 손상이나 외상 후 발생하는 신경병증성 통증의 한 형태이다. CRPS는 조직 손상이나 신경 손상이 치유된 후에도 비정상적으로 지속적이거나 심한 통증과 함께 부종, 피부색 변화, 체온 변화, 기능 저하 등의 다양한 증상을 동반한다(그림 12-1).

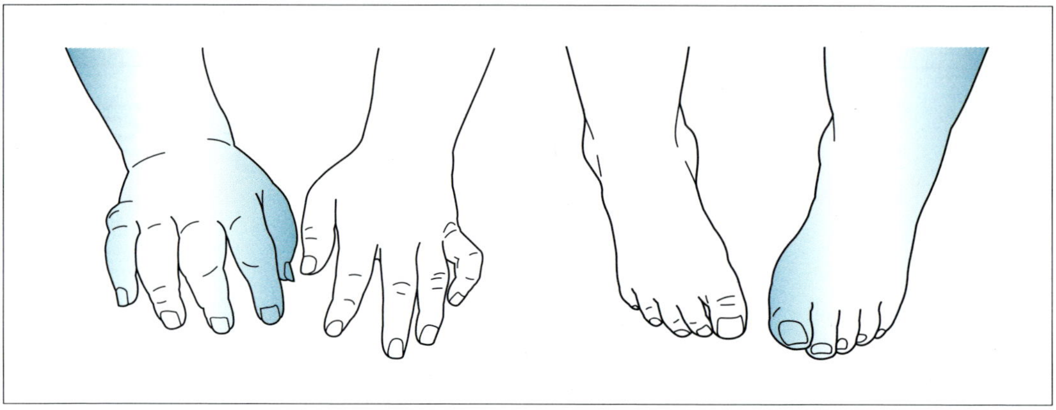

그림 12-1 CRPS 환자의 팔과 다리

2. 역학

1) 발생률

연간 발생률은 일반적으로 인구 10만 명당 5~26명 정도로 보고되고 이는 상대적으로 드물지만, 정확한 발생률은 연구마다 약간의 차이가 있다. CRPS I의 발생률이 CRPS II보다 더 높으며, 전체 CRPS 환자의 약 90% 이상이 CRPS I로 진단된다. 손상이나 외상(골절, 수술, 인대 손상 등) 후 CRPS가 발생할 확률은 약 1~2%로 보고되고 수술 후 환자에서는 약 3~7% 정도가 CRPS로 발전할 수 있다.

2) 유병률

CRPS의 전체 유병률은 0.005% ~ 0.02%로 매우 낮은 편이지만 특정 외상이나 수술 후에는 유병률이 급격히 상승할 수 있다. 손목 골절 후 환자의 약 7%가 CRPS로 발전할 수 있으며, 발목 골절 후에도 발생 위험이 증가한다. 통증 전문 클리닉 환자 중 약 2~5%가 CRPS로 진단되는 것으로 보고된다.

3) 성별 및 연령 분포

CRPS는 여성에서 더 흔하게 발생하고 여성 대 남성의 비율은 약 3~4:1로 보고된다.

이러한 성별 차이는 여성 호르몬(에스트로겐)의 영향과 면역 반응의 차이로 설명되며, 남성에서도 CRPS가 발생하나 빈도는 낮다. 또한 CRPS는 40~60대에서 가장 흔하게 발생되며 평균 발병 연령은 약 50세이다.

3. 주요원인 및 병리 기전

1) 말초신경손상

말초신경이 손상되면 손상된 신경섬유에서 이온 채널의 과발현, 신경재생 과정에서 발생하는 비정상적인 신경망으로 인하여 비정상적인 통증 신호가 지속적으로 전달된다. 또한 손상된 신경은 과민반응을 일으켜 통증 신호를 과도하게 보내며, 통증이 손상 부위를 넘어 다른 부위로 확산될 수 있다.

2) 중추 감작화(Central Sensitization)

지속적인 통증신호로 인한 중추신경계의 과민화와 통증 억제 경로 기능의 저하로 중추 감작화가 일어나며 이는 통증 신호가 비정상적으로 증폭되어 약한 자극도 심한 통증으로 인식된다. 또한 NMDA 수용체의 과활성화가 중추 감작화에 중요한 역할을 한다.

3) 교감신경계 이상

교감신경의 과도한 활성화로 인한 말초 혈관 수축 그리고 피부, 조직으로의 혈류가 저하가 되고 교감신경과 통증 신경섬유 간의 비정상적인 상호작용으로 인하여 나타날 수 있다. 이는 손상된 조직에서 교감신경계가 과도하게 활성화되고 혈관 수축, 부종, 피부 온도 변화 등이 나타날 수 있다.

4) 염증반응

염증성 사이토카인이 과도하게 분비되고 면역세포가 과도하게 활성화되어 비정상적으로 강한 염증반응이 나타난다. 이는 신경 말단을 자극해 통증을 유발하고 부종, 발적, 열감 등

염증 증상이 동반된다.

4. CRPS type I과 CRPS type II

1) CRPS 1

명확한 신경 손상이 확인되지 않은 상태에서 발생하며 주로 골절, 염좌, 수술, 가벼운 외상 등 비교적 경미한 손상 후에 발생한다. 신경 손상이 명확히 확인되지 않기 때문에 병태생리학적 원인이 더 복합적일 수 있다.

2) CRPS 2

명확한 말초신경 손상이 확인된 상태에서 발생하며 주로 외상, 신경 수술, 말초신경 절단 등 명백한 신경 손상이 원인으로 작용한다. CRPS II는 원인이 뚜렷하지만, 증상은 CRPS I과 매우 유사하다.

표 12-1 CRPS 1 과 2의 차이

구분	CRPS I	CRPS II
신경 손상	명확한 손상 없음	명확한 신경 손상 있음
발병 원인	경미한 외상, 골절, 수술 후 발생	신경 손상으로 발생
통증 부위	비정형적, 광범위할 수 있음	특정 신경분포 영역
발병 빈도	더 흔함	비교적 드묾
진단 방법	임상적 기준 및 검사소견	임상적 기준 및 신경손상 확인
예후	조기 진단 시 개선 가능	신경 손상 정도에 따라 다름

5. 주요증상

1) 통증

(1) 지속적 통증

CRPS의 가장 핵심적인 증상이다. 통증은 지속적이며, 일반적인 통증에 비해 강도가 크고 장기간 지속되는 경향이 있다.

(2) 이질통(Allodynia)

통증을 유발하지 않는 가벼운 자극(ex. 바람, 옷깃의 접촉)에도 극심한 통증을 유발한다

(3) 통각과민(Hyperalgesia)

일반적인 통증자극에도 과도하게 반응한다(ex. 가벼운 핀 찌름이 극심한 고통으로 느낄 수 있음).

(4) 자발 통증(Spontaneous pain)

특별한 자극 없어도 불타는 느낌, 찌르는 느낌, 전기충격 같은 느낌으로 표현되는 통증이 발생한다.

2) 감각이상

감각이 과도하게 예민해지거나 통증부위에서 감각이 둔해질 수 있다. 손상된 부위가 비정상적으로 차갑거나 뜨겁게 느껴질 수 있으며 체온변화가 발생하면서 한쪽부위만 차가워지거나 따뜻해질 수 있다.

3) 자율신경계 증상(Autonomic Symptoms)

(1) 부종

손상된 부위에 지속적인 부종이 나타나며 심해지면 관절의 경직을 유발할 수 있다.

(2) 피부색 변화

피부가 붉어지거나 창백해질 수 있으며 때로는 얼룩덜룩한 반점이 나타나기도 한다.

(3) 모발 및 손톱변화

손톱이 부서지거나 두꺼워지고, 성장이 느려질 수 있으며 모발의 성장 패턴이 비정상적으로 변할 수 있다.

4) 운동 및 기능장애

근육의 경직, 떨림, 경련이 나타날 수 있고 움직임이 제한되거나 통증 때문에 움직임이 어려울 수 있다. 이로 인하여 손이나 발을 사용하는 일상생활활동에 제한이 올 수 있다.

6. CRPS 진단기준

CRPS의 진단기준은 일반적으로 부다페스트에서 열린 국제 컨센서스 회의에서 정의한 기준을 사용하며 다음과 같다.

표 12-2 CRPS 진단기준

항목	설명	기준
1. 통증(Pain)	지속적 통증이 손상정도를 초과해야 함	필수
2. 증상(Symptoms)	환자가 호소하는 증상으로 4가지 범주 중 3가지 이상이 해당되어야 함	3가지 이상
3. 징후(Signs)	검사자가 확인할 수 있는 징후로, 4가지 범주 중 2가지 이상이 해당되어야 함	2가지 이상
4. 다른 진단배제	증상이 다른 질환으로 설명되지 않아야 함	필수

범주	설명
1. 감각(Sensory) 증상/징후	감각이상 또는 과민성(Allodynia, Hyperalgesia)
2. 혈관(Vasomotor) 증상/징후	비대칭적 체온 변화, 피부 온도차이, 피부 색 변화
3. 발한/부종(Sudomotor/Edema) 증상/징후	비대칭적 국소 부종, 발한 또는 비대칭적 발한
4. 운동/기능(Motor/Trophic) 증상/징후	관절가동범위 저하, 근 약화 및 위축, 모발, 손톱 등의 변화

제2절 평가

CRPS(복합부위통증증후군) 환자의 기능 평가(Function Assessment)는 환자의 통증 정도, 신체적 기능, 일상생활 능력, 심리적 상태 등을 종합적으로 평가하여 맞춤형 재활치료 계획을 수립하는 중요한 과정이다. 기능평가 도구는 주로 통증 평가, 신체적 기능, 심리적 상태, 일상생활활동, 삶의 질 다섯 가지 영역으로 나뉜다.

1. 통증평가

통증평가는 VAS, NRS, MPQ, BPI 등을 주로 사용한다.

도구	설명	특징
VAS(Visual Analogue Scale)	통증의 강도를 0~10점 척도로 평가함	가장 널리 사용되는 도구
NRS(Numeric Rating Scale)	0(통증 없음)에서 10(최악의 통증)까지 숫자로 표현	환자가 통증을 숫자로 쉽게 표현 가능
McGill Pain Questionnaire(MPQ)	통증의 질적, 양적 특성을 평가함	통증의 유형과 강도를 세부적으로 파악
Brief Pain Inventory(BPI)	통증이 일상생활에 미치는 영향을 평가함	통증 강도 및 기능적 영향 평가

2. 신체적 기능평가

신체적 기능평가는 관절가동범위, 손 장악력, 손 기민성을 주로 확인한다.

도구	설명	특징
Range of Motion(ROM)	관절가동범위를 측정함	관절 경직 및 운동 제한 평가
Dynamometer Test	손 장악력을 평가함	손 근력 평가에 유용
Nine-Hole Peg Test(NHPT)	손가락 정교한 운동 능력을 평가함	소근육 운동 능력 및 협응력 평가

3. 일상생활 수행능력 평가

CRPS 환자에게 주로 기본적 일상생활평가를 실시하며 일상생활에서의 상지기능장애 및 통증에 대하여 평가를 실시한다.

도구	설명	특징
Modified Barthel Index(MBI)	기본적 일상생활활동을 평가함	식사, 이동, 세면 등 기본적인 ADL 평가
Functional Independence Measure(FIM)	일상생활독립성 및 기능수준평가	BADL이외에 언어 및 이해력 등 항목이 포함
Disabilities of the Arm, Shoulder, and Hand(DASH)	팔, 어깨, 손의 기능적 장애를 평가함	일상생활에서의 상지기능장애 및 통증에 대하여 구체적인 평가

4. 심리평가

CRPS 환자에게 주로 나타나는 심리증상 중 하나인 우울과 불안에 대하여 평가를 실시한다.

도구	설명	특징
Hospital Anxiety and Depression Scale(HADS)	불안과 우울증 수준을 평가함	병원 환경에 적합한 심리 평가 도구
Beck Depression Inventory(BDI)	우울증의 정도를 평가함	우울 증상의 심각도 측정
Pain Catastrophizing Scale(PCS)	통증에 대한 부정적 인지와 해석을 평가함	통증 과장과 두려움 평가

5. 삶의 질 평가

CRPS 환자의 전반적인 삶의 질 평가를 실시한다.

도구	설명	특징
SF-36(Short Form-36)	삶의 질과 건강상태를 평가함	8개 영역으로 나누어 삶의 질 평가
EQ-5D	건강 관련 삶의 질을 평가함	통증, 이동, 자기관리 등 5개 항목
WHOQOL-BREF	세계보건기구 삶의 질 평가 도구	신체, 심리, 사회적 관계 영역 포함

제3절 치료

복합부위통증증후군(CRPS, Complex Regional Pain Syndrome) 환자의 재활치료는 통증을 완화, 부종감소, 신체 기능을 회복(ROM 증진, 근지구력 향상 등)하며, 일상생활로의 복귀를 목표로 한다. CRPS는 통증, 부종, 관절 경직, 움직임 제한, 심리적 불안 등을 동반하기 때문에 다각적이고 통합적인 접근이 필요하다.

CRPS 환자에게 주로 적용하는 작업치료 순서는 GMI(Graded Motor Imagery), 부드럽고 능동적인 움직임(부종관리, 탈감각화), 압력부하 프로그램, 기능적인 움직임훈련 순으로 진행이 된다.

1. Graded Motor Imagery, GMI

CRPS 및 만성 통증 환자의 신경학적 기능 회복을 목표로 하는 단계적 재활 프로그램으로 GMI는 통증 신경 회로의 과민성을 감소시키고, 뇌가 통증을 처리하는 방식을 재조정함으로써 기능적 회복을 돕는다. GMI는 Left/Right discrimination, Explicit motor imagery, Mirror therapy 순서로 진행하고, 증상의 악화가 있을 경우에는 전 단계의 치료로 돌아가서 진행한다.

1) Left/Right discrimination

신체의 한 면을 다른 면과 구별하거나 신체 일부가 왼쪽이나 오른쪽으로 회전하는지 확인하는 과정이다. 통증이 있는 경우 신체 부위의 왼쪽/오른쪽 이미지 식별의 어려움을 느끼고 이는 통증으로부터 정상적인 회복에 중요하기 때문에 뇌의 좌/우 인식 기능을 회복하는 것이 필요하다. 또한 통증 유발 없이 운동과 관련된 뇌의 활성화 유도에도 중요한 역할을 한다(그림 12-2).

(1) 시행방법

① 손, 발, 신체 부위 사진을 보여주고 왼쪽인지 오른쪽인지 구분하게 한다.

② 컴퓨터 프로그램, 모바일 앱, 카드 등을 활용하여 왼쪽과 오른쪽을 구분하게 한다.

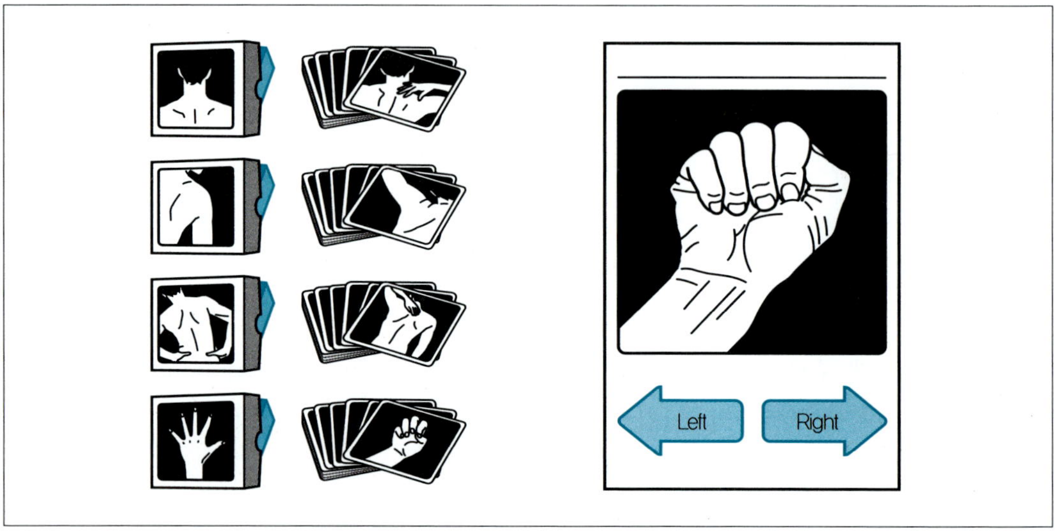

그림 12-2 Left/Right discrimination 훈련 프로그램

③ 매일 5~10분씩 훈련, 점진적으로 난이도가 증가할 수 있다.

(2) 효과

① 통증을 유발하지 않고 뇌의 감각 운동 영역을 활성화할 수 있다.
② 좌/우를 정확하게 구분할 수 있는 능력을 회복할 수 있다.

2) Explicit Motor Imagery

실제 움직임을 상상하는 과정으로 통증없이 뇌의 운동영역을 활성화하는 것을 목적으로 한다. 움직이는 이미지와 자세 뿐만아니라 상상훈련 시 맛, 듣기, 냄새, 촉각을 포함시키면 상상과정이 더욱 더 풍부해진다.

(1) 시행방법

① 본인이 특정 자세를 상상하거나 특정 움직임을 수행한다(person exercise).
② 아픈 발에 대해 어떤 움직임도 상상할 수 없다면 손을 통해 이 느낌을 느껴보도록 한다.
③ 오른쪽 손과 손목에 통증이 있는 경우 먼저 왼쪽 팔을 상상하는 것으로 시작하고 짧은 시간을 오른쪽에 할애한다. 또한 상상할 수 있는 곳에서 오른쪽 팔 쪽으로 내려가면서

상상한다.

④ 너무 예민해서 내 신체로 상상하기 어렵다면 다른 사람을 상상하면서 시작한다.

⑤ 상상과정에서 일부를 바꿔서 생각해보기도 한다. 위협을 줄여주는 것을 상상하거나 통증을 유발하는 것을 상상한다.

(2) 효과

① 뇌의 운동영역 활동 증가한다.

② 통증 신경회로의 과민성 감소한다.

③ 움직임에 대한 두려움을 완화한다.

3) Mirror therapy

건측 부위의 움직임을 이용해 환측 부위가 움직이고 있다고 생각하도록 뇌를 속이는 과정으로 대뇌피질 활성화를 통한 운동조절과 감각피드백 사이의 관계 향상 및 거울세포 활성화의 원리를 가지고 진행하는 치료이다. 하루에 5분씩 두 번, 일주일에 5회 시행할 수 있다(그림 12-3).

(1) 시행방법

① 움직임 상상

- 건측 손만 움직이며 거울을 주시하고, 환측 손은 그 움직임을 모방하도록 노력한다.
- 환측 손이 사진에 보이는 것처럼 움직인다고 생각한다.
- 건측 손이 움직이는 동안 치료사가 환측 손을 assist 하여 움직임을 만들도록 한다.

② 양측 움직임

- 거울 앞에서 건측 손을 움직이며 반사된 모습을 관찰한다(이 때, 양 손이 모두 움직인다고 상상함).
- 양 손을 같이 움직인다.
- 치료사가 건측 손을 만지고, 환자는 거울에 반사된 모습을 보며 환측에 촉감이 느껴지는 것이라고 생각하도록 한다.

(2) 주의사항

지속적으로 눈을 거울로 향하게 하여 양쪽 손이 정상이라는 이미지를 보아야 한다.

① 활동 수행 시 통증이 증가한다면 활동을 중단하여야 한다.

② 건측을 부드럽게 움직여야 한다.

③ proximal to distal(shoulder–finger)로 움직여야 한다.

④ 움직임 속도는 개인이 조절한다.

(3) 효과

① 통증 감소

- 감각을 회복한다.
- 관절가동범위(ROM), 움직임 속도 및 정확성을 향상시킨다.
- 신체 인식 능력 및 공간적 집중력을 향상시킨다.
- 운동 계획과 움직임 실행 및 관절 간 협응에 대한 공간적 효율성을 향상시킨다.

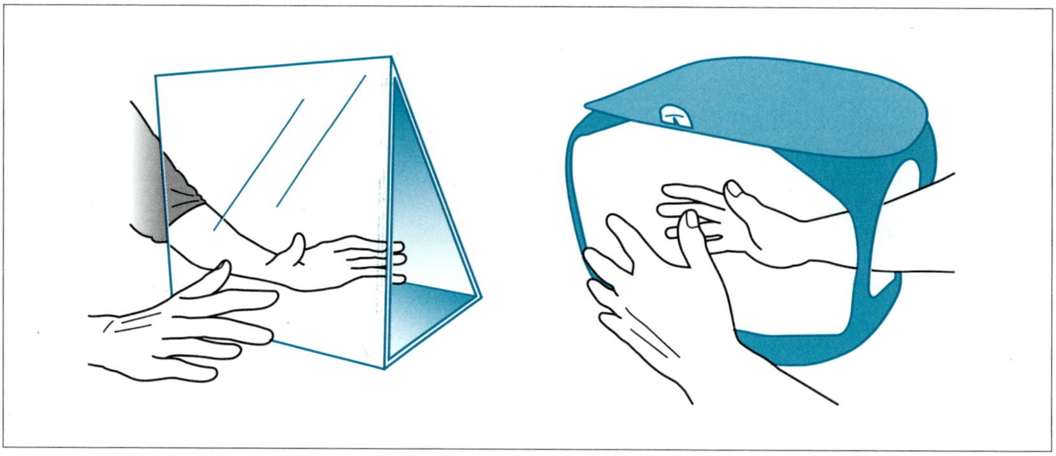

그림 12-3 거울치료

2. 탈감각(Desensitization)

탈감각 요법은 특정 자극에 대해 민감한 정도를 완화시켜주는 요법으로 대개 몸의 특정 반응들을 감소시키거나 정상적으로 기능화시키는 방법이다.

1) 준비물(그림 12-4)

부드러운 소재	비교적 거친 소재
솜뭉치	벨크로의 부드러운 단면
손수건	연필 목재단면
브러시	수세미 스펀지 단면
털실	칫솔
벨벳	때밀이 수건

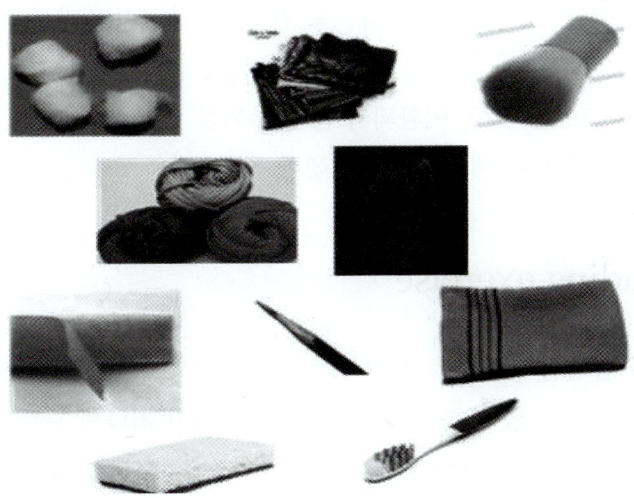

그림 12-4 탈감각 요법 시 사용되는 물품

2) 시행방법

① 조용하고 방해가 되지 않는 환경에서 수행한다.
→ 하루 종일 틈틈이 시간이 날 때마다 자극을 여러 번 지속적으로 제공함(30초~1분 가량)

② 본인이 생각하는 가장 편안한 자세로 앉는다.

③ 건측에 부드러운 소재 중 하나를 사용하여 자극을 줘야 한다.

④ 자극에 대한 감각을 인지하고 기억할 수 있을 만큼 충분한 자극을 제공한다.

⑤ 이환부위의 같은 위치에 아주 천천히 위와 같은 소재로 자극을 줘야 한다.

⑥ 건측에서 느꼈던 느낌을 떠올리며 1 분간 자극을 지속한다(처음엔 통증이 느껴질 수 있음).

⑦ 그 다음 덜 부드러운 소재 중 하나를 골라 위와 같이 반복적으로 수행한다.

3) 주의사항

너무 치료초기에 진행할 경우, 통증 기억에 대한 입력이 잘못 일어날 수 있으므로, mirror therapy가 가능해진 후에 시행한다.

통증이 없는 부위에서 시작해서 점진적으로 견딜 수 있는 범위만큼 이환된 부위로 진행한다.

항상 양측을 함께 진행한다(즉, 이환되지 않은 부위를 먼저 시작하고, 그 다음에 같은 위치의 이환된 부위에 적용하여 대칭적으로 진행한다).

3. Stress loading exercise

관절의 능동적인 움직임과 압박을 시작하기 위해 스트레스 부하 운동을 시행한다. 이 운동은 처음에는 사지의 증상을 악화시킬 수 있지만, 며칠이 지나면 통증과 부기가 감소하기 시작한다(최소 3주~10주까지 시행). 이 운동은 치료시작 시점보다는 치료 진행 시점에서 사용하는 것을 권고하고 거울치료에서 거울 속의 이환된 신체부위 움직임을 견디는 것이 가능해졌을 때, 시행하는 것을 권고한다.

1) 시행방법

(1) Scrubbing

환측을 앞뒤로 움직이면서 체중을 지탱하는 동작으로 구성되어 있다. 상지 CRPS 환자의 경우 네발기기자세에서 수행하고 하지 CRPS 환자의 경우 선 자세에서 수행한다. 스크럽브러시를 사용하여 수행하며 환측 사지에 가해지는 무게의 양과 수행 시간을 점차 증가시킨다. 보통 1회 약 3분씩 하루 3번 시행하고, 2주 간격으로 2분씩 늘려 하루 3회씩 시행하고, 한번에 10분, 하루 2회로 진행하여 시행할 수 있다.

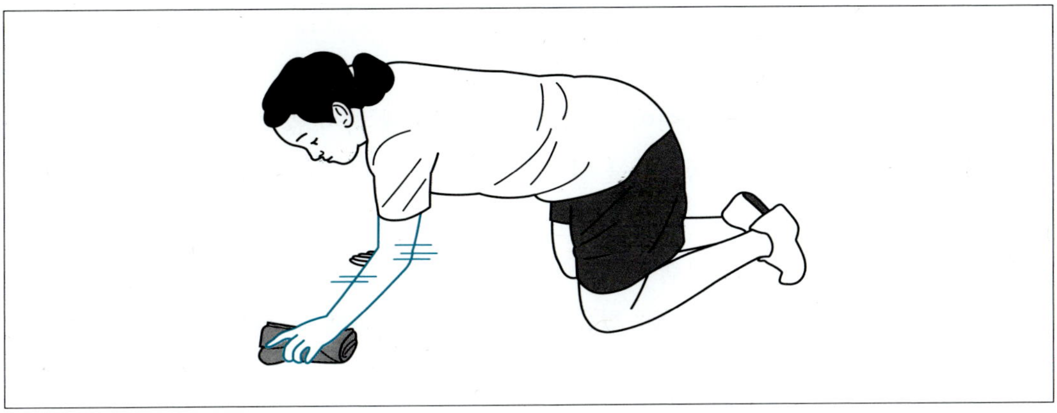

그림 12-5 상지 scrubbing 훈련

(2) Carrying

팔을 편 채 환측 손안에 지갑이나 서류가방 등을 들고 이동하라고 한다. 무게의 양은 환자가 견딜 수 있는 최대로 하고 시작하는 무게는 첫 세션에서 결정되며 일반적으로 0.5~2kg 범위이다. 환자가 걷거나 서있을 때마다 무게는 하루 종일 계속 유지되어야 하며 가능하면 환자는 치료 세션 간에 무게를 계속 늘리는 것이 좋다.

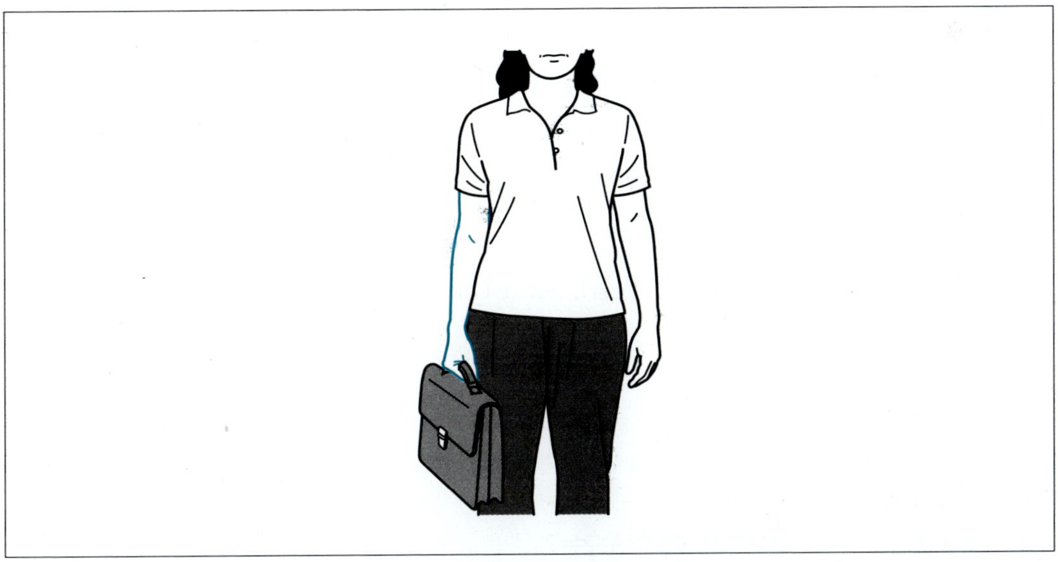

그림 12-6 상지의 Carrying 훈련

4. 사지의 기능적 훈련

기능적 훈련은 환자 개인 맞춤형이고, 통증을 더 심하게 하지 않아야 한다. 따라서 환자가 현재 수준에서 편안하게 운동과제를 달성할 수 있을 때 다음 수준의 운동으로 진행해야 한다.

부종 관리 및 압력부하 프로그램에 적극적으로 참여가 가능할 때 적용을 하며 통증과 부종이 감소함에 따라, 환자는 AROM, 협응/ 기민성, 강화작업에 더 잘 견디고 참여한다. 기능적 훈련은 일시적으로 통증과 부종을 유발할 수 있으므로, 이를 사전에 충분히 설명하고 환자 동의를 구하는 것이 중요하다.

제4절 사례

이○○은 무거운 것을 들었다가 내려놓는 일을 하는 중에 우측 손목과 손에 통증이 발생하였고 당시 정확하게 기억나지는 않았으나 손목을 모서리에 부딪힌거 같다고 하였다. 잠시 휴식 뒤 통증이 호전되어 업무에 복귀하였으나 다음날 통증이 지속되고 부종이 발생하였고 정형외과에서 물리치료를 받았으나 증상이 악화되었다. 이후 CRPS 소견을 받고 재활치료 권유를 받았다. 이○○님 통증의 특징은 욱신욱신 쑤시고 찌릿거리는 느낌이 있으며 하루종일 지속적으로 불편감이 있다고 호소하였다. 우측 손가락을 부종으로 인하여 움직이려고 하여도 움직이지 않는다고 하였다.

VAS: 6점(자다가 통증으로 깬적 있음), skin color change(+), allodynia(+), Swelling(+)이 보였다.

질문

1. 이 환자의 주 호소 문제점은?
2. 사례에 제시된 문제를 평가하기 적합한 도구는?
3. 이 환자의 중재를 위해 필요한 치료접근법과 FOR은?

Musculoskeletal Occupational Therapy

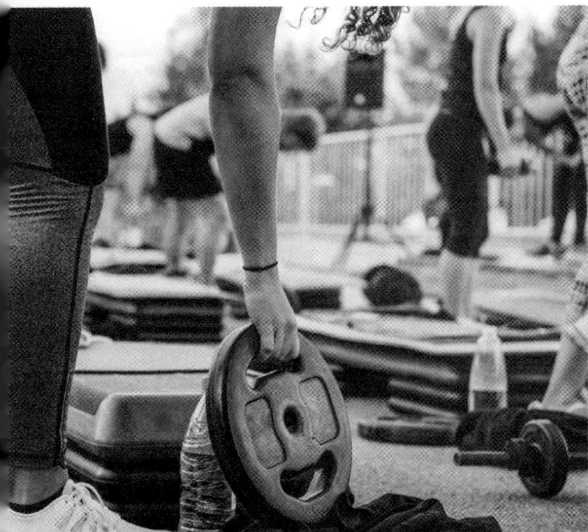

13 기타 질환

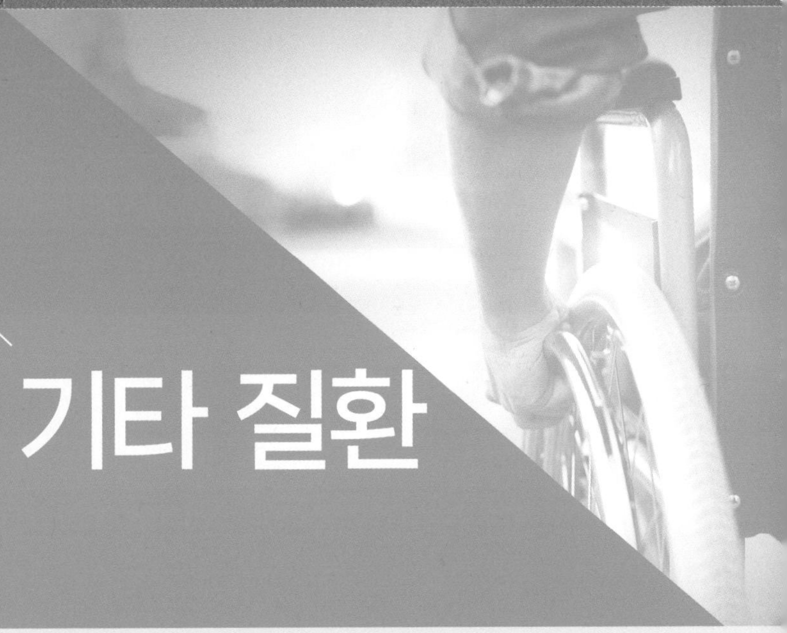

제1절 종양

제2절 HIV 감염 및 AIDS

제3절 사례

제13장
기타 질환

학습목표

1. 종양의 원인 및 병리 기전을 이해하고, 작업치료적 평가 및 중재 계획을 수립할 수 있다.
   - 종양(양성/악성)의 특성과 생리적 영향을 학습한다.
   - 암 환자의 기능적 한계를 파악하고, 작업치료 평가 도구와 중재 방법을 적용한다.
   - 암 생존자와 말기 환자의 삶의 질 향상을 위한 목표를 설정한다.
2. HIV 감염 및 AIDS의 특성과 관련 증상을 이해하며, 작업치료적 접근을 적용할 수 있다.
   - HIV/AIDS의 병리적 기전과 사회적 영향을 학습한다.
   - 환자의 신체적, 정신적, 사회적 요구를 고려한 작업치료 중재를 계획한다.
   - 에너지 보존, 활동 적응, 사회적 관계 회복을 위한 전략을 적용한다.

핵심용어

종양(tumor), 양성종양, 악성종양, 암(cancer), HIV(Human Immunodeficiency Virus), AIDS(Acquired Immunodeficiency Syndrome)

제1절 종양

1. 개요 및 정의

종양(tumor)은 세포가 비정상적으로 증식하며 형성된 조직으로, 양성종양(benign tumor)과 악성종양(malignant tumor)으로 나뉜다.

양성종양은 성장속도가 느리고 다른 조직에 전이되지 않으며 생명에 위협을 주지 않는 경우가 많다. 반면, 악성종양은 빠르게 증식하며 주변 조직을 침범하거나 순환계를 통해 신체 다른 부위로 전이된다. 이는 암(cancer)으로 불리며, 정상 세포 및 조직의 구조와 기능을 파괴한다.

정상적인 세포는 분열, 성장, 사멸 과정을 통해 균형을 유지하지만, 유전적 손상이나 외부 요인에 의해 세포 조절 기전이 붕괴되면 비정상적인 증식이 일어나 암이 발생한다. 이러한 세포의 증식은 억제되지 않고 정상 조직과 장기를 침범하여 심각한 건강 문제를 유발한다.

암 치료 기술의 발전으로 생존율이 증가함에 따라 암 환자의 삶의 질(QOL, Quality of Life)을 향상시키는 작업치료의 중요성이 부각되고 있다. 작업치료는 암 환자가 일상생활 활동(ADL)을 회복하고 독립적으로 수행하며, 정서적 및 신체적 안정을 찾도록 돕는 데 목적을 둔다.

2. 양성종양과 악성종양

종양은 비정상 세포가 무제한적으로 증식하여 형성된다. 양성종양은 비교적 국소적으로 성장하며 생명에 큰 위협을 주지 않는 반면, 악성종양은 빠르게 성장하고 체내 여러 부위로 전이되어 생명을 위협할 수 있다. 아래 표는 두 종양의 주요 특징을 비교한 것이다.

표 13-1 양성종양과 악성종양의 특징

특징	양성종양	악성종양
성장양상	국소적으로만 성장하며 주위 조직에 침윤하지 않음	주변 조직을 침윤하며 전이를 통해 확산됨
생명 위협	거의 없음	자주 발생
성장 속도	일반적으로 느리며, 휴지기를 가질 수 있음	빠르며 자연 소멸 가능성 낮음
분화 상태	정상 세포와 유사하며 잘 분화됨	분화 정도가 다양하며 비정상 세포가 다수 포함됨
인체에 영향	생리적 기능에 큰 영향을 미치지 않음	정상 세포와 조직의 구조 및 기능을 파괴
전이 여부	전이되지 않음	흔히 전이됨
재발 여부	수술 후 재발 가능성이 낮음	수술 후에도 재발 가능성이 높음
예후	예후가 좋음	종양 크기와 전이 여부에 따라 예후가 다름

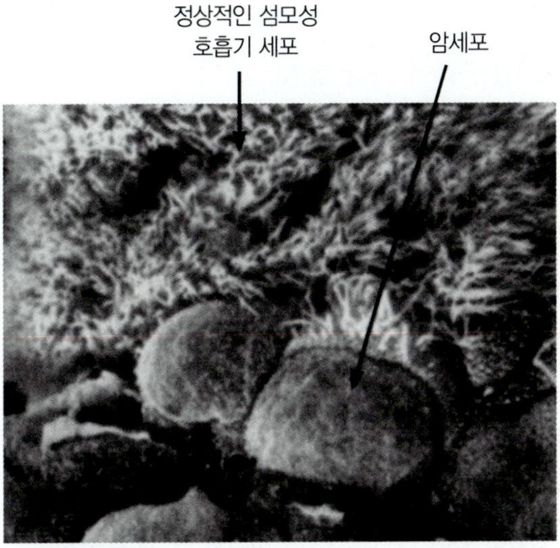

그림 13-1 호흡기에서 정상 세포와 암세포

3. 발생현황

우리나라의 경우 2022년 한 해 동안 새롭게 암으로 진단받은 환자는 총 282,047명으로, 이는 2014년의 217,057명에 비해 약 1.3배 증가한 수치이다(국가암정보센터, 2023). 가장 많이 발생한 암은 갑상선암이었으며, 그 뒤로 대장암, 폐암, 유방암, 위암, 전립선암, 간암 순으로 나타났다.

1) 성별에 따른 주요 암 발생 순위

① **남성** : 폐암, 전립선암, 대장암, 위암, 간암 순
② **여성** : 유방암, 갑상선암, 대장암, 폐암, 위암 순

2) 남성의 암 발생 순위

① 40대 : 갑상선암이 가장 흔함
② 50~60대 : 위암 발생률이 가장 높음
③ 70대 이상 : 폐암이 가장 흔하게 발생

3) 여성의 암 발생 순위

① 60대까지 : 갑상선암 발생률이 가장 높음
② 70대 이상 : 대장암이 주로 발생

우리나라의 암 발생 양상은 일본과 유사하지만, 서구 국가와는 차이를 보인다. 특히, 갑상선암의 높은 발생률은 두드러진 특징이다. 2023년 암으로 사망한 사람은 총 85,271명으로, 이는 전체 사망자의 24.2%에 해당한다. 폐암(21.9%)이 가장 높은 사망률을 기록했으며, 그 뒤로 간암(11.9%), 대장암(11.0%) 순이다.

2023년 보건복지부 조사결과 2017~2021년 암발생자의 5년 상대생존율은 72.1%로, 약 10명 중 7명은 5년 이상 생존하는 것으로 나타났고, 여성 생존율이 남성보다 높으며 생존율이 높은 암은 갑상선암(100.1%), 유방암(92.0%)으로 보여진다.

또한, 국가암검진사업 대상 암종인 위암, 대장암, 간암, 자궁경부암의 5년 생존율은 미국보다 10% 이상 높아 긍정적인 결과를 보였다.

4. 원인

1) 발암기전

암 발생은 세포의 DNA 손상과 유전자 변이가 주요 원인이다. 암은 다음 세 단계를 통해 발생한다.

(1) 제1단계: 시작(Initiation)

DNA에 발암 물질이 작용하여 돌연변이를 유발하는 비가역적 단계이다. 이 단계에서 세포는 비정상적인 상태로 변하기 시작한다.

(2) 제2단계 : 촉진(Promotion)

발암 물질이 세포에 지속적으로 작용하며 종양촉진제로서 역할을 한다. 이 단계에서는 가역적 반응이 가능하며, 양성종양이 형성된다.

(3) 제3단계: 진행(Progression)

양성종양이 악성종양으로 전환되는 단계로, 악성종양의 특성이 점차 강화된다. 이 과정에서 암유전자와 암억제유전자의 돌연변이가 증가하며, 염색체의 이상이 뚜렷해진다.

제1단계	→	제2단계	→	제3단계
암유발 개시단계		암유발 촉진단계		암진행단계

2) 정상세포의 변화

정상세포는 외부 요인 및 유전적 요인에 의해 암세포로 변할 수 있다.

(1) 외부 요인

흡연, 발암성 식품, 화학물질, 발암성 병원체 등의 노출이 주요 원인으로 작용한다.

(2) 유전적 요인

암 발생의 약 10~20%는 유전적 돌연변이에 의한 것으로, 부모로부터 물려받은 유전자의 영향이 크다.

암의 발생은 정상 세포의 DNA가 변형됨으로써 시작된다. 변형된 세포는 분열 과정에서 동일하게 변형된 DNA를 복제하며 증식하고, 결국 암으로 발전한다.

3) 면역계의 이상

암세포가 임상적으로 발견될 수준으로 성장하려면 최소 10억 개의 종양세포가 형성되어야 한다. 면역계는 이 종양세포를 제거하지 못할 경우, 암세포의 증식과 분열을 억제하지 못하게 된다. 결과적으로 면역기능의 이상은 암 발생에 중요한 역할을 한다.

5. 진단 및 예후

1) 위암

(1) 정의 및 주요 원인

위암은 위점막의 선세포에서 발생하는 위선암이 대부분이며, 헬리코박터 파일로리(Helicobacter pylori) 감염이 주요 원인이다. 훈제식품, 짠 음식, 절인 음식 등 고염분 식품의 섭취가 많은 지역에서 발생률이 높다. 흡연과 알코올 섭취도 위험 요인으로 작용한다.

(2) 초기 증상

위암 초기에는 증상이 거의 나타나지 않지만, 진행됨에 따라 다음과 같은 증상이 발생한다.

① 만성 복부 통증

② 소량의 식사 후 풍만감

③ 속 쓰림, 소화불량, 매스꺼움

④ 혈액이 동반된 구토

(3) 진단

① **내시경 검사** : 위암 조기 발견에 널리 사용되며, 조직 검사를 통해 확진

② **내시경 초음파(EUS)** : 종양의 깊이와 림프절 침범 여부 평가

③ **바륨 조영술** : 바륨 액체를 사용하여 X-선 촬영

(4) 예후

① **5년 상대생존율** : 약 76%

② **조기 발견 시 생존율** : 1기 위암의 경우 90% 이상

2) 폐암

(1) 정의 및 주요 원인

폐암은 원발성 폐암과 전이성 폐암으로 나뉘며, 주요 원인은 흡연(직접/간접)이다. 작업장에서의 특정 화학물질(비소, 니켈 등) 노출도 위험을 높인다. 세부 분류는 다음과 같다.

① **소세포 폐암** : 전체 폐암의 20% 차지, 빠른 전이와 높은 악성도

② **비소세포 폐암** : 가장 흔한 유형으로, 소세포 폐암보다 성장과 전이가 느림

(2) 초기 증상

폐암 초기에는 증상이 경미하지만, 다음과 같은 증상이 나타날 수 있다.

① 만성 기침, 객혈

② 흉통, 호흡곤란

③ 쉰 목소리, 천명음

(3) 진단

① **저선량 흉부 CT** : 조기 진단에 효과적

② PET-CT : 전이 여부 평가

③ **기관지 내시경** : 조직 검사를 통한 확진

(4) 예후

① **5년 상대생존율** : 약 40.6%

② **최근 동향** : 표적치료제와 면역항암제 도입으로 생존율 향상

3) 갑상선암

(1) 정의 및 주요 원인

갑상선암의 90%는 유두암이며, 퇴행성 갑상선암은 드문 유형으로 예후가 나쁘다. 주요 위험 요인으로 방사선 노출, 가족력, 비만이 꼽힌다.

(2) 초기 증상

갑상선암 초기에는 증상이 없으나, 진행됨에 따라 다음과 같은 증상이 나타난다.

① 목 앞쪽의 혹

② 쉰 목소리, 삼킴 및 호흡곤란

③ 목 림프절 부종

(3) 진단

① **초음파 검사** : 갑상선 결절 평가의 기본 도구

② **미세침흡인세포검사(FNAC)** : 세포학적 진단

③ **갑상선 스캔** : 갑상선 기능 평가

(4) 예후

① **5년 상대생존율** : 100.1%

② **유두암의 경우** : 예후가 매우 양호하며 대부분 완치

4) 간암

(1) 정의 및 주요 원인

간암의 90%는 간세포성 암종으로, 주요 원인은 B형 및 C형 간염 바이러스 감염이다. 간경변증과 고연령, 남성이 더 높은 발병률을 보인다.

(2) 초기 증상

간암 초기에는 증상이 거의 없으나, 다음과 같은 증상이 나타날 수 있다.

① 복통, 복부 팽만

② 체중 감소, 피로

③ 황달(피부와 눈의 황색화)

(3) 진단

① **간 초음파 및 혈청 AFP 검사** : 기본 선별 검사

② **CT/MRI** : 종양의 크기와 위치 평가

③ **간 조직 생검** : 확진을 위해 필요

(4) 예후

① **5년 상대생존율** : 약 39.4%

② **중요성** : 만성 간질환 환자의 정기적 검진으로 조기 발견 필수

6. 평가

암 환자의 작업치료 평가는 전반적인 작업수행, 삶의 질, 그리고 치료와 재활 과정에서의 기능적 변화를 이해하고 중재 방향을 설정하는 데 필수적이다. 아래는 암 환자의 평가에 사용되는 주요 도구와 접근법이다.

1) 일상생활활동(ADL) 및 수단적 일상생활활동(IADL) 평가

(1) Katz ADL Scale

환자의 기본적인 일상생활활동(ADL)을 평가하며, 신체적 독립성과 의존성을 구분하는 데 사용된다.

(2) Lawton IADL Scale

수단적 일상생활활동(IADL)을 평가하며, 암 환자의 독립적인 생활 능력을 확인한다.

2) 작업수행 평가

(1) 캐나다 작업수행측정(COPM)

COPM은 환자 중심의 반구조화된 면담 도구로, 작업적 기능의 중요도, 수행도, 만족도를 10점 척도로 평가한다. 초기 점수와 재검사 점수의 차이를 통해 중재 효과를 확인할 수 있으며, 2점 이상의 변화는 치료 효과가 있음을 의미한다. COPM은 모든 연령대와 다양한 장애 유형에 적용 가능하다.

(2) A-One

신경행동장애와 관련된 일상생활활동(ADL)을 평가하며, 중추신경계 손상으로 인한 작업수행의 어려움을 평가한다.

3) 인지 및 피로 평가

(1) Brief Fatigue Inventory(BFI)

암 치료로 인한 피로의 심각성과 작업수행에 미치는 영향을 평가한다. BFI는 최근 24시간 동안의 피로 수준을 측정하며, 중재 방향을 설정하는 데 유용하다.

(2) Executive Function Performance Test 및 Multiple Errands Test(MET)

암 환자의 인지적 수행과 실행기능 손상을 평가한다. 실제 생활 과제를 통해 환자의 작업수행 전략과 환경 적응 능력을 파악할 수 있다.

4) 삶의 질 평가

(1) Functional Assessment of Cancer Therapy(FACT)

암 환자의 전반적인 삶의 질을 평가하며, 신체적, 사회적, 정서적, 기능적 영역을 포함한다.

(2) WHOQOL-100 및 WHOQOL-BREF

세계보건기구가 개발한 다차원적 평가 도구로, 신체건강, 심리적 안정, 사회적 관계, 환경과의 상호작용을 평가한다.

① WHOQOL-100 : 100개의 문항으로 구성된 심층 평가 도구

② WHOQOL-BREF : 간편한 평가를 위한 26개의 문항으로 구성

5) 노인포괄평가(CGA)

(1) 구성 요소

노인 암 환자의 기능 상태, 동반 질환, 인지기능, 심리상태, 사회적 지원, 영양상태 등을 평가한다.

(2) 적용 효과

항암치료의 독성, 생존 기간, 수술 후 합병증 등을 예측하며, 맞춤형 치료 전략 수립에 활용된다.

6) 목표 설정 및 치료 효과 평가

(1) 웨스트코트 측정(Westcotes measure)

치료 목표를 설정하고 환자의 변화 정도를 통계적으로 평가하는 도구이다.

(2) 성과 평가

암 환자의 재활 효과는 초기 평가와 재평가 간의 점수 변화(예: COPM, BFI)를 통해 확인할 수 있다.

7. 치료

암 환자의 작업치료는 암 진단 초기부터 말기까지 다양한 치료 단계에서 이루어지며, 신체적 기능 회복, 심리적 안정, 삶의 질 향상, 독립성 유지 등을 목표로 한다. 작업치료를 받는 대상자는 주로 암이 뇌와 척수로 전이된 환자분들이 많으며 증상이 중추신경계질환 환자의 증상과 비슷한 경우가 많이 있다. 작업치료사는 각 단계에서 환자에게 발생하는 다양한 증상과 문제를 관리하며, 환자와 가족의 심리적 지지를 포함한 포괄적인 치료를 제공한다.

1) 진단 후 초기단계의 작업치료

(1) 목표

① 진단 후 심리적 충격을 완화하고 치료 계획에 대한 이해를 돕는다.

② 기능 유지와 일상생활활동(ADL) 수행 능력 보존을 목표로 한다.

(2) 내용

① **정보 제공** : 암 진단, 치료 과정, 예상되는 변화에 대해 환자와 가족에게 교육한다.

② **심리적 지원** : 정서적 안정과 스트레스 관리 기술 제공

③ **기능적 평가 및 계획** : 환자의 초기 기능 수준을 평가하고, 예상되는 변화를 바탕으로 중재 계획을 세운다.

④ **예방 활동** : 신체 기능 유지 및 합병증 예방을 위한 운동 프로그램 설계

⑤ **작업 참여** : 환자의 선호도와 목표를 반영한 여가 활동 및 의미 있는 작업 추천

2) 수술 후 단계의 작업치료

(1) 목표

① 수술 후 발생하는 신체적, 기능적 손상을 최소화하고 회복을 돕는다.

② 환자가 일상생활로 복귀할 수 있도록 지원한다.

(2) 내용

① **기능 회복** : 관절가동범위 운동, 근력 강화 운동, 호흡 운동 등을 포함한 초기 재활 프로그램 제공

② **에너지 보존 및 작업 단순화** : 환자의 피로를 관리하고 효율적인 작업 방식을 교육

③ **자세 및 상처 관리** : 수술 부위의 감염 및 손상을 방지하고, 신체 정렬 유지법을 교육

④ **심리적 안정** : 수술 후 두려움과 불안을 완화하기 위한 상담 제공

3) 항암화학요법 단계의 작업치료

(1) 목표

항암치료 부작용으로 인한 신체적, 정신적 문제를 완화하고 일상생활을 유지한다.

(2) 내용

① 피로 관리

- 작업 활동과 휴식을 적절히 조화시킬 수 있는 일정 계획
- 피로 회복을 위한 수면 환경 개선과 신체적 이완 기술 지도

② 감각 및 신경계 손상 관리

- 말초신경병증을 관리하기 위한 감각 운동 훈련
- 균형 및 협응 능력 회복 훈련

③ **심리적 지지** : 자아개념 상실 방지를 위해 스카프, 모자, 가발 활용 등 외모 관리 지원

④ **일상생활 지원** : ADL 수행을 돕기 위한 보조기기 사용 및 환경 적응 교육

4) 방사선치료 단계의 작업치료

(1) 목표

① 방사선치료 부작용을 관리하고 환자의 기능 유지 및 향상을 돕는다.

(2) 내용

① **관절구축 예방** : 관절가동범위 운동과 스트레칭 프로그램 제공
② **림프부종 관리** : 치료적 마사지, 압박요법, 운동 프로그램 제공
③ **피부 관리** : 피부 균열 방지와 감염 예방을 위한 보습제 사용 교육
④ **호흡 재활** : 폐 섬유화로 인한 호흡곤란 관리 및 호흡근 강화 훈련

5) 재활 단계의 작업치료

(1) 목표

치료 종료 후 환자의 장기적 재활을 지원하고 작업수행 능력을 회복한다.

(2) 내용

① **기동성 유지** : 보행훈련, 이동성 훈련, 이동 보조기기 사용법 교육
② **합병증 예방** : 침상생활로 인한 욕창, 관절구축 예방을 위한 체위 변경 및 신장 운동
③ **근력 및 기능 회복** : 탄력 밴드와 같은 저항 운동 프로그램 제공
④ **작업 단순화 및 환경 적응** : 환자의 생활 환경을 작업 친화적으로 조정

6) 말기 암환자의 작업치료

(1) 목표

환자의 독립성과 삶의 질을 최대한 유지하며, 고통을 완화한다.

(2) 내용

① **완화적 치료** : 환자의 개별적인 요구에 맞춘 작업치료 중재를 통해 삶의 질을 극대화하고, 마지막까지 의미 있는 삶을 살 수 있도록 돕는 것이 핵심 목표이다.

- 통증 경감과 불편함을 최소화하기 위한 작업 환경 조정
- 환자가 선호하는 활동을 수행할 수 있도록 맞춤형 활동 설계
- 삶의 질 향상 및 긍정적인 삶의 태도 유도
- 여가 및 의미 있는 활동 지원
- 근력 저하, 피로, 협응력 문제 등을 개선하여 일상생활 유지

② **가족 지원** : 가족에게 환자 돌봄과 관련된 기술과 심리적 지지 제공

③ **호스피스 작업치료** : 심리적 상담을 통해 환자가 죽음과 관련된 문제를 수용하도록 도움

제2절 HIV 감염 및 AIDS

1. 개요 및 정의

HIV(Human Immunodeficiency Virus, 인체면역결핍바이러스)는 면역세포(CD4+ T세포)를 공격하여 면역체계를 약화시키는 바이러스이다. HIV에 감염되면 신체의 면역기능이 저하되어, 치료하지 않을 경우 AIDS(Acquired Immune Deficiency Syndrome, 후천성면역결핍증)로 진행될 수 있다.

AIDS는 기회감염(폐렴, 수막염 등)이나 카포시육종과 같은 암이 발생하여 생명을 위협하는 질병이다.

2. HIV 감염의 진행 과정

1) 감염 초기

HIV 바이러스는 체내에 침입한 후 6주~12주가 지나야 항체가 형성되며, 이 시점에서 감염 여부를 검사로 확인할 수 있다.

2) 무증상기

감염 초기에 증상이 나타나지 않거나 경미한 독감 유사 증상을 보일 수 있다.

면역세포가 점차 감소하면서도 장기간(수년간) 특별한 증상이 나타나지 않는 무증상기를 겪는다.

3) 진행 시

면역력이 점차 저하되어 감염증(폐렴, 결핵 등)이나 암과 같은 합병증이 발생한다.

HIV 감염 후 치료하지 않을 경우 평균 9~12년 이내에 AIDS로 진행되어 사망에 이를 수 있다.

3. HIV 감염인과 에이즈(AIDS) 환자

1) HIV 감염인

HIV 항체가 형성된 상태로, 외관상 건강해 보일 수 있으나 전파력을 가지고 있다.

다른 표현으로 HIV 보균자 또는 HIV 항체양성자라 부른다.

2) AIDS 환자

HIV 감염으로 인해 면역기능이 심각하게 저하된 상태를 의미한다.

주요 특징:

- 폐렴, 수막염과 같은 기회감염
- 암의 일종인 카포시육종
- 기타 면역 저하로 인한 합병증

HIV 감염인은 증상이 없더라도 면역력 저하로 시간이 지나 AIDS로 진행될 위험이 있다.

4. AIDS의 발견과 국내 현황

1) 발견 역사

1981년, 미국 LA에서 최초로 5명의 남성 동성애자에게서 AIDS가 발견되었다.

1983년, 프랑스 파스퇴르 연구소의 몽따니에 박사팀이 HIV 바이러스를 분리하는데 성공하였다.

1985년, HIV 항체검사법이 개발되면서 미국에서는 헌혈자와 군인을 대상으로 AIDS 검사를 시작하였다.

2) 국내 최초 사례

1985년 6월, 주한 외국인이 최초 AIDS 환자로 보고되었다.

같은 해 12월, 해외 근로자였던 한국인이 최초 HIV 감염자로 확인되었다.

3) 최근 국내 통계

2022년, 새롭게 신고된 HIV 감염인은 총 1,066명으로, 전년 대비 9.3% 증가하였다.

국적별로는 우리나라 국민이 825명(77.4%), 외국인이 241명(22.6%)으로 집계되었으며, 외국인의 비중이 점차 증가하는 추세이다(질병관리청, 2023).

5. 치료와 한계

1) 항레트로바이러스 치료제(ART)

HIV 증식을 효과적으로 억제하여 면역기능을 유지할 수 있다.

면역력을 유지하면 AIDS로의 진행을 막을 수 있으며, 감염인의 수명을 크게 연장할 수 있다. 그러나 완치는 불가능하며, 장기적인 약물 복용으로 인해 심혈관 질환, 신경 손상, 대사 이상 등의 부작용이 발생할 수 있다.

2) 완치 연구 동향

최근에는 유전자 가위(CRISPR)를 활용하여 HIV를 완전히 제거하려는 연구가 진행되고 있다. 일부 사례에서는 완치에 성공한 보고가 있으나, 이는 아직 연구 초기 단계이며, 일반적인 치료법으로 사용되기까지는 추가 연구가 필요하다.

6. 원인

1) 원인 바이러스

AIDS를 일으키는 원인 병원체는 HIV(Human Immunodeficiency Virus)로, 면역세포(CD4+ T세포)를 파괴하여 면역체계를 약화시키는 레트로바이러스(Retrovirus)이다.

HIV는 렌티바이러스(Lentivirus)로 분류되며, 1983년에 HIV-1형, 1986년에 HIV-2형이 발견되었다. 이후 다양한 아형(subtype)이 확인되었으며, 한국에서는 아형 B가 주로 유행한다.

2) 전파경로

(1) 성접촉을 통한 감염

① 전파경로

감염된 사람의 정액, 질분비물, 혈액이 성행위 중 상대방의 체내로 들어가 전파된다.

특히, 성병에 의한 염증, 생식기 점막의 궤양, 성기 상처가 있을 경우 감염 위험이 증가한다.

② 감염확률

감염인과 한 번의 성접촉으로 HIV에 감염될 확률은 0.1~1%로 보고된다.

(2) 감염된 혈액의 수혈

① 전파경로

감염된 혈액을 수혈하거나, 감염인의 혈액에서 생산된 혈청을 투여받는 경우 전파된다. 또한, 전혈, 농축 적혈구, 혈소판 등 다양한 혈액제제를 통한 전파 가능성이 존재한다.

② 감염확률

감염된 혈액 수혈 시 감염 확률은 약 93%~100%로 매우 높다.

(3) 오염된 주사바늘의 공동사용

① 전파경로

정맥주사 약물 남용자가 오염된 바늘을 타인과 공유할 경우 HIV가 전파될 수 있다.

② 감염확률

감염인과 주사바늘을 공동으로 사용할 경우 감염 확률은 약 0.5~1%이다.

(4) 수직감염

① 전파경로

감염된 임산부로부터 태반, 분만 과정, 또는 모유 수유를 통해 신생아에게 전파될 수 있다.

② 감염확률

예방조치를 하지 않을 경우 수직감염 확률은 약 25~30%이다. 예방조치를 시행하면 평균 감염률은 2~10%로 감소한다.

7. 진단 및 예후

1) 급성 감염기

감염 후 약 2~6주의 잠복기를 거친 뒤, 일부 감염인에서 다음과 같은 증상이 나타날 수 있다.

① 발열, 인후통, 무력감, 근육통(감기 유사 증상)

② 수면 중 발한, 경부 임파선 종창, 설사, 복통 등

이러한 증상은 약 30~50%의 감염인에게서만 나타나며, 대부분 경미하게 지나간다.

2) 무증상기

급성 감염 증상이 사라진 후 8~10년 동안 증상이 나타나지 않을 수 있다.

이 기간 동안도 면역기능은 지속적으로 저하되며, 전염 가능성은 여전히 존재한다.

3) 발병초기

무증상기가 지나면 다음과 같은 증상이 나타날 수 있다(원인 불명의 발열, 체중 감소, 설사, 수면 중 발한, 불면증)

4) 발병기

(1) 증상

감염 말기에는 면역력이 심각하게 저하되어 기회감염이 발생한다.

예: 결핵, 대상포진, 칸디다증, 폐렴, 수막염 등

(2) 특징

기회감염은 환자가 이미 가지고 있던 감염증이 재활성화된 경우가 많다.

타인에게 전염될 가능성은 낮지만, 치료를 중단하면 재발할 수 있어 완치가 어렵다.

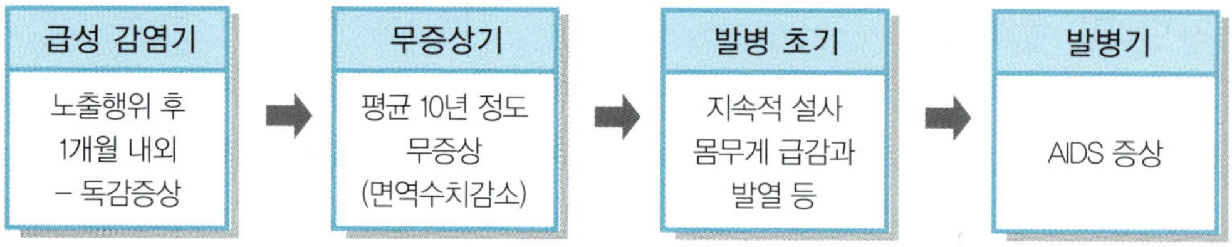

8. 평가

HIV 감염 및 AIDS 환자의 작업치료 평가는 신체적, 인지적, 정서적 요소를 포괄적으로 고려하여 환자의 기능적 능력과 작업수행에 미치는 영향을 분석하고 치료계획을 수립하기 위한 필수적인 단계이다. 다음은 주요 평가 도구와 접근법이다.

1) 작업수행 과거력 면담(Occupational performance history interview II: OPHI II)

(1) 목적

인간 작업 모형(MOHO)에 기반하여 환자의 작업수행 과거와 변화를 이해하고 작업의 의미와 가치를 분석한다.

(2) 특징

질병, 건강상태, 환경 변화가 개인의 작업수행에 어떤 영향을 미쳤는지 평가하며, 개인의 작업 적응성을 파악한다.

(3) 활용

클라이언트의 삶과 작업에 대한 시각을 제공하여 치료계획 수립에 기여한다.

2) 운동 및 처리기술 평가(Assessment of motor and process skill: AMPS)

(1) 목적

일상생활활동(ADL) 및 수단적 일상생활활동(IADL) 수행 시 운동 및 처리기술의 문제를 평가하고 독립성을 예측한다.

(2) 구성

50개 이상의 활동 과제 중 2~3가지를 선택하여 클라이언트가 수행하는 동안의 운동기술(16개 항목)과 처리기술(20개 항목)을 관찰 및 분석한다.

(3) 특징

작업수행 기술을 4단계 척도로 평가하여 치료계획의 근거를 제공한다.

3) 피지의 총체적 건강평가(Pizzi holistic wellness assessment: PHWA)

(1) 목적

클라이언트 중심의 건강증진 평가로, 건강에 대한 클라이언트의 목표, 가치, 태도, 작업의 의미를 파악한다.

(2) 특징

건강의 8개 영역을 10점 척도로 평가하며, 정량적 평가와 질적 평가를 통합한다.

(3) 활용

건강증진과 자아 책임감을 위한 대책을 탐구하고 개인의 건강상태를 총체적으로 분석한다.

4) 우울검사(K-BDI)

(1) 목적

심리적 상태를 이해하고 치료 방향을 설정한다.

(2) 구성

정서적, 인지적, 생리적 증후군을 포함한 21개 항목으로 구성되며, 점수에 따라 우울 상태를 분류한다.

① 0~9점 : 우울하지 않은 상태
② 10~15점 : 가벼운 우울 상태
③ 16~23점 : 중간 우울 상태

④ 24~63점 : 심한 우울 상태

9. 치료

1) 작업치료사의 역할

(1) 예방

작업치료사는 감염 예방과 질병 진행 억제를 목표로 에너지 보존, 작업 적응, 환경 수정을 통해 환자의 일상생활 기능을 유지한다.

① **교육 및 상담** : 건강 관리 및 면역력 강화를 위한 영양 관리와 운동 프로그램 설계

② **스트레스 관리** : 심리적 스트레스 완화를 위해 이완 기술, 명상, 요가 등을 지도

③ **조기 중재** : 질병 진행 초기에 작업치료를 시작하여 기능 악화를 예방하고 자립성을 유지

1차 예방	→	2차 예방	→	3차 예방
정신건강 · 문화관련 · 인간관계기술 정보교육 실시		감염된 환자를 대상으로 삶의 균형과 웰빙을 추구하는 활동들 수행		환자가 2차적 질환으로 고통을 당하는 시기로 건강증진 프로그램을 실시 · 재활을 강조

(2) 환자의 신체적, 정신적, 사회적 요구를 고려한 작업치료 중재 계획

① 신체적 요구

㉠ **에너지 보존 기법**: 작업을 계획하고 우선순위를 정하며, 작업 중 휴식 시간을 포함하는 방법을 교육한다.

㉡ **작업 단순화 및 환경 수정**: 보조 도구 사용(예: 이동 보조기기) 및 작업 공간 조정을 통해 효율적인 일상생활활동(ADL)을 돕는다.

㉢ **근력 및 기능 회복**: 적절한 저항 운동과 관절가동범위 운동으로 환자의 신체 기능을 유지하고 향상시킨다.

㉣ **통증 관리**: 부교감신경 촉진, 고유수용성 신경근 촉진, 바이오피드백 등의 기법을 통해 통증을 완화한다.

② 정신적 요구

㉠ **정신 건강 문제 평가 및 중재:** 우울, 불안 등을 평가하고, 필요 시 인지행동치료(CBT)와 스트레스 관리 기법을 적용한다.

㉡ **자존감 향상:** 심리사회적 지원을 통해 환자가 긍정적 자기 인식을 형성하도록 돕는다.

㉢ **심리적 안정화:** 스트레스 관리를 통해 환자의 정신적 안정을 도모한다.

③ 사회적 요구

㉠ **사회적 참여 촉진:** 의사소통 기술 훈련, 사회적 기술 향상 프로그램, 지지 그룹 참여를 통해 환자가 사회적 관계를 유지하거나 회복할 수 있도록 지원한다.

㉡ **사회적 지지망 강화:** 가족 및 지역사회와의 연계를 통해 환자가 안정된 사회적 지지를 받을 수 있도록 돕는다.

㉢ **직업 복귀 및 유지:** 직업 재활 프로그램을 통해 직무 적응력을 높이고, 작업 중 피로와 신경병증 등 문제를 해결한다

(3) 작업치료 중재 전략: 에너지 보존, 활동 적응, 사회적 관계 회복

① 에너지 보존 전략

㉠ 작업을 계획하고 우선순위를 정하며, 작업 중 휴식 시간을 포함시키는 방법을 교육한다.

㉡ 작업 환경을 조정하여 불필요한 에너지 소모를 줄이고 효율적으로 작업할 수 있도록 안내한다.

② 활동 적응 전략

㉠ **보조 도구 사용 및 환경 수정:** 예를 들어, 주방에서 높낮이 조절이 가능한 작업대를 설치하거나 목욕 시 안전 손잡이를 설치하는 등의 환경 조정을 제안한다.

㉡ 작업 단순화를 통해 환자가 효율적으로 일상생활을 수행하도록 지원한다.

③ 사회적 관계 회복 전략

㉠ 의사소통 기술 훈련, 사회적 기술 향상 프로그램, 지지 그룹 참여를 통해 환자가 사

회적 관계를 회복하고 강화하도록 돕는다.

㉡ 환자가 사회적 낙인에 대처할 수 있는 전략을 개발하여 심리적 부담을 줄이고 사회적 통합을 촉진한다.

2) 항레트로바이러스 치료(Highly Active Antiretroviral Therapy, HAART)

HIV 치료 분야는 최근 몇 년간 상당한 발전을 이루었다. 특히, 고활성 항레트로바이러스 요법(HAART)은 HIV 감염 관리의 핵심으로 자리매김하였다. HAART는 일반적으로 세 가지 이상의 항레트로바이러스 약물을 병용하여 바이러스 증식을 억제하고 면역기능을 회복시키며, 기회 감염을 예방하는 치료법이다.

(1) 목적

바이러스 수를 감소시키고 면역기능을 회복하여 기회감염을 예방

(2) 효과

혈중 바이러스 농도를 측정한 결과, 꾸준히 복용하면 검출되지 않을 수준으로 감소 가능

(3) 주의사항

약물 복용 중단 시 바이러스가 다시 증식하므로, 치료는 반드시 지속적이어야 함

(4) 최신동향

최근에는 약물의 복용 편의성을 높이고 부작용을 최소화하기 위한 연구가 활발히 진행되고 있다. 특히, 장기 지속형 주사제의 개발은 환자들이 매일 약물을 복용해야 하는 부담을 줄이고, 치료 순응도를 높이는 데 중요한 역할을 하고 있다. 또한, 2제 요법과 같은 새로운 치료 전략은 약물의 독성을 줄이면서도 효과적인 바이러스 억제를 목표로 하고 있다.

이러한 최신 치료법들은 HIV 감염인의 삶의 질을 향상시키고, 치료의 지속 가능성을 높이는 데 기여하고 있다. 그러나 각 환자의 상태에 따라 최적의 치료법은 다를 수 있으므로, 전문의와의 상담을 통해 적절한 치료계획을 수립하는 것이 중요하다.

3) 약물치료

(1) 트루바디

성인 HIV-1 감염의 치료를 위해 다른 항레트로바이러스 제제와 병용투여(2010년 국내 허가)

(2) 스트리빌드

항레트로바이러스 치료 경험이 없는 성인 HIV-1 감염일 경우, 6개월 이상 기존 항레트로바이러스 치료 요법에 치료 실패 없이 바이러스 수치 효과를 보이며 스트리빌드 개별 성분에 대한 내성관련 치환이 없는 성인 HIV-1 감염 치료제. 최초의 단일정 복합제(2013년 국내 허가)

(3) 트리멕

40kg 이상의 12세 이상 청소년 및 성인에서 사용되는 HIV 감염 치료제(2015년 국내 허가)

(4) 이센트레스

HIV-1 감염 성인환자의 치료를 위해 다른 항레트로바이러스 제제와 병용투여(2008년 국내 허가)

(5) 프레즈코빅스

HIV-1 감염 성인환자의 치료를 위해 다른 항레트로바이러스 제제와 병용투여(2015년 국내 허가)

(6) 최신 치료 약물 및 동향

① 빅타비(Biktarvy)

빅테그라비르(Bictegravir), 엠트리시타빈(Emtricitabine), 테노포비르 알라페나미드(Tenofovir alafenamide)를 포함한 단일정 복합제로, 하루 한 번 복용으로 높은 효능과 내약성을 보인다. 특히, 내성 장벽이 높아 초기 치료에 선호된다.

② 도바토(Dovato)

돌루테그라비르(Dolutegravir)와 라미부딘(Lamivudine)을 포함한 2제 요법 단일정으로, 3제 요법과 유사한 효과를 보이면서도 약물 부작용을 줄일 수 있는 옵션으로 주목받고 있다.

③ 장기 지속형 주사제

카보테그라비르(Cabotegravir)와 릴피비린(Rilpivirine)을 포함한 장기 지속형 주사제가 개발되어, 매일 약물을 복용해야 하는 부담을 줄이고자 한다. 이러한 주사제는 2개월 간격으로 투여할 수 있어 환자의 삶의 질을 향상시키는 데 기여한다.

제3절 사례

1. Case 1(종양)

50대 신○○는 언제부터인가 식사 시 자주 사레가 걸리고 불편감이 느껴져 음식을 삼킬 때 조심하는 습관이 있었다. 그러나 어느 날 목에 통증을 느끼고 기침을 했는데 가래에 피가 섞여 나온 것을 보고 병원을 방문하였다. 병원에서는 검사결과 갑상선암 3기라는 진단이 나왔고, 가족들과 상의 후 절제 수술을 받았다. 절제 수술 이후 2개월부터 갑상선 조직을 완전히 제거하여 재발과 전이를 예방하는 방사성동위원소 치료를 실시하였으며 이 치료기간 동안은 저하되는 갑상선 기능을 보완하기 위해 갑상선호르몬제를 꾸준히 복용하였다.

병원에서 방사성동위원소 치료를 받는 동안 다른 사람에게 방사선이 노출될 수 있으므로 타인과의 접촉을 하지 않았으며, 치료를 받은 날 이후 3일간은 외출을 할 수 없었다. 치료 후 남은 방사성요오드를 빨리 배출하기 위해 물과 음료를 하루에 3L 이상 마시고 자주 소변을 봐야 했으며 착용한 옷이나 침구는 따로 모아 세탁을 하는 등 항상 조심하였다. 이 과정 중에 자신의 신세를 한탄하며 우울해 하거나 우는 일이 많아졌고, 가족들에게 짜증을 내는 일이 반복되었다. 수술 후 치료기간에 암세포가 증식하는데 도움이 되는 육류와 유제품 섭취를 피하고 적색소가 들어있는 과일도 피하면서 점점 음식을 만드는 일에도 관심이 없어져 버렸다.

앞으로 몇 번의 방사성동위원소 치료가 더 필요한 시기에 신◯◯와 가족들이 겪는 어려움을 해결하기 위해 작업치료실에 의뢰되었다. 작업치료사는 신◯◯와 가족들을 상담하고 평가를 실시하여 현재 신◯◯의 우울한 상태와 일상생활에서의 어려움을 확인하였으며, 신◯◯가 수술 이후 겪고 있는 부작용에 대해 확인할 수 있었다.

작업치료사와 신◯◯는 자아개념 회복을 위해 먼저 수술 및 방사성동위원소 치료 이후 나타난 수술자국과 탈모를 극복하기 위해 스카프와 모자를 만들기로 하였으며, 신◯◯의 손재주가 뛰어난 것을 확인할 수 있었다. 외출하는 것을 꺼려하던 신◯◯는 치료시간에 만든 스카프를 착용하고 가족들과 외식을 한 뒤 아주 즐거운 기분을 치료사에게 자랑하였으며, 다른 만들기 활동에도 의욕적으로 참여하고자 하였다. 작업치료사는 신◯◯가 수술 이후 식이요법으로 인해 요리활동에 거부반응을 보였던 모습을 위해 요리작업을 선택하여 주부로써의 성취감과 적극적인 식이요법을 병행할 수 있도록 중재 프로그램을 실시하였다. 작업치료 프로그램에 참여 후 방사성동위원소 치료와 식이요법에 적극적으로 참여하여 전이나 재발 없이 건강하고 활기찬 일상생활을 해나가고 있다.

2. Case 2(AIDS)

10년 전 해외에서 근무하고 있던 27세 윤◯◯는 동료에게 헌혈을 하기 위해 혈액검사를 받던 중 HIV감염 판정을 받았다. 감염 확진 판정 이후 곧바로 귀국하여 국내에서 AIDS 환자로 등록을 하고 치료를 시작하였다. 보건소 직원으로부터 쉽게 전염되지 않으며 특별히 위험하지 않으니 몸 관리를 잘하면 된다는 설명을 듣고 관리를 시작하였다. 감염 확인 후 3개월마다 대학병원에서 종합검사를 받으며 10년 동안 특별한 증세 없이 직장에서 근무를 하며 잘 지내고 있었다. 그러나 최근 피로감이 심해지고 열이 나는 일이 종종 발생하여 약물처방을 받기 시작했다.

증상이 발현되지 않는 10년 동안은 주변에 AIDS 환자임을 밝히지 않고 건강관리를 하며 잘 지냈지만, 아픈 곳이 생기고 고열로 입원을 해야 할 상황에 처하면서 병원에서 받게 되는 서러움으로 인해 마음의 상처가 많아졌으며, 주변 사람들의 따가운 시선에 상처받는 일이 많아졌다. 그로 인해 우울한 감정이 자주 발생하고 가족들과의 마찰도 발생하여 최근 정신과 진료를 예약하기도 하였다.

최근 검사 및 상담을 통해 세 가지 이상의 약제를 동시에 복용하는 칵테일요법을 시작하였으며 직업 유지 및 정신적 건강을 위해 작업치료실에 의뢰되었다. 작업치료사는 일상생활활동 평가, 여가활동 평가, 수행기술평가(AMPS)를 사용하여 윤○○의 기능평가를 실시하였고 그 결과 통증 및 근력 저하로 인해 무거운 물건을 옮기는 활동 등에 손실이 있음을 알 수 있었으며, 우울한 상태가 지속되어 직업유지에도 어려움이 있는 것을 확인하였다.

작업치료사는 윤○○의 일상생활활동에서 수행되는 다양한 활동을 분석하여 작업의 단순화와 지구력 강화를 위한 훈련을 실시하여 일상적 생활에서 오는 피로를 예방하고, 근력 저하에 대처할 수 있도록 하였다. 또한 정확한 약물 복용과 규칙적인 운동을 병행하여 면역력 저하를 막고 건강을 유지할 수 있도록 교육을 실시하였다. 또한 주변인들에게 자신의 감염상태를 숨기고 그것에 대해 불안해하는 모습을 줄이기 위해 AIDS 감염인들의 모임과 커뮤니티에서 활동할 수 있도록 지지를 제공하였다.

그 결과 작업치료를 실시한 4주 이후 윤○○는 규칙적인 운동을 가족과 함께 참여하였고, 최근 우울증과 예민함으로 소원했던 가족관계가 회복되어 일상생활뿐만 아니라 직장생활에도 긍정적인 참여가 가능하였으며, 지속되는 피로감과 두통에 대해 대처하는 기술 또한 향상되어 우울증 약을 복용하지 않아도 되는 상태로 진전되었다. 그리고 AIDS 감염인 커뮤니티에서 초기 감염인들을 대상으로 용기를 주는 좋은 조력자로 활동하고 있다.

질문

1. 이 환자의 주 호소 문제점은?
2. 사례에 제시된 문제를 평가하기 적합한 도구는?
3. 이 환자의 중재를 위해 필요한 치료접근법과 FOR은?

Musculoskeletal Occupational Therapy

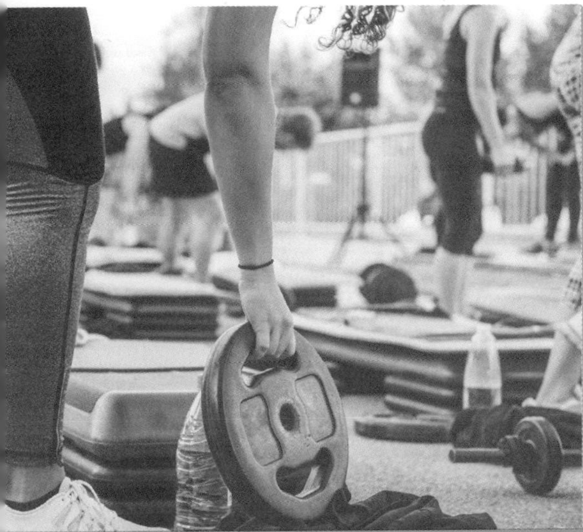

14 사례관리

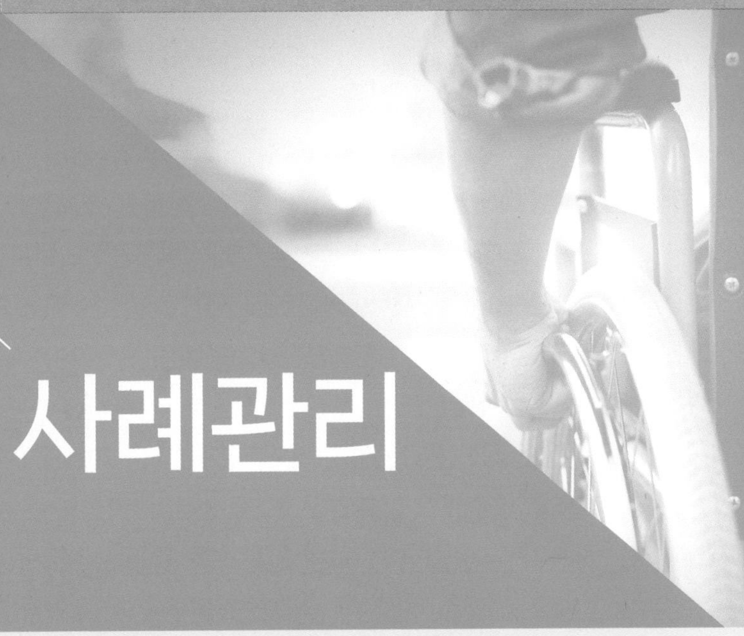

제14장 사례관리

학습목표

1. 근골격계 작업치료의 평가와 문제해결을 할 수 있다.
2. 근골격계 작업치료 사례에 대해 중재법을 설명할 수 있다.
3. 근골격계 작업치료 사례를 보고 목표를 설정할 수 있다.

핵심용어

사례관리, 사례, 평가, 중재, 케이스

제1절 근골격계 작업치료 평가 및 문제해결

1. 평가 및 문제해결

임상에서 접하는 다양한 상황에서 임상가가 환자의 건강에 대한 적절한 의사결정을 할 수 있도록 돕기 위해서는 체계적으로 평가도구를 선택하여 정확한 평가가 이루어져야 한다. 이러한 체계적인 과정을 위해서는 임상의사결정의 문서화가 이루어져야 한다. 작업치료에서 대표적인 임상의사결정의 문서화는 SOAP 양식이다.

1) SOAP 양식

(1) 주관적 소견(Subjective finding)

주관적 소견은 작업치료사가 환자와 가족들이 호소하는 것을 기록하는 것으로 환자의 개인정보, 사회력, 고용상태, 생활환경, 일반적 건강상태, 가족건강력, 기능적인 활동수준, 약물, 치료중재에 대한 반응 등이 포함된다. 주관적인 정보는 환자의 객관적인 평가를 계획하고 환자에게 설정된 목표를 정당화하거나 설명하는 데 꼭 필요하다.

예 오른쪽 팔로 물건을 들때 통증이 있어요. 집으로 들어갈 때 5개의 계단을 올라가야 해요.

(2) 객관적 소견(Objective finding)

객관적 소견은 주관적 소견에서 얻은 정보를 참고로 검사와 측정을 하는 단락이다. 객관적 자료란 환자 치료를 계획하는 데 이용되는 측정 가능하고 관찰 가능한 정보를 말한다. 객관적인 자료를 제공하는 검사들은 반복적으로 되풀이 할 수 있고, 객관적 정보는 과거에 실행되고 기록된 측정을 현재와 기록하여 비교할 수 있다. 객관적 정보는 환자의 상태 변화가 재평가됨에 따라 미래에 대한 치료적 자료로써 활용할 수 있다.

(3) 평가(Assessment)

평가는 주관적 소견과 객관적 소견에 대하여 해석, 분석, 조합의 과정을 통해 작업치료의 진단과 예후를 임상적으로 결정하는 것이다. 이러한 과정을 통해 환자의 문제목록을 작성하며, 의사의 진단 및 의견, 현재의 문제점 등이 포함되며 분석을 바탕으로 장기목표와 단기목표를 설정한다.

① 문제목록(Problem list)

② 장기목표(Long-term goal)

③ 단기목표(Short-term goal)

(4) 계획(Plan)

계획은 우선적으로 단기목표를 수행할 수 있는 치료계획으로 치료의 우선 순위는 단기목표와 같다. 각 단기목표들을 달성하기 위해 하나 이상의 치료계획을 설정한다. 계획에는 치료횟수, 치료장소, 치료진전, 평가 및 재평가 계획, 퇴원 이유, 가정 프로그램 계획, 치료도구, 다른 기관에 의뢰와 같은 정보가 있어야 한다.

제2절 사례

1. 사례 1(류마티스 관절염)

1) 환자 프로파일(Client profile)

▪ Name	김OO
▪ Age	45세
▪ Sex	F
▪ Onset	2013. 01. 10
▪ Dx	RA

2) 과거력(History)

(1) C.C : 부종과 통증, 관절 변형으로 인한 일상생활활동 저하

(2) PHx : DM(+), HTN(+)

(3) FHx : 남편, 아들 2명

(4) Patient's goal : 통증없이 집안일 하기

(5) Education : 고졸

(6) Home : 아파트

(7) 현재 받고 있는 치료 : PT, OT

(8) Vocation : 주부

(9) Motivation : 낮음

3) 평가(Evaluation)

(1) 초기면접

류마티스 관절염을 앓은 지 3년 되었다. 현재 약물치료를 하고 있으며 손의 심한 변형으로 외출을 꺼리고 주로 집안에서만 생활한다. 관절의 통증은 아침에 증가하고, 낮에는 통증

이 줄어드는 편이다. 오른쪽 손목의 자쪽 치우침을 보이며, 두 번째 손가락의 백조목 변형을 보인다. 통증으로 인해 일상생활활동에 불편함을 호소하였다.

(2) 통증평가

VAS : 6

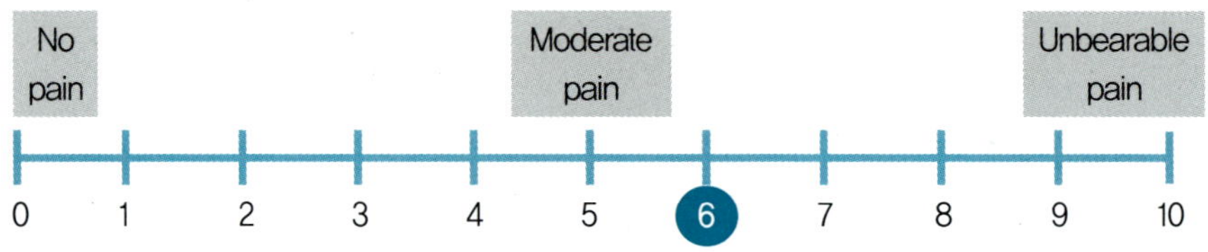

(3) 이학적 검사

① ROM & MMT

Subtest		PROM		MMT	
		Rt.	Lt.	Rt.	Lt.
Wrist	Flexion (0~80°)	60	60	F	F
	Extension (0~70°)	50	50		
	Ulnar deviation (0~30°)	35	30		
	Radial deviation (0~20°)	15	10		
Finger	MP Flexion (0~90°)	60	60	F	F
	MP Extention(0~45°)	20	20		
	PIP Flexion (0~110°)	70	80		
	DIP Flexion (0~80°)	85	60		
	Abduction (0~25°)	15	15		

② Hand skills

(intact : +, impaired : ±, absent : –)

Item		Rt.	Lt.
Voluntary	reach	+	+
	release	+	+
Grasp & Pinch Pattern	Cylindrical grasp	+	+
	Spherical grasp	+	+
	Hook grasp	±	±
	Lateral pinch	+	+
	Palmar pinch	+	+
	Pincer pinch	±	±
	Tip pinch	±	±
In-hand Manipulation	Finger-to-palm	±	±
	Palm-to-finger	±	±
	Shifting	+	+
	Simple rotation	+	+
	Complex rotation	±	±

(4) Hand strength(Kg)

strength		Rt. Hand				Lt. Hand				
		1	2	3	평균	1	2	3	평균	표준치
Grasp Power		8	9	9	8.5	8	9	8	8.5	35.6~42.0
Pinch Power	Lateral	3	3	3	3	3	3	3	3	7.7±2.5
	Tip	2	1	1	1.5	2	1	1	1.5	5.4±2.2
	Three-jaw chuck	2	2	2	2	2	2	2	2	9.3±2.1

(5) Box & Black Test

	Rt. Hand		Lt. Hand	
	수행치	Norm.	수행치	Norm.
갯수	50	79.0	52	77.0

(6) Sensory processing

(intact : +, impaired : ±, absent : –)

Subtest	Rt.	Lt.
Light touch	+	+
Deep pressure		
pain		
temperature		
sharp / dull		
Proprioception		
Kinsthesia		
Streognosis		

4) 계획(Plan)

(1) 운동 치료

① 통증이 없는 범위내에서 관절가동범위 운동

② 아침에 뻣뻣함을 감소시키기 위해 저녁에 관절가동범위 운동을 수행

③ 관절 구축예방을 위해 스트레칭

(2) 보조기 처방

① 오른쪽 손목의 자쪽치우침을 줄이기 위해 자뼈쪽 편위 자세 스플린트(ulnar drift positioning splint)를 처방

② 백조목 기형을 교정하기 위해 삼점 손가락 스플린트(three point finger splint)를 처방

(3) 관절보호원칙 교육

① 자뼈쪽 방향으로 손움직임이 일어나지 않도록 교육

② 손가락 대신 손바닥을 사용하도록 교육

③ 관절에 무리가 되는 활동을 피하거나 변경

(4) 통증방지

관절부위가 부어오르거나 열이 나는 경우 관절을 되도록 사용하지 않도록 함

(5) 에너지 보존

① 하루 활동을 미리 계획

② 피로를 방지하고 일과 휴식의 양을 적절히 조절

③ 집안일을 할 때 하루에 많은 일을 하기 보다는 한 주에 작은 일과 큰일을 교대로 실시

(6) 보호자 교육

① 잦은 통증호소 시 약물요법과 휴식을 취할 수 있도록 교육

② 환자의 일상생활활동에서 관절을 보호할 수 있도록 교육

(7) 작업 및 환경개조

① 집안일을 보조할 수 있는 로봇청소기와 자동걸레를 구매

② 작은 관절을 사용하지 않도록 중근 모양의 문고리에서 레버형식의 문고리로 변형

2. 사례 2(요통)

1) 환자 프로파일(Client profile)

■ Name	조○○
■ Age	61세
■ Sex	M
■ Onset	2016. 12. 10
■ Dx	LBP

2) 과거력(History taking)

(1) C.C : 허리통증과 왼쪽 다리 저림, 이상감각

(2) PHx : DM(−), HTN(+) 5년 전 진단, 약 복용 중, 컨디션에 따라 혈압이 높아지심

(3) FHx : 부인, 딸 2명, 아들 1명

(4) Patient's goal : 허리통증 감소

(5) Education : 고졸

(6) Home : 전원주택

(7) 현재 받고 있는 치료 : PT, OT

(8) Vocation : 화물차 운전

(9) Motivation : 좋으심

3) 평가(Evaluation)

(1) 초기면접

허리가 뻐근하고 간혹 다리까지 저리는 증상이 있었으나 일상생활에 불편을 줄 정도는 아니였지만 2주 전 동료들과 일주일간 등산을 다녀온 후 허리통증과 왼쪽 다리에서 발까지 이상감각(paresthesias)을 느낀다고 호소하였다. 증상은 오랫동안 서 있거나 걸을 때 심해지며 앉아 있거나 옆으로 웅크리고 누워 있을 때 감소되었다. 아침에 허리의 뻐근함이 있지만 낮이 되면 증상이 경감된다고 한다. 골프와 등산을 좋아하며 흡연은 하지 않고, 음주는

한달에 1~2회 정도이다.

(2) 통증평가

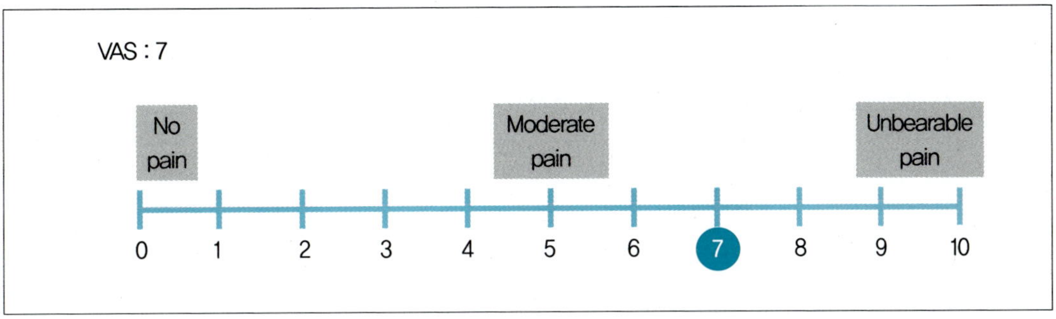

(3) 이학적 검사

① ROM & MMT

Subtest		ROM	MMT	
Lumbar	Flexion (0~45°)	20	F	F
	Extension (0~45°)	10		
	lateral flexion (0~45°)	30		
	Rotation (0~60°)	20		

㉠ 골반의 대칭여부(+)

㉡ 다리길이 차이(−)

㉢ 척추측만증(−), 후만증(−), 전만증(−)

(4) 신경학적 검사

− SLR (+)

4) 계획(Plan)

환자 교육

(1) 에너지 보존 원리 교육

① 일의 우선순위 정하기

② 활동과 휴식의 균형을 맞추어 진행하기

③ 스스로 작업속도를 조절하기

(2) 일상생활에서의 올바른 자세유지 교육

① 운전하기

㉠ 좌석과 등받이 높이와 각도를 환자에게 맞게 조절

㉡ 사이드미러 효율적으로 설치

㉢ 허리를 펴고 운전하기

② 개인위생

㉠ 세수를 위해 허리를 숙이지 않고 의자에 앉아서 수행하기

㉡ 활동하는 동안 등을 곧게 펴고 골반을 구부려 활동하기

㉢ 서있는 동안에는 다리를 번갈아가며 체중지지하기

(3) 보조도구 사용

① 리쳐 사용하여 물건 집기

② 긴 빗자루 사용하여 청소하기

③ 양말신기 보조도구(sock aid) 사용하여 양말신기

(4) 보호자 교육

① 잦은 통증을 호소할 때는 약물요법과 휴식을 취할 수 있도록 교육

② 환자의 일상생활활동에서 요통을 유발하는 자세를 취하지 않도록 교육

(5) 작업 및 환경개조

① 장거리 운전시는 기능성 등받이 쿠션을 구매하여 사용하면 허리통증을 경감 가능

② 심한 통증이 있을 때는 잠시동안 복대를 사용하여 요추부의 근육을 보호

3. 사례 3(절단 및 화상)

1) 환자 프로파일(Client profile)

■ Name	장OO
■ Age	37세
■ Sex	M
■ Onset	2018. 01. 23
■ Dx	Burn of second degree og wrist and hand Traumatic amputation of two or more fingers alone(partical)

2) 과거력(History taking)

(1) C.C : 오른쪽 손가락 통증과 저림, 이상감각, 손 기능 저하로 ADL 어려움

(2) PHx : DM(−), HTN(−)

(3) FHx : 부인

(4) Patient's goal : 손가락 통증 감소, 손 기능 향상으로 이전과 같은 ADL 수행

(5) Education : 대졸

(6) Home : 아파트

(7) 현재 받고 있는 치료 : PT, OT

(8) Vocation : 연구원

(9) Motivation : 좋으심

3) 평가(Evaluation)

(1) 초기면접

연구소에서 화학약품 연구 중 폭발로 오른쪽 손가락 2번째, 3번째, 4번째 손가락 절단이 있었으며, 수술로 봉합수술을 받았다. 2번째, 3번째 손가락은 DIP 관절 절단, 4번째 손가락은 PIP 관절 절단이 있었다. 현재 화학약품으로 인해 손바닥과 손가락에 일부 피부에 화상을 입었으며, 피부가 재생되고 있으며 관리중이다. 손가락 절단 부위의 저린감이 심하며 간혹 통증이 있다. 우세손이 오른손으로 일상생활활동 수행에 불편이 있고 특히 식사때는

젓가락 사용이 어렵고 숟가락 사용도 힘들어서 왼손을 사용하여 식사를 한다. 통증이 심한 경우에는 잠을 잘 못 이루어 약을 복용하고 잠에 들기도 한다. 젊은 환자로 재활의 의지가 강하며, 보호자 아내도 재활의 강한 의지를 가지고 있다.

(2) 통증평가

VAS : 7

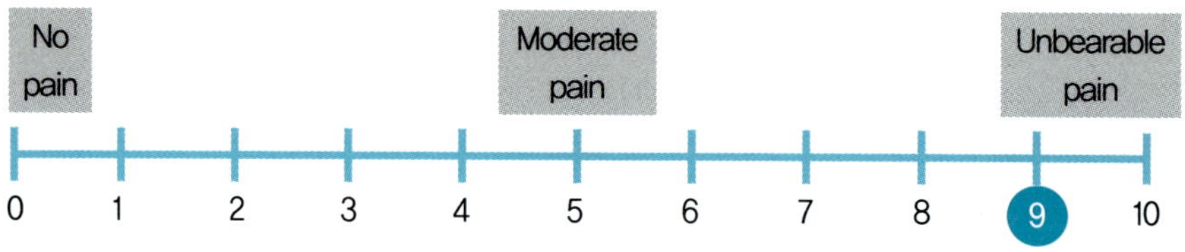

*comment : 매번 있는 통증이 있지 않으며, 손가락 절단 부위에 phantom pain으로 나타남

① ROM & MMT

Subtest		PROM		MMT	
		Rt.	Lt.	Rt.	Lt.
Wrist	Flexion (0~80°)	80	Full	N	N
	Extension (0~70°)	70		N	
	Ulnar deviation (0~30°)	25		G	
	Radial deviation (0~20°)	15		G	
Finger	MP Flexion (0~90°)	60	Full	F	N
	MP Extention(0~45°)	20		F	
	PIP Flexion (0~110°)	70		F	
	DIP Flexion (0~80°)	0		F	
	Abduction (0~25°)	15		F	

② Hand skills

(intact : +, impaired : ±, absent : –)

Item		Rt.	Lt.
Voluntary	reach	±	+
	release	±	+

Grasp & Pinch pattern	Cylindrical grasp	±	+
	Spherical grasp	±	+
	Hook grasp	−	+
	Lateral pinch	±	+
	Palmar pinch	−	+
	Pincer pinch	−	+
	Tip pinch	−	+
In-hand Manipulation	Finger-to-palm	−	+
	Palm-to-finger	−	+
	Shifting	±	+
	Simple rotation	−	+
	Complex rotation	−	+

(3) Hand strength(Kg)

strength		Rt. Hand				Lt. Hand				
		1	2	3	평균	1	2	3	평균	표준치
Grasp Power		8	9	9	8.5	36.5	35.2	34.0	35.2	35.6~42.0
Pinch Power	Lateral	3	3	3	3	5	4	4	4.3	7.7±2.5
	Tip	0.5	0.5	0.5	0.5	2	1	1	1.3	5.4±2.2
	Three-jaw chuck	1	1	0.5	0.83	4	4	3.5	3.8	9.3±2.1

(4) 일상생활활동검사(K-MBI)

Item	과제를 수행할 수 없는 경우	과제를 시도할 수 있지만 안전하지 않는 경우	중증도 도움이 필요한 경우	최소한의 도움이 필요한 경우	완전 독립적인 경우
개인위생	0	1	3	**4**	5
목욕하기	0	1	3	**4**	5
식사하기	0	**2**	5	8	10
용변처리	0	2	5	**8**	10
계단사용하기	0	2	5	8	**10**
옷 입기	0	2	5	**8**	10
대변조절	0	2	5	8	**10**

소변조절	0	2	5	8	**10**
보행	0	3	8	12	**15**
의자차	0	1	3	4	5
의자/침대 이동	0	3	8	12	**15**
총점				86 / 100	

*comment : 식사시 오른손으로 숟가락 사용만 가능하며, 젓가락 사용 어려움. 개인위생, 목욕하기, 용변처리 시 오른손 사용이 어려우며, 양손을 같이 사용하는 것이 어려워, 건측(왼손)을 사용함. 옷입기 시 단추나 지퍼 잠그기 어려우며, 밸트 사용 어려움 나타남

4) 계획(Plan)

(1) 운동 치료

① 통증이 없는 범위 내에서 관절가동범위 운동

② 통증 감소시키기 위해 관절가동범위 운동을 수행

③ 관절 구축예방을 위해 가동범위 넓히기 위한 스트레칭

(2) 보조기 처방

오른쪽 손가락과 손바닥 부분 화상부위 손상의 회복과정에 피부 부풀어 오름의 방지를 위해 압박붕대, 압박 글러브 처방

(3) 통증방지

① 절단부위에 통증을 방지 위해 피부손상 회복 후 TENS 물리치료 수행

② 절단부위에 통증을 방지 위해 피부손상 회복 후 둔감화 기법으로 절단부위의 과민반응을 줄이기 위한 자극 제공

(4) 피부관리

환상부위의 피부 보습관리(고보습 화상 전문 연고 사용)

(5) 일상생활활동 훈련

① 남은 관절을 이용한 식사훈련

② 일상생활활동에서 사용할 수 있는 손기능 훈련(power grip, disc grip 등)

③ 환측인 오른손은 우세손으로 사용하는 것이 필요하지만 위험하거나 어려운 활동은 건측인 왼손을 이용하여 훈련

(6) 보호자 교육

① 통증호소가 잦으면 약물과 휴식을 취할 수 있도록 훈련

② 환자의 일상생활활동에서 오른손을 보호하여 사용할 수 있도록 교육

용어설명

C.C – chief complain – 주호소
PHx – past history – 과거력
DM – diabetes mellitus – 당뇨
HTN – hypertension – 고혈압
FHX – family history – 가족력
PT – physical therapy – 물리치료
OT – occupational therapy – 작업치료
VAS – visual analogue scale – 통증척도
ROM – range of motion – 관절가동범위
MMT – manual muscle test – 도수근력검사
SLR – straight leg raising – 하지직거상검사

질문

1. 이 환자의 주 호소 문제점은?
2. 사례에 제시된 문제를 평가하기 적합한 도구는?
3. 이 환자의 중재를 위해 필요한 치료접근법과 FOR은?

참고문헌

강순희 외. (2001). 질환별 물리치료. 영문출판사.

건강보험심사평가원. (2024). 2023년 진료정보 통계: 관절염 진료환자 현황.

고영진, 강세윤. (2009). 물리의학과 재활. 정문각.

김경미 외. (2006). 신체기능 작업치료학. 영문출판사.

김용 등. (2014). 국제보건실태의 재조명. 생각과 사람들.

김진구 외 역. (2020). 근골격계 질환의 진단 및 재활치료(개정 3판).

김진호, 한태륜. (2002). 재활의학(제2판). 군자출판사.

김택훈, 천현석, 이재호. (1999). 척수손상과 좌측하박절단, 우측 손의 정중신경손상 복합장애를 가진 척수손상 환자의 재활치료. 한국전문물리치료학회. 6(4), 30-35.

국가암정보센터. (2023). 2022 국가 암 등록 통계. https://www.cancer.go.kr

대한정형외과학회. (2000). 정형외과학 5판. 최신의학사.

대한재활의학회. (2020). 재활의학. 군자출판사.

대한류마티스학회. (2022). 류마티스학(3판). 군자출판사.

박명식. (2000). 골절 및 탈구학. 고려의학출판.

박수현, 정병록. (2008). 작업치료사를 위한 임상지침서. 군자출판사.

박윤진. (2007). 심장질환 재활을 위한 운동요법. 청대학논집, 9, 121-138.

박지환 등. (2010). 절단. 이건철, 이정숙, 장철, 오정림, 일상생활활동-생활환경과 여가활동. 현문사.

박지환 외. (2009). 근골격계 질환별 물리치료. 현문사.

박지환. (2014). 일상생활활동 2판(생활환경과 여가생활). 현문사.

박창인, 문재호. (2012). 재활의학 2판. 한미의학.

박흥기 외. (2003). 정형외과학. 영문출판사.

보건복지부. (2023). 2023년 보건복지통계연보. https://www.mohw.go.kr

보건복지부. (2023). 암환자 5년 상대생존율 72.1%, 10년새 6.6%p↑ [보도자료]. https://www.mohw.go.kr/board.es?mid=a10503000000&bid=0027&list_no=1479539&act=view

서관식, 최호천. (2013). 암을 이기는 운동법은 따로 있다. 비타북스.

서문자. (2004). 성인간호학 上. 下 . 수문사.

신재혁 역. (2009). 요통 진료 클리닉 - 진단과 치료. 신흥메드싸이언스.

신홍철, 박흥기, 오경환, 김순자, 서태수 등. (역) (2004). 보장구의지학(제2판). 고문사.

신홍철, 함용운, 박흥기, 서태수, 박영한, 김명훈 등. (2010). 보장구학과 의지학(제2판). 현문사.

안전보건공단. www.kosha.or.kr

양영애 외. (2012). 작업치료학(윌라드 앤 스파트만의 작업치료학). 영문출판사.
양영애 외(2014). 직업재활. 영문출판사.
양영애 외. (2017). 근골격계 작업치료학. 계축문화사.
양영애 외. (2021). 복지용구의 이해와 활용 2판. 동주.
양영애 외. (2022). 치료사를 위한 측정 및 평가. 메디컬사이언스.
양영애 외. (2023). 노인작업치료학 2판. 계축문화사.
양영애 외. (2024). 작업치료학개론 4판. 에듀팩토리.
양영애 외 (2025). 작업치료평가학 2판. 에듀팩토리
이정원 외. (2011). 신체장애 작업치료학. 한미의학.
이정원 외. (2021). Trombly's 작업치료학 8판(신체기능장애를 위한 작업치료). 바이오사이언스출판사.
이정원, 박수현, 김수경, 홍승표, 이지현, 박경영 등. (역) (2009). Trombly's 작업치료학-Occupational Therapy for Physical Dysfunction (6th, pp.1291-1322) 서울: 도서출판 한미의학.
이창관. (2007). 입원 호흡재활 프로그램이 만성 폐질환자의 호흡곤란, 운동능력과 건강관련 삶의 질에 미치는 효과. 대한간호학회지, 37(3), 343-352.
이택영, 강대혁, 김장환, 김진경, 박경영, 박소연 등. (2005). 일상생활활동. 탑메디오피아.
이한석. (2016). 근골격계작업치료학. 계축문화사.
이한석 외 (2022). 작업치료평가학. 계축문화사
일상생활활동 교재편찬위원회. (2023). 일상생활활동: 생활환경과 여가활동 (4판). 서울: 현문사.
전국물리치료(학)과 교수협의회. (2005). 타이티 질환별 물리치료. 군자출판사.
전현례, 박정숙. (2007). 관상동맥질환자의 심장재활 지식과 교육요구도 조사. 임상간호연구, 13(1), 54-6.
질병관리본부 에이즈 결핵관리팀. (2006). 의료기관 상담매뉴얼.
질병관리본부 에이즈 결핵관리팀. (2010). HIV/AIDS 보도자료.
질병관리청. (2023). 2022 HIV/AIDS 신고 현황 연보. https://www.kdca.go.kr
최명애 등. (역) (2002). English-Korean Mosby's medical, nursing & allied health dictionary (6th ed.). 현문사.
최혜숙 외 공역. (2018). Pedretti's 작업치료학 8판(신체기능장애를 위한 실행기술). 한미의학.
통계청. (2025). 인구동향조사: 2025년 1분기 출생·사망·혼인·이혼 통계자료.
한국에이즈퇴치연맹. http://www.kaids.or.kr
한태륜. (2014). 재활의학. 군자출판사.
현대건강연구회. (2013). 에이즈 예방과 치료법. 태을출판사.
황기철 외. (2009). 노인작업치료. 영문출판사.

ACCP/AACVPR Pulmonary Rehabilitation Guideline Panel (1997). Pulmonary Rehabilitation joint ACCP/AACVPR evidence based guidelines. Chest, 112(5), 1363-1396.
Aletaha D, Neogi T, Silman AJ, et al. 2010 rheumatoid arthritis classification criteria: an ACR/EULAR collaborative initiative. Annals of the Rheumatic Diseases. 2010;69(9):1580-1588.
American Occupational Therapy Association. (2004). Scope of Practice. American Journal of

Occupational Therapy, 58, 673-677.

American Occupational Therapy Association. (2008). Occupational Therapy: A Vital Role in Dysphagia Care. Retrived august, 13.

Avery-Smith, W. (2002). Dysphagia. In Trmobly, C. A. & Radomski, M. V.(Eds), Occupational Therapy for Physical Dysfunction. Baltimore. LWW. 1091-1109.

Backman, C. (1998). Functional assessment. In J. Melvin & G. Jensen(Eds.) Rheumatologic rehabilitation series, Vol(1), pp. 157-194.

Baum, C. M., & Edwards, D. F. (2008). Executive Function Performance Test (EFPT) manual. Washington University.

Belza B, Dewing K: Fatigue. In Bartlett SJ, editor: Clinical care in the rheumatic diseases, ed 3, Atlanta, Ga, 2006, Association of Rheumatology Health Professionals.

Bozentka DJ: Pathogenesis of osteoarthritis. In Mackin EJ, Callahan AD, Skirven TM, et, editirs: Rehabilitation of the hand and upper extremity, ed 5, St Louis, Mo, 2002, Mosby.

Braveman, B., Hunter, E. G., Nicholson, J., Arbesman, M., & Lieberman, D. (2017). Occupational therapy interventions for adults with cancer. The American Journal of Occupational Therapy, 71(5), pp. 1-5.

Burke, L. E. (2003). Primary prevention in patients with a strong family of coronary heart disease. The Journal of Cardiovascular Nursing, 18(2), 139-143.

Callinan NJ, Mathiowetz V: Soft versus hard resting splints in rheumatoid arthritis: pain relief, preference, and compliance, Am J Occu Ther 50: 347,1996.

Centers for Disease Control and Prevention. (2021). HIV Treatment Guidelines. https://www.cdc.gov/hiv/guidelines

Centers for Disease Control and Prevention (CDC) : National and state medical expenditures and lost earnings attributable to arthritis and other rheumatic conditions- United States, 2003, Morb Moteal Weekly Rep 56(1): 4, 2007.

Cieza A., Stucki, G., Weigl, M., Kullmann, L., Stoll, T., Kamen, L., Kostanjsek, N., & Walsh, N.(2004). ICF core sets for chronic widespread pain. Journal of Rehabilitation Medicine, 44, 63-68.

Duran R, et al: Management of flexor tendon lacerations in zone 2 using controlled passive motion postopratively. In Hunter JM, et al, editors: Rehabilitationof the hand, ed 3, St Louis, 1990, Mosby.

Fisher, A. G. (2003). Assessment of Motor and Process Skills: Volume 1-Development, standardization, and administration manual (5판). Three Star Press.

Functional Assessment of Chronic Illness Therapy (FACIT.org). (n.d.). Functional Assessment of Cancer Therapy-General (FACT-G). http://www.facit.org

GalveVilla M., Rittig-Rasmussen B., Mikkelsen L.M.S & Poulsen A. G. (2016). Complex regional pain syndrome. Manual Therapy, 26(2016), 223-230.

Garrison S. J. (2003). Amputation. Subbarao J. V. & Clark G. S, Handbook of Physical Medicine and Rehabilitation the basics (2nd ed., pp.24-49). Philadelphia: Lippincott Williams & Wilkins.

Grippit instrument. Scandinavian Journal of Rheumatology, 22, 14-19.

Harden, R. N., Oaklander, A. L., Burton, A. W., Perez, R. S. G. M., Richardson, K., Swan, M., Barthel, J., Costa, B., Graciosa, J. R., & Bruehl, S. (2013). Complex regional pain syndrome: Practical diagnostic and treatment guidelines, 4th edition. Pain Medicine, 14(2), 180-229.

Healy, W.L., Iorio, R., & Gardulf, A. (2004). Early individualized posto- perative occupational therapy training in 100 patients improves ADL after hip fracture : A randomized trial. Acta orthopedica Scandinavica, 75(2), 177-183.

Hompland S. (2004). Pain management for upper extremity amputation. In D. J. Atkins D. J. & Meier R. H. Functional restoration of adults and children with upper extremity amputation (3th ed., pp.89-105). New York: Demos Medical Publishing.

Hunter J. P., Katz J. & Davis K. D. (2003). The effect of tactile and visual sensory inputs on phantom limb awareness. Brain, 126, 579-589.

International Association for the Study of Pain[IASP]. (2004). IASP pain terminology. Retrieved January 12, 2005 from http://www.iasp-pain.org/ terms-p. html.

Jeong, H., Chang, Y.-S., & Jeon, C. H. (2024). Gout comorbidities: Results from the Korean National Health and Nutrition Examination Survey. Advances in Rheumatology, 64, Article 76. https://doi.org/10.1186/s42358-024-00413-8.

Kahrilas, P. J., Shezang, L., Chen, J., & Logemann, J. A. (1996) Oropha- ryngeal accommodation to swallow volume. Gastroenterology, 111, 297-306.

Kinney, M. R., Burfitt, S. N., Stullenbarger, E., Rees, B., & DeBolt, M. R. (1996).

Koestler, A. J. (2010). Psychological Perspective on Hand Injury and Pain. JOURNAL OF HAND THERAPY, 23(2), 199-211.

Law, M., Baptiste, S., Carswell, A., McColl, M. A., Polatajko, H., & Pollock, N. (2014). Canadian Occupational Performance Measure (5판). CAOT Publications ACE.

Leopold, N. A., & Kagel, M. A. (1996). Prepharyngeal dysphagia in Par- kinson's disease. Dysphagia, 11, 14-22.

Lozada, C.J., & Altman, R. D. (2001). Osteoarthritis. In L. Robbins(Ed), Clinical care in the rheumatic diseases (2nd ed., pp113-133), Atlanta: Association of Rheumatology Health Professionals.

Minor M. Isometric exercises for arthritis. (1965). Arthritis & Rheumatology. 1965;8(4):577-585.

Minor, M.A.(1996). Rest and exercise. In S. t. Wegener, B.L.Belz, & E.P. Gall(Eds), Clinical care in the rheumatic diseases(pp. 79-82). Atlanta: American College of Rheymatology.

Moseley G. L. (2006). Graded motor imagery for pathologic pain. Neurology, 67, 1-6.

Nordenskiokd, U. M., & Grimby, G. (1993). Grip force in patients with rheumatoid arthritis and fibromyalgia and in health subjects. A study with th Netter F. H. (2000). Amputation.

Park, J., Lee, M., & Lee, H. et al., (2023). National trends in rheumatoid arthritis and osteoarthritis prevalence in South Korea, 1998-2021. Scientific Reports, 13, Article 19528. https://doi.org/10.1038/s41598-023-46279-6

Pendleton, H.M., & Schultz-krohn, W. (2006). Pedretti's Occupational Therapy (6th, Hardcover). United states of America: Elsevier Science Health Science div.

Pergolotti, M., Williams, G. R., Campbell, C., Munoz, L. A., & Muss, H. B. (2016). Occupational therapy for adults with cancer: why it matters. The Oncologist, 21(3), 314-319.

Pizzi, M. (2001). The Pizzi holistic wellness assessment. Occupational Therapy in Health Care, 13(3-4), 51-66.

Quality of life in cardiac patient research: A meta analysis. Nursing Research, 45(3), 173-178.

Radomski, M. V., & Trombly Latham, C. A. (Eds.). (2014). Occupational therapy for physical dysfunction (7th ed.). Lippincott Williams & Wilkins.

Ramsey, D., Smithard, D. G., & Kalra, L. (2003). Early assessments of Dysphagia aspiration Risk in Acute Stroke Patients. Stroke, 34, 1252-1257.

Randall L. Braddorm. Physical Medicine & Rehabilitation, W. B. Saunders Company, 1996.

Rimington, L. D., Davies, D. H., Pearson, M. G., (2001) Relationship between anxiety, depression and morbidity in adult asthma patients. Thorax 56, 266-271.

Rogers, JC, Holm NB, Perkins L: Trajectory of assistive device usage and user and non-user characteristics: long-handled bath sponge, Arthritis Rheum 47: 645, 2002.

S-52 Cancer Rehabilitation. Arch Phys Med Rehabil, vol 77, 1996.

Schell, B. A. B., & Gillen, G. (Eds.). (2019). Willard & Spackman's occupational therapy (13th ed.). Wolters Kluwer.

Sharma L: Osteoarthritis treatment. In Klippel JH, Stone JH, Crofford LJ, White PH, editors: Primer on the rheumatic diseases, ed 13, New York, NY, 2008, Springer.

Swallowing. American Journal of Physiology, 260(23), G450-G456.

UNAIDS. (2023). Global HIV & AIDS statistics - 2023 fact sheet. https://www.unaids.org

Watson, H. K., & Carlson, L. (1987). Treatment of reflex sympathetic dystrophy of the hand with an active "stress loading" program. Journal of Hand Surgery American, 12A(5 Pt 1), 779-785.

World Health Organization. (2023). HIV/AIDS fact sheet. https://www.who.int/news-room/fact-sheets/detail/hiv-aids

World Health Organization. (1998). WHOQOL user manual. https://www.who.int/publications/i/item/WHOQOL-BREF

Yasuda YL: Occupational therapy practice guidelines for adults with rheumatoid arthritis, ed 2, Bethesda, Md, 2001, American Occupational Therapy Association.

찾아보기

ㅈ

ㅊ

ㅋ

ㅌ

ㅍ

ㅎ

A

B

C

D

E

F

G

H

I

L

M

O

P

R

S

T

U

V

W

Z

근골격계 작업치료학〈제2판〉 값 29,000원

2017년 3월 14일 제1판 발행
2025년 7월 30일 제2판 발행

공저자 : 양영애 외 26인 공저
발행인 : 주 영 일
발행처 : 계 축 문 화 사

서울특별시 종로구 통일로12길 16-17
우편번호 03029
TEL : 735-2257 · 738-9746
FAX : 723-9025
E-mail : gyechuk@hanmail.net
홈페이지 : http://gyechuk.co.kr
1973.10.31 등록번호 제300-1973-8호
ISBN 978-89-5629-844-3 93510